国家社科基金『湘黔桂边区侗医药古籍文献收集、整理及数字化研究』成果

湖南省少数民族古籍整理研究中心规划

道光八年秋月穀旦
《群方备要》
大元堂藏稿

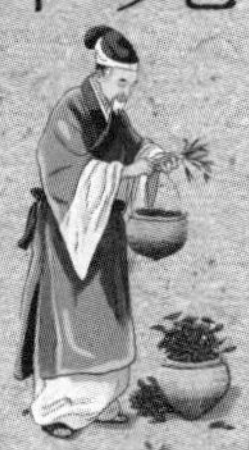

《群方备要》整理研究

【校注】郑钦方 杨进良 张在其
汪冶 王丽萍

中医古籍出版社
Publishing House of Ancient Chinese Medical Books

图书在版编目（CIP）数据

《群方备要》整理研究 / 郑钦方等校注 . -- 北京 :
中医古籍出版社 , 2024. 12. -- ISBN 978-7-5152-2859-4

Ⅰ . R297.2

中国国家版本馆 CIP 数据核字第 2024QS8417 号

《群方备要》整理研究

郑钦方　等校注

策划编辑　张磊
责任编辑　张磊
封面设计　蔡慧
出版发行　中医古籍出版社
社　　址　北京市东城区东直门内南小街 16 号 （100700）
电　　话　010-64089446 （总编室） 010-64002949 （发行部）
网　　址　www.zhongyiguji.com.cn
印　　刷　廊坊市靓彩印刷有限公司
开　　本　710mm×1000mm　1/16
印　　张　17.25
字　　数　250 千字
版　　次　2024 年 12 月第 1 版　2024 年 12 月第 1 次印刷
书　　号　ISBN 978-7-5152-2859-4
定　　价　86.00 元

前言

侗族历史悠久，源远流长。秦汉时期，在今广东、广西一带聚居着许多部落，统称为“骆越”（“百越”的一支），是现代壮族、侗族、黎族等少数民族的祖先。根据《中国统计年鉴2021》，中国境内侗族的人口数为3,495,993人。

侗医药资源丰富，医技医术特色突出，具有悠久历史传统。而侗医药使用方便，行之有效，价格低廉，对许多常见病、多发病和疑难病的防治有着独特的疗效和优势，深受广大群众和患者的欢迎与喜爱，为侗族的繁衍、生存、壮大做出了巨大贡献。

侗语，属汉藏语系壮侗语族侗水语支，分南、北部两种方言。原无文字，沿用汉文，1958年设立了拉丁字母形式的侗文方案。侗医药是侗族同胞与疾病做斗争的智慧结晶，是侗族传统文化的重要组成部分。这种文化在侗区民间还有很多，有口传耳授脑记的，有用歌曲传唱的，有用汉字记载的。我们广大侗医药工作者要在当前国家非常重视民族医药研究和民族医药发展的盛世时期，尽最大限度和能力去调查、发掘、继承、整理侗族医药文化知识，为侗医药事业的发展、壮大做出应有的贡献。

一、《群方备要》基本概况

我们在湖南、贵州、广西侗族聚居区开展侗医药文化知识调研时发现了一系列有价值的侗医药文献。其中，在湖南省怀化市靖州苗族侗族自治县飞山镇侗医世家杨进良医生处发现了侗医药手抄本古籍《群方备要》，这是一部具有重要价值的侗医药文献，问世近两百年。

《群方备要》为大元堂藏稿，共6卷，撰写于清道光八年秋月穀旦，即1828年的秋天，作者为大元堂掌柜唐极三；时任湖南直隶靖州学正王

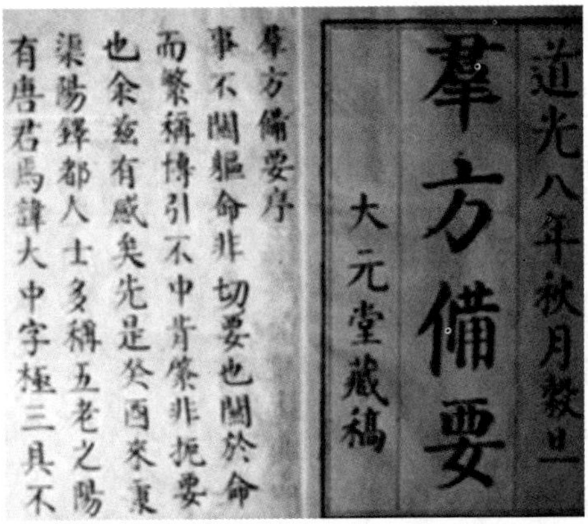

《群方备要》第一卷　封面与首页

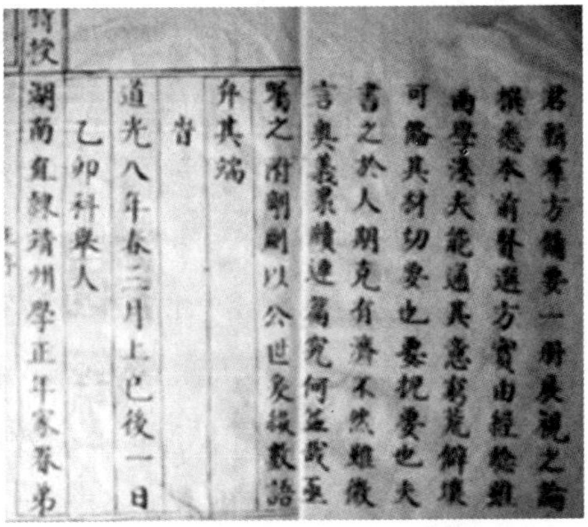

《群方备要》第一卷　王序

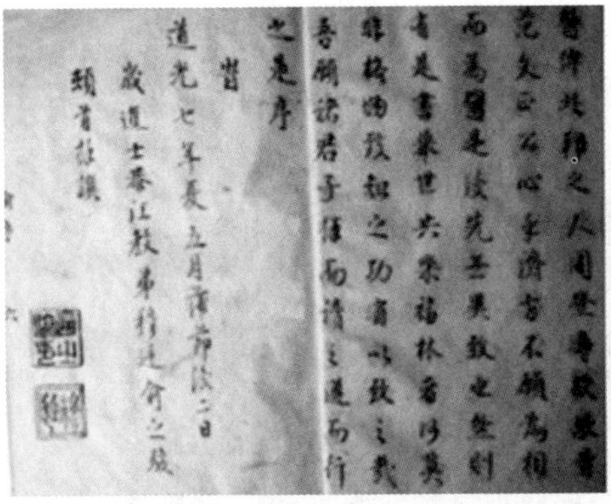

《群方备要》第一卷　俞序

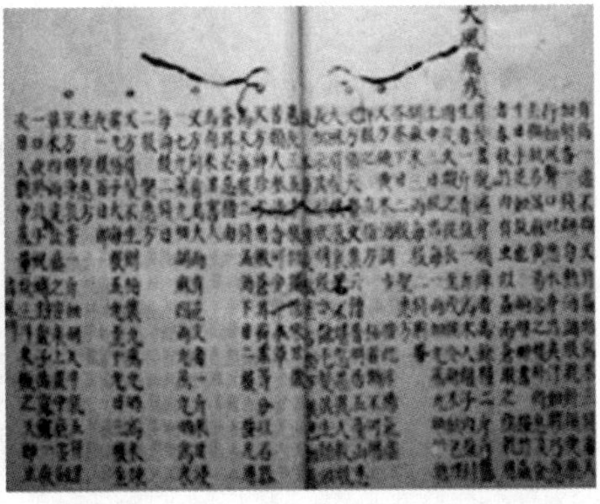

《群方备要》部分页面虫蛀现象严重

国泰等为其作序。

靖州，地处湖南省西南部。元至正二十五年（1365）置靖州安抚军民司。洪武元年（1368）降为州，三年升为府，九年复降为州，以永平县省入，直隶湖广布政使司，领会同、通道、绥宁县。洪武十八年（1385）设靖州、五开（今贵州黎平县）、铜鼓（今贵州锦屏县）三卫，皆隶靖州。万历二十五年（1597）改天柱所为天柱县，隶靖州。清顺治四年（1647）仍置靖州直隶州，属湖广布政使司。康熙三年（1664）改隶湖南布政司。雍正四年（1726）拨五开、铜鼓二卫地及天柱县，隶贵州省。乾隆三年（1738），以宝庆府（今邵阳市）之城步县来属，六年（1741）复归宝庆府。至清末，靖州仍领会同、通道、绥宁三县。

《群方备要》以《本草纲目》所载药物为主要内容，参照《本草万方针线》（8卷，清·蔡烈先辑于1712年）。《本草万方针线》将《本草纲目》中所附单方（包括全部附方以及发明项下的个别处方），按病证分类编成索引。每一病证均记明该书的卷、页数。内容分为通治部、外科、女科、儿科、上部、中部、下部共七部，105门。每门分列各种病证，计收集单验方约一万五千余首。该书是《本草纲目》有关病证治疗方剂的一种检索工具书。

二、《群方备要》各卷内容

全书共收载药方约2300首。

书前有王、俞二序，有凡例。凡例主要介绍本书的编排体例等内容："此书以《本草纲目》为主，其分门亦照《万方针线》，以外科、女科、儿科，并上部、中部、下部之内外症，各有专门者分类立门，至一切内、外、男、妇、大、小俱可兼治者，名通治部，其另添分门，则于本门下注新立二字。"

第一卷通治部，收载疟疾门、痢疾门、泄泻门。

疟疾门：收录寒热疟疾、温疟痰甚、鬼疟去来、脾寒虚疟、久疟不止、老疟不断、老疟劳疟、劳疟积久、寒疟冷痢、牝疟多寒、牡疟独热、少阴疟疾、厥阴肝疟、太阴肺疟、少阴肾疟、三十年疟、一切瘴疟、一切痰疟、痎疟邪疟、痁疟疲瘵、男妇疟疾、疟后怪症、五疟不止、久疟结癖、断截疟疾、击臂截疟、咒枣治疟等27种疟疾及单验方72首。

痢疾门：收录赤白痢下、血痢不止、下痢噤口、血痢噤口、久痢不止、休息下痢、热毒下痢、里急后重、脾虚泄痢、气痢后重、一切痢下、虚寒下痢、冷滑下痢、冷劳泄痢、下痢咽痛、下痢咳逆、下痢鲜血、下痢清血、下痢转血、下痢口渴、肠蛊下痢、伤寒下痢、冷痢腹痛、久痢成痔、五色诸痢、三十年痢、酒痢便血、老少瘴痢等28种痢疾及单验方140首。

泄泻门：收录水泄不化、暑毒泄痢、水泻、泄泻无度、脾肾虚泻、脏寒泄泻、老人常泻、大肠寒滑、内寒暴泄、伏暑水泄、久泻肠滑、元脏冷泄、气虚暴泄、湿热虚泄、多年脾泄、五更肾泄、久泄不止、腹胀忽泄、骤然暴泻、中寒水泻、寒湿水泻、脾湿夜泻、吃饭直出、肚腹痛泻等24种泄泻及单验方37首。

第二卷通治部，收载中湿门、痼冷门、麻木门、诸火门、中暑门、发热门、风热门、烦躁门、卧寐门、诸汗门、诸风门、霍乱门、伤寒门等13门。

中湿门：收录中湿骨痛、湿气作痛、湿热水病、湿热眩运、湿气中满、浑身骨痛等6种中湿及单验方8首。

痼冷门：收录久冷反胃、一切冷气、元脏久冷、元脏冷泄、元脏腹冷、冷劳减食、大肠冷积、肾脏虚冷、虚冷短气、心腹冷痛、宿冷恶病、下焦冷气等12种痼冷及单验方26首。

麻木门：收录麻木疼痛、风热湿痹、麻痹疼痛、十指疼痛、风湿麻木、年久麻痹、手足麻痹、项强身急、腹皮麻痹、身体麻木、风痰麻木、风病麻木、面上麻痹等13种麻木及单验方15首。

诸火门：收录肝火为痛、肺中有火、阴火为病、阴虚火动、上焦积热等5种火病及单验方5首。

中暑门：收录暑月暍死、伏暑发热、中暑发昏、伤暑吐泻、热暍昏沉、热瘴昏迷、一切伤暑、伏暑引饮、冒暑霍乱、中暑毒死、热渴心闷、大肠中暍、暑月解毒、伏暑伤冷、饮水停滞、夏月解毒等17种中暑及单验方29首。

发热门：收录惊痫发热、热厥气痛、发热口干、火黄身热、骨蒸发热、骨蒸劳热、虚劳发热、骨蒸肺痿、骨蒸劳瘦、骨蒸咳嗽、虚热作渴、妇人骨蒸、妇人发热、血虚发热、饮酒发热、上气发热、沙症壮热、热病虫慝、心病邪热、急劳烦热、热病发狂、碧雪等21种发热及单验方34首。

风热门：收录风热汗出、风热心燥、老人风热、体如虫行、热病生疮、热病狂邪、毛发如铁、心经实热、骨节积热、三消骨蒸、虚火背热、热病食复、热病劳复、肺劳内热、胃虚风热、肺脏壅热、热病发黄、大热狂渴、消毒解热等19种风热及单验方21首。

烦躁门：收录服药过剂、热渴烦闷、膈上烦热、胸膈烦闷、急劳烦热等5种烦躁及单验方13首。

卧寐门：收录目不得眠、睡死不寐、卧忽不寐、一切鼾齁、虚烦不寐、骨蒸不眠、胆虚不眠、虚劳不眠、振悸不眠、胆热多眠、谷劳嗜卧、人眈睡卧、夜梦魇寐、夜卧禁魇、鬼魇不寤、夜多恶梦、睡中讝语、多忘喜卧等18种卧寐及单验方25首。

诸汗门：收录汗后奔豚、心闷汗出、脾虚盗汗、老小虚汗不止、虚疟自汗不止、虚劳盗汗、身热多汗、睡中汗出、自汗不止、一切盗汗、夜睡盗汗、病后虚汗、虚汗无度、诸虚自汗、气虚盗汗、心虚自汗、血虚心汗、皮肤血汗、盗汗阴汗、盗汗自汗、卒汗不止、盗汗遗精、汗出不滴、食即出汗等24种汗及单验方44首。

诸风门：收录中风不语、中风失音、卒然中风、中风口噤、口目㖞邪、中风痰壅、中风身直、筋缩牵挛、中风虚弱、中风逆冷、中风痰厥、中风气厥、惊痫中风、三年中风、中风瘫痪、风寒湿痹、三十六风、一切风疾、头项风强、风毒骨痛、走注风毒、风毒膝挛、风毒攻心、身痒如虫、皮里作痛、手足痛风、浑身拘痛、风涎暴作、暗风卒倒、虚损风疾、体虚有风、痰迷心窍、卒中偏急、偏风不遂、大风疠疾、大麻风症、白虎厉节风、延年去风、桃叶蒸汗、三沥治风等 41 种风及单验方 153 首。

霍乱门：收录干霍乱症、霍乱吐泻、霍乱转筋、霍乱烦闷、霍乱燥渴、霍乱腹痛、吐泄不止、霍乱困笃、霍乱成痢、霍乱及疟、干湿霍乱、霍乱不通、风痰霍乱、冒暑霍乱、中恶霍乱等 15 种霍乱及单验方 84 首。

伤寒门：收录风秘气秘、伤风下痢、伤风流涕、感冒风寒、初感风寒、伤寒咳逆、伤寒呃逆、伤寒狐惑、伤寒坏症、伤寒发狂、伤寒阳毒、伤寒衄血、伤寒咽痛、伤寒腹胀、伤寒目翳、伤寒舌出、伤寒结热、伤寒结胸、伤寒血结、伤寒余热、伤寒气喘、伤寒干豌、伤寒搐搦、伤寒懊侬、伤寒呃噫、下早成痞、伤寒赤斑、伤寒下痢、伤寒䘌疮、伤寒脱阳、伤寒毒攻、伤寒痞满、伤寒发躁、阴症伤寒、阴毒伤寒、阴盛格阳、阴症呃逆、少阴伤寒、少阴下痢、伤寒劳复、伤寒食复、伤寒黄疸、四时伤寒、热病吐下、伤寒瘟疫、百合病发、百合变渴、百合变热、百合腹满、一切伤寒、热病发狂等 51 种伤寒及单验方 108 首。

第三卷通治部，收载中寒门、消渴门、咳嗽、痨瘵、翻胃隔食、齁喘 6 门。对每门的大意进行了解释，如："中寒门大意，经曰阴盛生内寒，又言故中寒者，岂非内寒先生，外寒后中耶？经言血凝脉不通，又言脉盛大以涩，岂非以外寒中，故脉盛大，血脉闭，故脉涩耶？此中复有大疑，请先明之。一者人身卫外之阳最固，太阳卫身之背，阳明卫身之前，少阳卫身之两侧。今不由三阳而直中少阴，是岂从天而下哉？盖厥气上逆，积于胸中则胃寒，胃寒则口食寒物，鼻吸寒气，皆得入胃。肾者，胃之关也，外寒斩关直入少阴肾藏，故曰中寒也。此《内经》所隐而未言者也。"

中寒门：收录中寒昏困、感寒无汗、腹中痞硬、发散寒邪、冬月感寒、大便寒闭等 6 种中寒及单验方 7 首。

消渴门（上曰消喝、中曰消肌、下曰消浊）：收录消渴引饮、消渴烦乱、消渴不止、乳石发渴、消渴烦躁、肾虚消渴、消渴便闭、下虚消渴、胃虚消渴、胃热消渴、强中消渴、消渴羸瘦、消渴有虫、老人烦渴、消渴变水、虚劳苦渴、止渴急方、治渴补虚、除烦止渴等 16 种消渴及单验方

81首。

咳嗽：收录卒暴咳嗽、久近痰嗽、久咳、肺痈久嗽、肺痿久咳、肺痿咳血、肺热痰咳、肺痿多涎、老人痰咳、上气咳逆、肺伤咳嗽、苦嗽不效、化痰止嗽、咳嗽遗屎、咳嗽脓血、吐血咳嗽、痰嗽喘急、气痰咳嗽、湿痰咳嗽、痰饮咳嗽、寒热痰嗽、酒痰咳嗽、喉痹痰嗽、痰咳带血、冷气咳嗽、经年气咳、酒后咳嗽、干咳无痰、久患肺气、虚热咳嗽、急劳咳嗽、老小咳嗽、心虚嗽血、咳嗽失音、久嗽暇呷等35种咳嗽及单验方96首。

痨瘵：收录痨瘵有虫、骨蒸劳病、烧香治痨、骨蒸久冷、骨蒸传尸、五劳七伤、吐血劳瘵、男妇劳瘦、虚劳口干、急劳烦热、急劳疾悴、筋骨疼痛、心气劳伤等13种痨瘵及单验方32首。

翻胃隔食：收录反胃吐食、脾虚反胃、食入即吐、呕吐反胃、久冷反胃、反胃膈气、虚寒反胃、反胃噎疾、反胃羸弱、反胃咳噎、反胃转食、反胃关格、反胃止泻、反胃噎膈、血风反胃、咽膈不利、老人噎食、噎膈反胃、卒然食噎、拒食不下等21种翻胃隔食及单验方88首。

齁喘：收录哮呷有声、痰喘哮呷、喘急欲绝、阳虚气喘、定喘下气、上气喘急、肺虚喘急、肺壅咳急、肺湿痰喘、肺热气喘、风痰喘急、盐齁痰喘、齁喘咳嗽、寒痰齁喘、喘促浮肿、高年气喘等16种齁喘及单验方39首。

第四卷通治部，收载水肿门、胀病门、黄瘅门、伤酒门4门。

水肿门：收录肿未全消、新久水肿、诸水饮病、水气肿满、遍身肿满、水肿尿少、风热浮肿、皮水跗肿、风水浮肿、酒黄水肿、阳水暴肿、阴水阳水、阴水肿满、水蛊腹大、石水腹肿、十种水气、一切肿病、水肿喘急、水病危急、肿胀忌盐、鼻消水等21种水肿及单验方91首。

胀病门：诸积鼓胀、鼓胀便闭、十种蛊气、暇蟇蛊病、蛇涎蛊瘕、徵瘕鼓胀、腹大如鼓等7种胀病及单验方22首。

黄瘅门：摘录《医门法律》黄瘅门大意、女劳疸论，附方。

伤酒门：收录烧酒醉死、嗜酒不已、断酒不饮、解酒中毒、饮酒不醉、酒醉不醒、消道酒积、饮酒齿痛、饮酒口糜、酒病小腹痛、饮酒咽烂、饮酒头痛、酒痰咳嗽、饮酒发热、饮酒痰癖、饮癖呕水、饮酒成癖、五饮酒癖、饮酒成泄、酒多致病、酒毒目盲、酒痢肠风、酒积痢血、酒疸黄疾、酒患脚气、酒痰咳嗽、酒毒生疽、酒癖胁胀、饮酒穿肠、酒积酒毒、酒鳖气鳖、酒肿虚肿等33种伤酒及单验方59首。

第五卷通治部，收载丹毒门、奇异门、痈疽3门。

丹毒门：收录五色丹毒、火焰丹毒、白游风肿、赤白丹肿、丹毒如瘤、火灶丹毒、天灶丹毒、野火丹毒、身面丹肿、热毒丹肿、丹毒如火等11种丹毒及单验方23首。

奇异门：收录离魂异病、筋肉化虫、食生米瘕、肉坏怪病、热毒怪病、病笑不休、虱出怪病、卒死壮热、蛇头恶疮、气奔怪病、鼻中毛出、痟虫食土、肉瘕思肉、闻雷即昏、忽喘闷绝、脐虫怪病、血余怪病、狐惑虫䘌、五绝急病、截肠怪病、身如虫行、血壅怪病、眉毛动摇、产后肉线、血溢怪症、妇人脏躁、蛇入人口、寒热怪病、头脑鸣响、吃饭直出、女人异疾、猫鬼野道、咽喉怪症、女嗜河泥、不服水土、枫菌狂笑、血溃怪病、血痣溃血、内人怪病、口内肉毬、眼中见镜、燐火逼人、指甲藏龙、脚疮夏发、股疮有蛇、身有臠肉、好食茶叶、嗜茶成癖、逃人自返、咒手治毒、甑鸣枭鸣、令人畏服、隐形、令人相思、辟盗、令人媚悦、知金玉妖怪宝光、天行虏疮、禽兽人言等复杂病症。

痈疽：收录痈肿初起、痈疽肿毒、通治诸毒、异疽似痈、痈疽寒颤、痈疽托里、痈疽发背、痈肿不破、石痈坚硬、痈肿毒气、决脓代针、痈疽拔脓、溃痈作痒、痈疽便闭、一切痈疽、轻粉毒痈、服硫发痈、瘭疽恶疮、骨疽出骨、疔毒恶疮、疔肿初起、疔疮发汗、马疔肿毒、毒根疔毒、疔疮恶肿、鱼脐疔疮、水疔暗疔、疔肿伤风、雌雄疔疮、杨梅毒疮、广东梅疮、阴疽不发、发背初起、发背已溃、发背欲死、背疮热肿、背背散血、癌瘭恶疽、风疽疮疥、对口疮疥、天泡湿疮、卒得恶疮、翻花恶疮、人面恶疮、天蛇头疮、臁疮不敛、臁疮顽癣、漆疮痛痒、大风癞疮、坐板疥疮、浑身疥疮、玉枕生疮、大小肠痈、浑身燎泡、猫眼睛疮、吞肤恶疮、蛇缠恶疮、蠼螋尿疮、浸淫湿疮、赤黑丹疥、疮伤风水、疮似蜂窠、多年恶疮、燕窝生疮、白秃头疮、赤秃头疮、头疮生蛆、头上痈疖、马汗血毒、疠疮恶疾、诸般恶疮、软疽、痈疽不合、恶疮加痒、诸疮弩肉、疮内朽骨、痈疽恶肉、疮中生疽、杨梅骨痛、天柱毒疮、胯眼骨疡、冻疮开裂、木蛭毒疮、背肿如盘、长肉生肌、豌豆毒疮、三十六风、鬼舐头疮、疮久成漏、诸疮痔漏、痈肿无头、知疮所在、下焦风热、手足搓指。

第六卷外科，收载跌打损伤门，收录头目鼻耳伤、舌唇口喉齿腮伤、颈骨肩胛胁肋伤、手伤、胸前骨背伤、腰臀股膝伤、脚伤、背脊骨伤、阴囊阴门伤、筋骨伤、十不治症、破伤风、发痉、箭头入肉、竹木刺针入肉、杖疮等。

外治方：收录接骨、续筋、消肿方。

内服方药：收录表里、清心、止痛、活血顺气、活血、顺气、接骨方。

破伤风症：收录金疮中风、破伤风、发痉、重伤方。

薛氏分证主治大法：收录胁肋胀痛、腰脊痛、腹痛、小腹引阴茎作痛、肌肉间作痛、疮口痛、血虚作痛、骨伤作痛、温痰作痛、肝火作痛、青肿不消、腐肉不溃、新肉不生、出血、瘀血泛注、昏愦、发热、胸腹痛闷、作呕、呕吐黑血、喘咳、作渴、手足伤损。

三、《群方备要》的特点

1. 该书编排体例有凡例，疾病分类排列有序，因部分疾病有症状和诊断，部分疾病有详细的讲解，使人容易理解书中内容和处方的使用。

2. 多数处方有药物名称、剂量、用法，有的还有药物的炮制、服药禁忌、注意事项，便于使用和推广。

3. 每个处方都标注出处，便于对原处方进行查找与考证，其中有的处方是靖州大元堂唐极三自己的经验方。

4. 全文没有标点符号，文字未断句。

5. 该书已使用180余年，多处受损，其中有2册虫蛀现象比较严重，所以对该书的整理研究工作迫在眉睫。

该书凡例中载："此书以《本草纲目》为主，其分门亦照《万方针线》，以外科、女科、儿科，并上部、中部、下部之内外症，各有专门者，分类立门，至一切内、外、男、妇、大、小俱可兼治者，名通治部"。经查《本草万方针线》，共收载《本草纲目》万余方，将其编为105门，而本书只有6卷、35门，收载单验方2300余首，只有通治部与外科，没有内科、妇科、儿科及"上部、中部、下部之内外症"。推测可能是该书共有20余卷，因保存不佳，只剩下6卷；或是作者只收载了在大元堂常用的35门疾病的所用单验方。究竟如何，有待考证。由于成书年代较远，书中部分内容涉及祝由等巫医相关内容，读者阅读时须注意甄别。

群方备要序

事不关躯命非切要也，关于命而繁称博引，不中肯綮，非扼要也。余兹有感矣！先是癸酉来秉渠肠铎都人士，多称五老之阳有唐君焉，讳大中，字极三，具不羁才，负所学以拾巍科，直易易事，乃弦诵之余，辄留心于岐黄术。学业固殊焉！总之不离乎格致者近是。君家距城十余里，非考试不履城市。曩年间相接，气宇冲和，襟怀磊落。余雅重其品，概异凡才。诗古文词，一洗时下其儒者风乎。既而迁居于城，与余往来也亦稍密。八年，以春酒邀余。是日也，丰草绿缛，佳木葱茏，余乐其天朗气清，惠风和畅，先诸君子至，渴叙久之。见案头置君辑《群方备要》一册，展视之，论撰悉本前贤，选方实由经验，虽曲学浅夫能通其意，穷荒僻壤可备其材。切要也，扼要也。夫书之于人，期克有济，不然，虽微言奥义累牍连篇，究何益哉。亟嘱之附剞劂以公世，爰缀数语弁其端。

旹

道光八年春三月上已後一日

乙卯科举人

特授　湖南直隶靖州学正年家眷弟

桑植王国泰珠峰氏拜撰

极三先生『群方备要』序

医者，寿世之术也，然必先读儒书，深明义理，庶几神明妙用合乎时宜，乃克活人而济世，医之意至深也，亦至远也。极三唐先生食饩后，辄留心医术，于古今圣贤之精彩奥义，内外诸书，以及五运六气，天时民病，阴阳变化之道，咸博览习熟焉。他如脉理药性，对症酌方，悉本精详。以故，三十余年活人甚众。因将夙所经验良方，录成卷册，名曰《群方备要》。功甚溥也。余也登堂请谒览其书，用药顺而易，立方简而该，说理明而晰，询哉！全备切要之书，所谓济人寿世者此也。夫以先生寸学，何难掇科名、登显位，乃淡若浮云，岂其不愿为良相，愿为良医，俾此邦之人同登寿仁欤！昔范文正公心乎济世，不愿为相而为医，是后先无异致也。然则，有是书举世共乐福林者，得莫非格物致知之功有以致之哉！吾愿诸君子捧而读之，遵而行之，是序。

旹
道光七年夏五月蒲節后二日
岁进士恭江教弟穆迁俞之骏

凡例

此书以《本草纲目》为主，其分门亦照《万方针线》，以外科、女科、儿科，并上部、中部、下部之内外症，各有专门者，分类立门，至一切内、外、男、妇、大、小俱可兼治者，名通治部，其另添分门，则于本门下注新立二字。

一　凡怪异之症，人所不识者，悉登奇异门内，至于长生不老、辟谷延年之类，尽记炼服门中。若夫制造门，则凡造作制度之法，无一不载此，又兼乎人事物理，而不止于治病已也。

一　方有兼治各症者，如益母膏在胎产门内，以为专治胎产，又折伤、淤血、神效之类，各皆标出，或云详某门内，其法必详于此。

一　病名不欲多载，相同者并为一条，间有一二字不同者，其症亦不甚远也，不可以字不吻合滑看过去。

一　病有相似而实不同者，各载一门，如疮癣门内之大风癞疾，与诸风门内之大风疠疾，一治癞疮，一治风疾之类，各因其症以类查之。

一　有一病而载入两三门者，如头痛一症，一入伤寒门，一入头痛门。妊妇伤寒，一入妊娠门，一入伤寒门。心腹冷痛，一入心痛门，一入腹痛门，一入痼冷门。口鼻病，一入口，一入鼻。脚病，一入腰，一入脚之类，取其因痛即便查得。

一　病有相连而及者，肠风下血门，载有大小便血，而失血门内亦有之。又如小便尿血一条，既入小便不禁门，又入赤白浊门之类，必须参互考查方病乃合。

一　纲目目录外新添目录，即注新增二字，仍联类而列。其不便另目者，即注附录某项间，有得自他书者，亦必标出。其自制之方，必经效验，亦注自制二字。

一　是书原为备急而设，惟伤寒幼科最难辨认，间加采择要领，其余自有方脉诸书册简不及备载，然予每遇大症，诸方不效，亦有用此丹方治愈者不少，且亦极神效。

一　是书虽以纲目为主，然其中间有药物难觏者，即从其略。盖彼之必详者，存宇宙之大，此之从略者，备用之实也。

《群方备要》卷之一

通治部 / 2

《群方备要》卷之二

通治部 / 26

《群方备要》卷之三

《群方备要》卷之四

《群方备要》卷之五

通治部 / 152

《群方备要》卷之六

外科 / 204

『群方备要』卷之一

靖州唐大中极三氏 辑

男启 盈 叔持

丰 伯享

厚 仲远

溢 季垣

仝校字

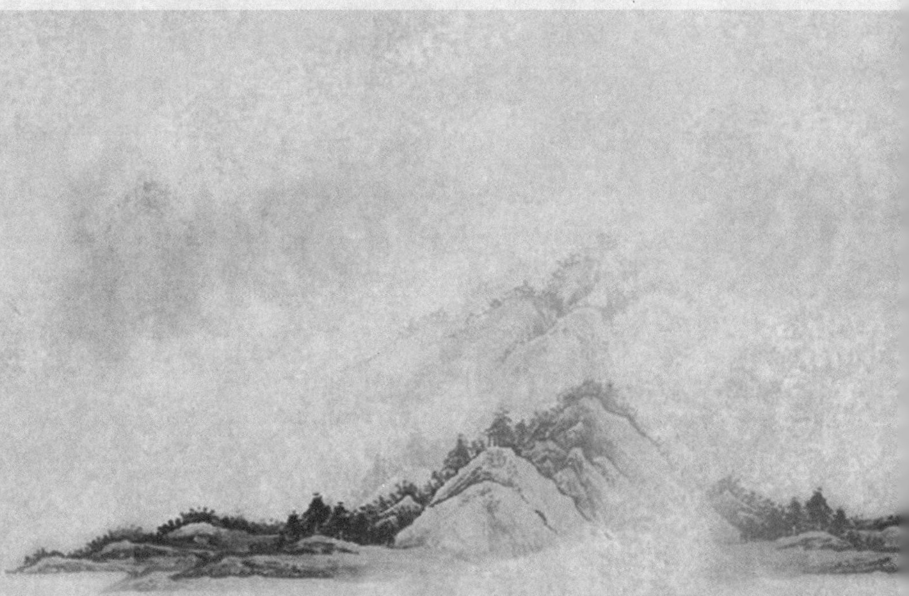

通治部

1. 疟疾门

寒热疟疾　秋后霜一钱半，热酒服之。《集元方》

又方，体虚汗多者，黄丹、百草霜等分，为末，发日，空心米饮服三钱，不过二服，愈。或糊丸，或蒜丸，皆效。《本草》

又方，用炒黄丹一两，常山末三两，蜜丸梧子大，每服五十丸，温酒下。平旦及未发将发时，各一服，无不效。《肘后方》

又方，端午日，用黄丹炒，三两，独蒜一百个，捣丸，梧子大，每服九丸，空心，长流水，面东下二三发后乃用，神效，亦治痢疾。《普济方》

又方，用炒黄丹，面糊丸芡子大，每枣子一枚，去核，包一丸，纸裹煨熟食之。《三因方》

又方，用明矾煅，飞罗面醋打糊丸，梧子大，每服二三十丸。《经验方》 用东南桃心七个，煎汤下。《本草》

又方，用青蒿一握，水二升，捣汁服之。《肘后方》

又方，用端午日采青蒿叶阴干、桂心等分，为末。每服一钱，先寒用热酒，先热用冷酒，发日五更服之，切忌发物。《经验方》

又方，马鞭草捣汁，五合，酒二合，分二服。《千金方》

又方，附子一枚，重五钱者，以面煨之，人参、丹砂各一钱，为末，蜜丸梧子大小，每服二十丸，未发前连进三服。中病则吐，或身体麻木。未中病，来日再服。庞安常《伤寒论》

又方，煮豉汤数升饮之，得大吐即愈。《肘后方》

又方，用独头蒜炭上炙之，酒服方寸匕。《肘后方》

又方，用桃仁半片，放内关穴上，将独蒜捣烂罨之，缚住，男左女右，即止。《简便方》

又方，脾胃聚痰，发为寒热。生姜四两，捣自然汁一酒杯，露一宿，

于发日五更面北立，饮即止，未止再服。《易简》

又方，桃仁一百枚，去皮尖、双仁，乳钵内研成膏，勿犯生水，入黄丹三钱，丸如梧子大，每服三丸，于发日北面温酒下，五月五日午时合之。忌鸡、犬、妇人见。唐慎微《本草》

又方，青皮一两，烧存性，研末，发前温酒服一钱，临时再服。《圣惠方》

又方，壮实人，以甜瓜蒂二枚，水半盏，浸一宿，顿服，取吐愈。《千金方》

又方，牡蛎粉、杜仲等分，为末，蜜丸梧子大，每服五十丸，温水下。《普济方》

又方，黄丹炒，半两，青蒿童便浸，二两，焙干为末，每服二钱，寒多酒服，热多茶服。《仁存堂经验方》

温疟痰甚 但热不寒，用青蒿二两，童子小便浸焙，黄丹半两，炒，为末，每服二钱，白汤调下。《仁存堂经验方》

又方，常山一钱，小麦三钱，淡竹叶二钱，水煎，五更服，甚良。《药性论》

鬼疟去来 邪疟时作，经久或发或止，进退不定者，用树上自干桃子二七枚，为末，滴水为丸梧子大，朱砂为衣，每服一丸，侵晨面东井华水吞下，极有神效。《圣济总录》

又方，鬼箭羽、鲮鲤甲烧灰。各二钱半，为末，每以二分半，发时嗃鼻。《圣济总录》

脾寒虚疟 寒多热少，饮食不思，用高良姜麻油炒，一两，干姜炮，一两，共为末。每五钱，用猪胆汁调成膏子，临发时，热酒调服，或以胆汁和丸，每服十丸，酒下亦佳。昔吴开内翰致和，丁酉用此救人以百计。张大亨病甚，亦服之愈。大抵寒发于胆，用猪胆汁引二姜入胆，去寒而燥脾胃，一寒一热，阴阳相制，至平至当，所以效也。《朱氏集验方》

又方，用高良姜、生姜半生半炮，各二两，穿山甲一两二钱，为末，每服二钱，猪肾煮酒下。《朱氏集验方》

又方，寒多热少，或单寒不热，或大便泄而小便多，不能食。用草果仁、熟附子各二钱半，生姜七片，枣肉二枚。水三盏，煎一盏，温服。《医方大成》

又方，五藏气虚，阴阳相胜，发为痎疟，寒多热少，或但寒不热，用附子一枚，炮七次，即用盐汤浸七次，去皮脐，分作二服。水一碗，生姜七片，枣七枚，煎七分，露一宿。发日空心温服，未久再进一服。《济生方》

又方，临发时，以醋和捣附子涂于背上。《肘后方》

又方，先寒后热，名寒疟；但寒不热，面色黑者，名厥疟；寒多热少，面黄腹痛，名脾疟。三者并宜服此。昔贾耘老用之二十年，屡试屡效，用不蛀草乌头削去皮，沸汤泡二七度，以盏盖良久，切焙研末，稀糊丸梧子大，每服三十丸，姜十片，枣三枚，葱三根，煎汤清早服，即吃枣以压之。候一时再一服，绝勿饮汤，便不发也。《苏东坡良方》

又方，干姜炒黑为末，临发时以温酒服三钱，妙。《本草纲目》

又方，不拘老少孕妇，只两服便止。真橘皮去白，切，生姜自然汁浸过一指厚，银器内重汤煮，焙干研末，每服三钱，用隔年青州枣十个，水一盏，煎半盏，发前服，以枣下之良。《适用方》

久疟不止 用硫黄、朱砂等分为末，每服二钱，腊茶清，发日五更服。当日或大作，或不作，皆其效也。寒多倍硫黄，热多倍朱砂。《鲍氏方》

又方，桃花为末，酒服方寸匕良。《梅师方》

又方，故鞋底去两头烧灰，井华水服之。《千金方》

又方，阳虚者，用龙骨末方寸匕，先发一时，酒一升半，煮三沸，及热服，盖覆取汗，即效。阴虚者，龟板烧存性，研末，酒服方寸匕。《海上方》

又方，或一日一发，或一日二三发，或二三日一发，用五灵脂、头垢各一钱，古陈石灰二钱，研末，饭丸皂子大。每服一丸，五更无根井水下，即止。神效方也。《海上方》

老疟不断 牛膝茎叶一把，切，以酒三升清服，令微有酒气。不即断，更作，不过三剂止。《肘后方》

老疟劳疟 用龟甲醋炙研末，酒服方寸匕。隔夜一服，清早一服，临时一服，无不断者，入雄黄少许，更佳。《肘后方》

劳疟积久 有热时如火，久而骨立者，盖热从髓出，若加以刚剂，则气血愈亏，安得不瘦。盖热有在皮肤，在脏腑，在骨髓，非柴胡不可，若得银柴胡，只须一服便效。《孙琳方》

寒疟冷痢 端午日，以独蒜十个、黄丹二钱，捣丸，梧子大。每服九丸，长流水下，甚妙。《普济》

牝疟多寒 云母烧二日夜、龙骨、蜀漆烧去腥，等分，为末，未发前，浆水服半钱。《金匮要略》

按：此症系不热者。

牡疟独热 蜀漆一钱半，甘草一钱，麻黄二钱，牡蛎粉二钱，水二钟，先煎麻黄、蜀漆，去沫，入各味再煎至一钟，未发前温服，得吐则止。《外台秘要》

按：此症系不冷者。

少阴疟疾 皂矾一钱，干姜炮、半夏姜制，半两，为末，每服五分，发日早以醋汤下。《圣济录》

按：此症必欲吐不吐，或竟吐，心烦，但欲寐，小便色白，而渴不喜饮冷，即俞嘉言少阴前篇温经之法也。

厥阴肝疟 寒多热少，喘息如死状，或少腹痛，小便如脓，不吐不泄，不问久近。用常山一两，醋浸一夜，瓦器煮干，每用二钱，水一盏，煎半盏，五更冷服，其效如神。赵真人《济急方》

太阴肺疟 痰聚胸中，病至令人心寒，寒甚乃热，热时善惊，如有所见。常山三钱，甘草五分，秫米三十五粒，水二钟，煎一钟，发日早分三次服。《千金方》

少阴肾疟 凄凄然寒，手足寒，腰脊痛，大便难，目眴眴然。常山二钱半，豉半两，乌梅一钱，竹叶一钱半，葱白三根，水一升半，煎一升，发前分三服。《千金方》

三十年疟 及积年久疟，常山、黄连各一两，酒三升，渍一宿，以瓦

釜煮取一升半，发日早服五合，发时再服。热当吐，冷当利，无不瘥者。《肘后方》

又方，常山一两半，龙骨五钱，附子炮，二钱半，大黄一两，鸡子黄和丸梧子大，未发时五丸，将发时五丸，白汤下。神效无不断者。《备急方》

一切瘴疟 热少寒多，或单寒不热，或虚热不寒。用草果仁、熟附子等分，水一盏，姜七片，枣三枚，煎半盏服。名果附汤。《济生方》

又方，常山一寸，草果一枚，热酒一碗，浸一夜，五更望东服之，盖卧，酒醒即愈。《经验方》

又方，冷瘴寒热往来，头痛身疼，呕痰，或汗多引饮，或自利烦躁，宜姜附汤主之。大附子一枚，切四破，每以一片，水一碗，生姜十片，煎七分，温服。章杰云：岭南以哑瘴为危急，不过一二日而死，医谓极热感寒也。用生附子一味治之多愈。得非以热攻热而发散寒邪乎？真起死回生之药也。《岭南卫生方》

一切痰疟 作痨发疟，变为热病，舌短，痰嗽，六脉俱数，此痰蓄胸中，非吐不愈。然不可径以瓜蒂，以弱人不可用猛药也。以人参芦加竹沥代之，二服，痰当涌出，后以参、蓍补之。《纲目》

又方，久疟痰多，欲吐不吐，不欲食者，黎芦、皂荚炙，各一两，巴豆二十五枚，熬黄，研末，蜜丸，小豆大，每空心服一丸，未发时一丸，临发时一丸，勿用饮食。《肘后方》

痎疟邪疟 蜀葵花白者，阴干为末，服之，或午日取花挼手，亦能去疟。《图经本草》

按： 蜀葵，即今名扒般花。

又方，阿魏、胭脂各一豆大，研匀，以蒜捣膏，覆虎口上，男左女右。《圣济总录》

又方，用地虱婆四枚，捣，糖裹为丸，水下便断。《纲目》

痁疟疲瘵 食蔗可愈。《野史》

男妇疟疾 马齿苋捣烂，扎手寸口，男左女右，甚妙。《纲目》

疟后怪症 口鼻中气出盘旋不散，凝如黑盖色，过十日，渐至肩与肉

相连，坚胜金石，无由饮食，煎泽泻汤，日饮三盏，连服五日愈。《夏子益奇疾方》

五疟不止　夜明砂末，每冷茶服一钱，立效。《圣惠方》

久疟结癖　在腹胁坚痛者，成疟毋也。用芫花炒，二两，朱砂五钱，为末，蜜丸梧子大，每服十丸，枣汤下。《直指方》

断截疟疾　小蒜不拘多少，研如泥，入黄丹少许，丸如芡子大，每服一丸，面东，新汲水下。至效。唐慎微

又方，用大蜘蛛三枚，信石一钱，雄黑豆四十九粒，为末，滴水为丸，豌豆大。先夜以一丸献于北斗下，次早以纸裹之插耳内，立见神圣，一丸可医二人。《宣明方》

又方，常山酒煮，晒干、知母、贝母、草果各一钱半，水一钟半，煎半熟，五更热服。渣以酒浸，发时煎服。昔王隐者云：予用此四十年，奇效不能尽述，切勿加减，万无一吐者。《养生主论》

又方，久疟不断，用常山一钱半，槟榔一钱，丁香五分，乌梅一个，酒一盏，浸一宿，五更饮之，永不再发，药只一服如神。虞抟《医学正方》

击臂截疟　旱莲草捶烂，男左女右，置寸口上，以古文钱压定，帛扎住，良久起小泡，谓之天灸。其疟即止，甚效。王执中《资生经》

咒枣治疟　执枣一枚，咒曰：吾有枣一枚，一心归大道，优他或优降，或劈火烧之。念七遍，随念随吹枣上，与病人食之，即愈。《岣嵝神书》

截疟神方　用石洞中蝦蟇，同魔芋煎水洗身躯，发时洗之更妙，若只洗半身，留半身不洗，则洗处不疟，不洗处必疟。自制

疟疾总论　疟有六经疟、五脏疟、痰疟、食积、瘴疫鬼邪诸疟，须分阴阳虚实，不可一概而论也。且以六经言之，太阳疟证，先腰痛、背痛、胸痛，寒从背起，先寒后热，热如火炽，热止汗出，不能即干，遍身骨节疼痛是其症也。法宜健脾胃，散太阳邪，消痰化食。用开邪汤：茯苓、白术各五钱，柴胡、前胡、人参、青皮、枳壳、山楂、半夏各一钱，甘草五分，猪苓二钱，白蔻三钱，加桂枝一钱，可三四剂愈。阳明疟证：发时先热，头痛在额、鼻，干渴欲饮冷，口臭气粗，张目不眠，身轻恶热。法宜补中以

泄火邪，则正不伤，邪亦易解，用平阳汤：葛根二钱，人参、贝母、石膏各一钱半，茯苓、白术、麦冬各三钱，广皮、柴胡各二钱，可三四剂愈。少阳疟证：寒热往来，胸胁苦满，耳聋喜呕，此少阳经症也。法主小柴胡汤和解之。口苦、咽干、目眩，此少阳腑证也，法主黄芩以泄之。若无腑证，黄芩万万不可用。凡用黄芩泄少阳之腑者，必以猪胆汁浸炒之，始相引而入少阳也。酒炒则泄肺火也，子芩则泄大肠火也，炮炙不可善哉！太阳疟证：先寒后热，热从腹中起，善呕，呕止则衰，热过汗出乃已，宜用温脾去疟汤：白术一两，茯苓、山药、芡实各五钱，人参三钱，肉桂、炮姜、广皮、半夏、甘草各一钱，白蔻三粒。本方外必加柴胡一钱，乃得治疟要领。少阴疟证：寒热俱盛，腰痛脊强，口喝足冷，渐冷至肘上，惟颈以上则不冷，此邪乘阴虚而入。法宜补阴，阴盛则邪自退，用退邪汤：熟地、生首乌各一两，当归、龟甲、茯神、山药各五钱，白芥子、人参各三钱，柴胡一钱，可三四剂愈。厥阴疟证：先寒作颤，寒后变热，面色苍白，多太息声，甚者状如死，或头顶痛而渴。法宜补肝以去邪，不纵邪以伐肝。用补肝去疟丹：当归、白芍、生首乌各一两，龟甲三钱，茯苓五钱，青皮、柴胡、甘草各一钱，半夏二钱，可三四剂愈。凡证皆不外乎六经，而疟疾亦然，按法治之，无不立应。太阳主用桂枝，阳明主用葛根，少阳主用柴胡，此三阳经症药也。若小便不利，乃太阳腑证，主用五苓散。渴欲饮冷，乃阳明腑证，主用白虎汤，心下鞕痞，亦阳明腑证，宜斟酌于大小承气之法。口苦、咽干、目眩，少阳腑证也，主用黄芩。太阴主用理中。少阴火衰者，主用桂附等。水亏者，主用归、地等。厥阴纯阳者，上攻而为喉痹，用玉竹、天冬、麦冬、鸡子白等。下攻而便脓血，用生地、阿胶、黄连、鸡子黄等。阴阳离错者，用姜、附、砂、半、芪、术、萸、椒等浓煎，另用黄连浸取轻清之汁，搀和服之。纯阴者，用芪、术、砂、半、姜、附、椒、萸等服之。至截疟一法，方颇广众，然惟常山、蜀漆最要，但必在发散表邪，及提出阳分之候用之合宜，乃为神效，不然不惟不效，湝邪不出，正气必伤，及生他症。即无他证，亦衰弱流连不能即旺，盖人之本气，有阴阳虚实之不同，业医者当审，择而用之。方中用常山、蜀漆者，生用则上行，必吐，酒蒸炒熟则少缓，少用亦不致吐也，得甘草则吐，得大黄则利，得乌梅、鲮鲤甲入肝，得小麦、竹叶入心，得秫米、麻黄入肺，得龙骨、附子入肾，得草果、槟榔入脾。盖无痰不作疟，二物亦取驱痰逐水而已。自辑

截疟又方　用凤凰衣，即抱鸡出子后蛋壳，焙燥，研末。临发时，以热酒冲服之，神效之至。自制

2. 痢疾门

赤白痢下　蚯蚓泥，取一升，炒至烟尽，沃汁半升，滤净饮之。《纲目》

又方，姜墨丸：用干姜、好墨各五两，为末，醋浆和丸梧子大，每服三四十丸，米饮下，日夜六七服，愈。《肘后方》

又方，黄丹炒紫色、黄连炒，各等分，为末，糊为丸麻子大，每服五十丸，生姜、甘草汤下。《普济方》

又方，密陀僧三两，烧黄色，研末，每服一钱，醋茶下，日三服。《圣惠方》

又方，积年不愈，饮调云母粉一方寸匕，至服二服，立见神效。《千金方》

又方，赤石脂末，水调服一钱，此塞法也，未可遽用。《普济方》

又方，甘草一尺，炙热，以淡浆水蘸之，随炙随蘸数次，以水一升半，煎至八合，服之立效。崔宣州衍所传方

又方，用甘草一两，炙，肉豆蔻七个，煨剉，以水三升，煎一升，分数服。《梅师方》

又方，病如骨立者，地榆一斤，水三升，煮一升半，去渣，再煎如稠饧，绞滤，空腹服三合，日再服。《海上方》

又方，痢如鹅鸭肝，痛不可忍者，用黄连、黄芩各一两，水二升，煎一升，分三次热服。《经验方》

又方，困重者，益母草日干、陈盐梅烧存性，等分，为末，每服三钱，白

痢干姜汤、赤痢甘草汤下。名二灵散。《卫生家宝方》

按： 盐梅非杨梅，乃梅花之子以盐汁渍之，日晒夜渍，十日即成，久乃上霜，故又名白梅，若以篮盛，于突上熏黑，即今之所谓乌梅者也。

又方，阴阳交带，不问赤白，刘寄奴、乌梅、白姜等分，水煎服。赤加梅，白加姜。《如宜方》

又方，鸡冠花酒煎服。赤痢用红花，白痢用白花。《集简方》

又方，淡竹叶煎汤，日服之。《活幼全书》

又方，马鞭草五钱，陈茶一撮，水煎服之，日数次，神效。《医方摘要》

又方，金刚藤根，黄蜡、陈茶等分，为末，白梅肉捣为丸芡子大。每服五七丸，小儿三丸，白痢甘草汤，赤痢乌梅汤下。《卫生易简方》

又方，山豆根研末，蜜丸梧子大，每服二十丸，空心白汤下。三服其痢自止。《备急方》

又方，罂粟子炒、罂粟壳炙，等分，为末，炼蜜丸梧子大。每服三十丸，米饮下。《百一选方》

又方，罂粟花未开时，外有两片青叶包之，花开即落，收取为末。每米饮服一钱，神效。赤痢用红花者，白痢用白花者。《纲目》

又方，治营卫气虚，风邪袭入肠胃之间，便痢赤白，脐腹痛，里急后重，烦渴胀满，不进饮食，用干蒸饼蜜拌，炒，二两，罂粟壳蜜炒，四两，为末，炼蜜为丸芡子大。每服一丸，水一盏，煎化热服。《适用方》

按： 蒸饼，即今以麦面所造包子，风干听用，但不可杂果、菜、油腻、糖食诸物。

又方，痢而水谷不消者，以酒面熬粟米粥，日服四五次效。《肘后方》

又方，葱白一握，细切，和米煮粥，日食之。《食医心镜》

按： 此即喻氏以发散为逆挽之法也。

又方，薤白一握，同米煮粥，日食之。方同上

又方，腹痛食不消化者，用石榴皮醋浸，炙黄，为末，以枣肉或粟米饭和丸梧子大，每空心米饮服三十丸，日三服，以知为度。如寒滑，加附子、赤石脂各一钱。《纲目》

又方，用石榴皮烧存性，为末，每米饮调和服方寸匕，日三服，效乃止。《肘后方》

按：以上二方，只用酸石榴皮，不用甘石榴皮。

又方，胡椒、绿豆各一岁一粒，为末，糊丸梧子大。红用姜，白用米汤下。《集简方》

按：椒热豆凉，于阴阳杂错、寒热相兼之证最宜，亦极平稳。

又方，戊己丸，治脾胃受湿，下痢腹痛，米谷不化。用吴茱萸、黄连、白芍各一两，同炒为末，蒸饼为丸梧子大，每服二三十丸，米饮下。《和剂局方》

按：蒸饼即麦面包子。

又方，变通丸，治赤白痢，日夜无度，及肠风下血。用川黄连二两，吴茱萸二两，浸泡七次，同炒香，拣出，各自为末，粟米饭为丸梧子大，各收。每服三十丸。赤痢，甘草汤下黄连丸；白痢，干姜汤下茱萸丸；赤白痢各用十五丸，米汤下。此乃浙西河山纯老以传苏韬光者，救人甚效。《百一选方》

又方，二色丸，治痢及水泄肠风，用吴茱萸二两、黄连二两同炒香，拣出，各自为末。以百草霜二两，同黄连作丸；以白芍末二两，同茱萸作丸。各用饭丸梧子大，各收。每服五十丸。赤痢，乌梅汤下黄连丸；白痢，米饮下茱萸丸；赤白痢，各半服之。《杂兴方》

按：以上三方，以茱萸之热治寒痢，以黄连之寒治热痢，以二物并用治寒热杂错痢，皆平稳方也。

又方，姜茶散治痢疾，并能消暑，解酒食毒。用生姜细切、好茶叶各等分，新汲水浓煎服之。苏东坡以此治文潞公甚效。《纲目》

按：二味一寒一热，调平阴阳，不问赤白冷热，用之皆良。

又方，荷叶烧存性，研末，每服二钱，红痢蜜水下，白痢沙糖水下。《经验方》

又方，诃子十二枚，六生六煨，去核，焙为末。赤痢，生甘草汤下；白痢，炙甘草汤下。不过再服。赵原阳《济急方》

又方，白雄鸡一只，如常作臛服之，空心食。《食医心镜》

又方，鸡子白生摊大纸上，日干，折作四重，包肥乌梅十个，安熨斗中，以白炭烧存性，取出碗覆，冷定，研末，入轻粉少许，大人分二服，小儿分三服，空心井华水调下。如觉微利，不须再服。《类澄》

又方，鸡蛋一枚，去白留黄在壳内，入铅粉满壳，烧存性，以酒服一钱。《葛氏方》

又方，腰痛者，用猪腰子二枚，捣烂，入陈皮、椒、酱，如常作羹，空心食之。《食医心镜》

又方，十二月猪骨，烧存性，研末，温酒调服三钱。《纲目》

血痢不止　至十年者，用石灰二升，煎水一斗，投次之澄清，一服一升，日三服，可愈。崔知悌方

又方，白盐，纸包烧研，调粥吃，三四次即止也。《救急方》

又方，贯众五钱，陈酒煎服。《集简方》

又方，榆，煎汁饮之。《圣济》

又方，三七三钱，研末，米泔水调服，即愈。《集简方》

又方，胡黄连、乌梅肉、灶下土等分，为末，腊茶送下。《普济方》

又方，苦参炒焦为末，水丸梧子大，每服十五丸，米饮下，日数服。孙氏《仁存堂经验方》

又方，薄荷叶，煎汤常服。《普济方》

又方，木贼五钱，水煎温服，一日一服。《圣惠方》

又方，金银藤，浓煎饮之，妙。《圣惠方》

又方，用大麻仁煮绿豆，候熟，去麻仁，空心食豆，极神效。《外台秘要》

又方，用豆豉、大蒜等分，杵为丸，梧子大，每服三十丸，盐汤下。《普济方》

又方，藟同黄柏煮汁服之。陈藏器

又方，或痢二三年，或痢二三月，百方不效者，服之便止，不可轻忽之也。用酸石榴皮，陈者为上，焙研细末，每二钱，米饮汤服之。《经

验方》

又方，用白梅肉一枚捣烂，合腊茶，入醋服之，神效。昔曾鲁公痢血百余日，陈应之用此，一啜而安。《纲目》

又方，核桃七个，取仁，枳壳七个，皂角不蛀者一个，新瓦上烧存性，研细末，分作八服，每临卧时一服，二更一服，五更一服，荆芥茶下。《圣济总录》

又方，荷叶蒂煮汁服之。《普济方》

又方，乌药烧存性，研末，陈米饭丸梧子大，米饮下三十丸。《普济方》

又方，椿树根二钱，水一盏，煎七分，入酒半盏服，或作丸服。虚者加人参等分。《存仁》

又方，白纸一张，包盐一匙，烧赤，研末，分三服，米饮下。《圣惠方》

又方，五倍子炒，研末，水浸乌梅肉和丸梧子大，每服七十丸，乌梅汤下。《纲目》

又方，用黄连末入猪大肠内，煮烂，捣丸梧子大，每米饮下三十丸。《奇效方》

下痢噤口　人参、石莲子各等分，以井华水煎之，细细强呷，但得一口下咽，虚热即开，更以二味为末，频频服之。《医门法律》

又方，用独将军草，取根上珠，捣汁三匕，以白酒半杯和服。《简便方》

按：独将军草生林中，节节穿叶心生苗，其叶似楠，根上有珠如豆者。

又方，木鳖仁六个，研如泥，分作二分，用面烧饼一个，切作两边用，一边烧热，取起作一孔，纳药入内，乘热覆在病人脐上。一时再换前留一半，其痢必止，即思饮食。邵真人《经验方》

又方，参苓白术散加石菖蒲，粳米饮调下，或用人参、茯苓、石莲肉、石菖蒲煎服。胸次一开，自然思食。《纲目》

又方，荞麦面每服二钱，沙糖水调下。《坦仙方》

又方，糯谷一升，炒出白花，去壳，用姜汁拌湿，再炒为末，每服一匕，白汤送下，三服即止。《经验良方》

又方，大蒜，捣，贴两足心，亦可贴脐中。《千金方》

又方，用萝卜切片，不拘新旧，蘸蜜噙之，咽汁，味淡再换。觉思食，以肉煮粥与食，不可过多为妙。《普济方》

又方，只用萝卜菜煎汤，日饮之。《纲目》

又方，山药半生半炒，为末，每服二钱，米饮下。《易简方》

又方，沙糖半斤，乌梅一两，水两碗，煎一碗，时时饮之。《摘玄方》

又方，肥皂荚一枚，以盐实其内，烧存性为末，以少许入白米粥内，食即效。《乾坤生意》

又方，红木槿花去蒂，阴干为末，先煎面饼二个，蘸末食之。赵宜真《济急仙方》

又方，水边青蝦蟇一个，并肠肚捣碎，瓦焙热，入麝香少许，作饼贴脐上，气通即能进食也。《直指方》

又方，用大田螺二枚捣烂，入麝香少许作饼，烘热贴脐间半日，热气下行，即思食矣，甚效。丹溪方

又方，用黄肥雌鸡一只，如常作羹，空心食之。《食医心镜》

又方，用鸡肫内黄皮，名鸡内金，焙，研，乳汁调服之。《纲目》

又方，腊肉脯，煨熟食之，妙。李楼《奇方》

又方，石莲肉炒，为末，每服二钱，陈仓米饮调下，便觉思食，甚妙。如入香连丸更妙。《丹溪心法》

又方，病势欲死者，用金丝鲤鱼一尾，重一二斤，如常治净，用盐酱葱，必入胡椒末三四钱，煮熟，置病人前嗅之，欲吃随意，连汤食一饱，病即除根，屡治有效。《医方摘要》

血痢噤口 用活鲫鱼，翅侧穿孔，去肠留鳞，入白枯矾末二钱，以棕包纸裹，烧存性，研末，每服二钱，米饮下，日二服。《直指方》

久痢不止 当归二两，吴茱萸一两，同炒香，去萸不用，以归为末，蜜

丸梧子大，每服三十丸，米饮下，名胜金丸。《普济方》

又方，艾叶、陈皮等分，煎服。《圣济总录》

又方，独圣丸，用川乌头一个，炭火烧之，烟尽取出地上盏盖良久，研末，酒化黄蜡为丸，如麻子大，每服三丸。赤痢，黄连、甘草、黑豆煎汤，候冷吞下；白痢，甘草、黑豆煎汤，冷吞，并空心服之。忌热汤。《经验后方》

又方，罂粟壳，醋炙为末，蜜丸弹子大，每服一丸，水一盏，姜三片，煎八分，温服。《纲目》

又方，茄根烧灰、酸石榴皮等分，为末，以沙糖水服之。《简便单方》

又方，肠垢已出者，用乌梅肉二十个，水一盏，煎六分，食前分二服。《肘后方》

又方，黑神散，用酸石榴皮一个，煅至烟放地面出火毒一夜，研末，仍再以酸榴一块，煎水调服，神效无比。《普济方》

又方，杨梅烧研末，米饮服二钱，日二服。《普济方》

又方，诸药不效，服此三服，宿垢去尽，即变黄色，神效方也。用皂角子，瓦焙为末，米糊丸梧子大，每服四五十丸，陈茶下。《医方摘要》

又方，严紧绝妙方，罂粟壳醋炒、金樱花叶及子，即俗名刺果子，各等分，为末，蜜丸芡子大，每服五七丸，陈皮煎汤化下。《普济方》

休息下痢 熟附子五钱，研末，鸡子白二枚，捣和，丸梧子大，倾入沸汤内煮数沸，漉出，作两次服，米饮下。《圣济总录》

又方，白豆腐，醋煎食之，即愈。《普济方》

又方，日度无度，腥臭不可近，脐腹撮痛者，用椿树根白皮、诃子各半两，母丁香二十个，为末，醋糊丸梧子大，每服五十丸，米饮下。东垣《脾胃论》

又方，用椿根白皮东南行者，长流水内漂三日，去黄皮，焙为末，每一两加木香二钱，粳米饭为丸，每服一钱二分，空心米饮下。唐瑶《经验方》

又方，经年不愈者，以虎骨炙黄焦，捣末，饮服方寸匕，日三服，取

效。张文仲方

按： 此症炙骨当以酒。

热毒下痢 痢浓血者，百草霜、黄连各一两，为末，每酒下二钱，日二服。《圣济方》

又方，胡黄连研末，饭丸梧子大，每米汤下三十丸。《鲜于枢钩玄》

又方，柴胡、黄芩等分，半酒半水，煎七分，浸冷，空心服之。《济急方》

又方，车前叶捣汁，入蜜一合，煎温服。《圣惠方》

又方，冬瓜叶嫩心，拖面煎饼食之。《海上名方》

又方，蜡茶，赤痢，以蜜水煎服；白痢，以连皮生姜自然汁煎，三服，二三服愈。《直指》

里急后重 不蛀皂角子米炒、枳壳炒，等分，为末，饭丸梧子大，每米饭下三十丸。《普济方》

脾虚泄痢 脾胃虚冷，停水滞气，凝成白涕下出。用硫黄一两，面炒一半，同研末，滴冷热水丸梧子大，每米饮下五十丸。《护命方》

又方，用乌骨母鸡一只，治净，豆蔻一两，草果一枚，烧存性，掺入鸡腹内，扎定煮熟，空心服之。《纲目》

气痢后重 用宣黄连一两，干姜半两，各为末，收，每用连一钱，姜半钱，和匀，空心温酒下，或米饭下，神妙。《杜壬方》

一切痢下 初起一服如神，名铁刷丸。百草霜三钱，金墨一钱，半夏七分，巴豆煮，十四粒，研匀，黄蜡三钱，同香油化开，和成丸，量大小，每服三五丸，或四五十丸，姜汤下。《纲目》

又方，腹痛甚者，以元胡三钱为末，米饮服之。昔华老年五十余，下痢腹痛垂死，已备棺木，得此痛减，调理而安。《纲目》

虚寒下痢 肠胃不禁，针砂七钱半，官桂一钱，枯矾一钱，为末，以凉水调摊脐之上下，缚定。当觉大热，以水润之。可用三四次。名玉胞肚。《存仁方》

又方，硫磺半两，蓖麻子七个，为末，填脐孔中，以衣隔，壶盛热汤熨

之，止乃已。《存仁方》

冷滑下痢 不禁虚羸，砂仁、炮附片、干姜、厚朴、陈皮各等分，为末，饭丸梧子大，每服四十丸，米饮下，日二服。《药性论》

冷劳泄痢 食少诸药不效，用白矾三两，烧枯，羊肝一具，去脂，酽醋三升煮烂，捣如泥，和丸梧子大，每服二十丸，米饮下，早夜各一服。《普济方》

又方，漏芦一两，艾叶炒，四两，为末，米醋三升，入药末一半，同熬成膏，入后半药末，和丸梧子大，每温水下三十丸，妙。《圣济总录》

下痢咽痛 至肿者，春夏病此，用白头翁、黄连各一两，木香二两，水五升，煎一升半，分三服。《圣惠方》

下痢咳逆 脉沉阴寒者，退阴散主之。用川乌头、干姜等分，切炒，放冷为散，每服一钱，水一盏，盐一撮，煎取半盏，温服，两服可愈。《纲目》

下痢鲜血 犀角、地榆、生地各一两，为末，炼蜜丸弹子大，每服一丸，水煎去渣，温服。《圣惠方》

下痢清血 腹中刺痛者，椿根白皮洗刮晒，研为末，醋糊丸梧子大，每空心米饮下三四十丸。《经验方》

下痢转血 因脾胃虚冷，停水滞气，凝成白涕下出。用诃子三个二炮一生为末，沸汤调服。水痢，加甘草末一钱。《普济方》

下痢口渴 引饮无度，麦冬去心，三两，乌梅肉二十个，细剉，以水一升煮，取七合，细细呷之，妙。《必效方》

肠蛊下痢 凡下痢，应先白后赤，若先赤后白，为肠蛊。用牛膝二两捣碎，以酒渍一宿，每服一二杯，日三服。《肘后方》

又方，男子、妇人、小儿大便下黑血，茶脚色，或脓血如靛色者，柏叶焙干为末，与黄连同煎水服之。《本草图经》

伤寒下痢 下痢不止，心下痞硬，利在下焦者，赤石脂禹余粮汤主之。以二味各二斤，捣碎，水六升，煮取一升，分两服。《伤寒论》

又方，不能食者，黄连二两，熟艾鸭蛋大一团，水三升，煮取一升，顿

服立止。《肘后方》

又方，伤寒八九日至十余日，大烦渴作热，三焦有疮䘌，下痢，或张口吐舌，目烂，口舌生疮，不识人，用此除热毒止痢。龙骨半斤，水一斗，煎四升，沉之井中，候冷，服五合，渐渐进之。《外台方》

冷痢腹痛 下白冻如鱼脑者。赤石脂煅、干姜炮，各等分，为末，蒸饼和丸，量大小人服，日三服。《和剂局方》

又方，不能食者，肉豆蔻一两，去皮，醋和面裹煨，捣末，每服一钱，粥饮调下。《圣惠方》

久痢成疳 用铅粉和水及鸡子白服，以粪黑为度，为其杀虫而止痢也。《纲目》

五色诸痢 或脓或水，冷热不调者，酸石榴五枚，连子，捣汁二升，每服五合，极神效。《圣济总录》

又方，返魂丹，用零陵香草去根，以盐酒浸半月，炒干，每两入广木香一钱半，为末。里急腹痛者，用冷水服一钱半，通至三四次，用热米汤服一钱半即止，只忌生梨一味。《集简方》

又方，大熟瓜蒌一个，煅存性，出火毒，为末，作一服，温酒送下，系道人所传。《本事方》

又方，三神丸治清浊不分，泄泻注下，或赤或白，脐腹刺痛，里急后重。用草乌头三个，去皮、尖，以一个火炮，一个醋煮，一个烧灰，共为末，醋糊丸绿豆大，每服二十丸。水泻，流水下；赤痢，甘草汤下；白痢，姜汤下。忌鱼腥生冷。《和剂局方》

三十年痢 赤松上苍皮一斗，为末，面粥和服一升，日三服，不过一斗即效。《圣惠方》

酒痢便血 腹痛，或如鱼脑五色者，干丝瓜一枚，连皮烧研，空心酒服二钱。一方煨食之。俗名鱼鰦是也。《经验良方》

又方，五倍子、陈槐花等分，焙研末，酒糊丸梧子大，每服五十丸，米饮送下。《本事方》

老少瘴痢 日夜百余度者，取干楮叶三两，熬捣为末，每服方寸匕，

乌梅汤下，日再服。取羊肉裹末，纳肛中，痢出即止。《南行方》

白头翁汤 治热痢下，重用白头翁二两，黄连、黄柏、秦皮各三两，水七升，煮二升，每服一升，不愈更服。妇人产后热痢虚极者，加甘草、阿胶各二两。《金匮玉函方》

香连丸 李绛《兵部手集方》治赤白诸痢，里急后重，腹痛，用宣黄连、青木香等分，捣筛，白蜜丸梧子大，每服二三十丸，空心饮下，日再服，其效如神。久冷者，以煨蒜捣和丸之，不拘大人小儿皆效。钱仲阳香连丸治小儿冷热痢，加煨熟诃子肉。又治小儿泻痢，加煨熟肉豆蔻。又治小儿气虚泻痢，腹痛，加白附子尖。刘河间治久痢，加龙骨。朱丹溪治禁口痢，加石莲肉。王氏治痢、渴，加乌梅肉，以阿胶化和为丸。

调气饮 治赤白痢，小腹痛不可忍，下重，或面青手足俱变者，用黄蜡三钱，阿胶三钱，同溶化，入黄连末五钱，搅匀，分三次热服，神妙。《仲景金匮方》

胶蜡汤 治热痢及妇人产后下痢，用黄蜡二碁子大，阿胶二钱，当归二钱半，黄连三钱，黄柏一钱，陈仓米半升，水三钟，煮米至一升，去米，入药煎至一钟，温服，神效。《千金方》

猪胰酒 治冷痢久不瘥，乃脾气不足，暴冷入脾，舌上生疮，饮食无味，或食下还吐，小腹雷鸣，时时心闷，干皮细起，膝胫酸痛，羸瘦，渐成鬼气；及妇人血气不通，逆饭忧烦，四肢无力；丈夫痃癖，两胁虚胀，变为水气，服之皆效。此法出于《传尸方》，取猪胰一具，细切，与青蒿叶相和，以无灰酒一大碗，微火温之，使胰消尽，又取桂心一两，纳酒中，每旦温服一盏，午夜各再一服，神效。忌面及油腻等食。《海上集验方》

紫参汤 治痢下，紫参半斤，水五升，煎二升，入甘草二两，煎至半升，分三服。《金匮玉函》

按： 肺气为火所逼，下陷而腹痛甚急者，此汤主之。与驰远先生重用桔梗略相似。

痢疾要领 痢之为证，古方多矣，苟不明夫致病之由，现病之证，虽有成方，寒热不分，奚能中肯。西昌喻先生所著“痢疾论”，如和解表邪以为逆挽之法，通利小便以为急开支河之法，除肺热以清化源之法，重少阳以求生发之法，固已详哉言之矣。至进贤舒先生揭出四纲，的系不磨之论。痢疾一证，旷若发蒙，神而明之，其于前录诸方投之立应也。

一曰陷邪，六经之邪陷而为痢，仍从六经之例治之，但陷邪亦由脾虚，方中当以黄芪、白术、半夏、砂仁理脾开胃为主，再看兼见何经之证，即加何经之药，合而治之。兼太阳风伤卫，主桂枝；寒伤营，主麻黄。兼腑证而小便不利，加五苓。兼阳明表症，加葛根；阳明腑证兼见，察其浅深而斟酌于白虎、承气诸法。兼少阳，表用柴胡，里用黄芩。兼太阴虚寒之证，附子理中。兼少阴挟水而动者，温经回阳；挟火而动者，滋津解热。兼厥阴纯阳无阴之证，破阳行阴；纯阴无阳之证，温经止泄；阴阳杂错之证，寒热互用，阴阳并驱。按法治之，无不立应。又有鹜溏一证，常见陷邪之中。其证粪内带清水，状如鸭粪。法属太阴脏寒，主用黄芪、白术、附子、肉桂、茨实、干姜等药，温经散邪，以止其泄。

二曰秋燥，秋分之后，燥金主气之时，凉风渐起，暑气退而湿气收，天气清而土气燥。人皆精神爽慧，起居康宁，乃时有不正之气，混乱清肃之令，转见暴热流行，谓之燥病。其燥上侵于膈，则干咳失音，咽痛心烦，肤无润泽，法宜桔梗、玉竹、蒌仁、天冬、鸡子白；其燥下侵于腹，则腹痛下痢，里急后重，皮毛焦槁，索泽无汗，心烦咽干，法宜生地、阿胶、桔梗、蒌仁、鸡子黄。燥与火不同，火为实证，热盛阳亢，身热多汗，法宜苦寒夺其实，而泄其热；燥为虚证，阴亏失润，肌肤熯燥，法宜甘寒，养其阴而润其燥。然又与陷邪之脾虚不同，脾虚为寒湿，宜温补；秋燥为阴亏，宜清润，芪、术、砂、半等药不可用也。

三曰时毒，天行疠疫，时气流行，人触之而为痢，外见心烦恶热，口臭气粗，渴欲饮冷，腹满搅痛，鼻如烟煤，肛门似烙，乃热毒内攻脏腑，有立坏之势，急宜三黄陡进，以救内焚，加桔梗开提肺气，宣其壅而举其陷，腹痛自止，热毒除而疫消，下痢亦愈。此证腹痛，乃肺气为火热所逼，陷入腹中，壅满过甚，而为搅痛，与虚寒腹痛不同。虚寒者，腹不满，喜热手摩按，法宜温补，重用芪、术、附、桂、砂、半、椒、姜等药。火热内壅者，其腹满，不喜热手摩按，芪、术温补等药毫不敢犯，即陈皮、木香、川朴等，皆不可用，惟有桔梗开提一法，授之立应，芪、术等药立杀之矣。

四曰滑脱，由病后久虚，脾胃土败，肾衰，故中气下陷，而为滑脱痢症，法宜大补元气，扶阳固肾，理脾健胃，更加涩以固脱，方用人参、鹿茸、附子、肉桂、炮姜、半夏、砂仁、川椒、芡实、山药、故纸、益智、莲肉，大剂多服，俾令阳回阴消，脾胃强健，肾气收固，元气大复，滑脱亦自止也。

其证治之法，《内经》曰：肠澼便血，身热则死，寒则生。又曰：肠澼下白沫，脉沉则生，浮则死。肠澼之候，身不热，脉不悬绝，滑大者生，悬涩者死，以脏期之。又曰：阴阳虚脱，肠澼死。泄而夺血，脉沉微，手足逆，皆难治。《脉经》曰：肠澼下脓血，脉沉小留连者生，数大发热者死。又肠澼筋挛，脉细小安静者生，浮大坚者死。

按： 痢症与厥阴下痢不同，厥痢为虚寒之极，所以反能食者则死，反发热者不死；痢症则发热者多死，能食者则不死。

3. 泄泻门

水泄不化 神圣香黄散，宣黄连一两，生姜四两，同以慢火炒至姜脆，各自拣出为末。寒重者用姜末，热重者用连末，每服二钱，空心白汤下。甚者不过二服，亦治痢疾。《博济方》

暑毒泄痢 暑毒在脾，湿气连脚，不泄则痢，不痢则疟，有泻至连月不瘥者，用雄黄水飞九度，竹筒盛，蒸七次，研末，蒸饼和丸梧子大，每甘草汤下七丸，日三服。《纲目》

水泻 腹鸣如雷，有火者，石膏火煅，为末，饭和丸梧子大，黄丹为末衣，米饭下二十丸，不二服，效。《李楼奇方》 此方在水泄不化内，抄错，故录于此。

又方，罂粟壳一枚，去蒂膜，乌梅肉、大枣肉各十枚，水一盏，煎七分，

温服。《经验方》

泄泻无度 针砂醋煮，炒干、猪苓、生蚯蚓各三钱，为末，葱涎研和，敷脐中约一寸厚，缚之，待小便多为度，日二易之。《医学正传》

脾肾虚泻 二神丸，用故纸炒，半斤，肉豆蔻生用，四两，为末，枣肉研膏，和丸梧子大，每空心米饮服五七十丸。《本事方》

加木香二两，名三神丸。

脏寒泄泻 倦怠减食，吴茱萸汤泡，炒，猪大肠半条，去油洗净，将茱萸装满扎定，文火煮熟，捣丸梧子大，每服五十丸，米饮下。日二服。《普济方》

老人常泻 枯矾一两，诃子七钱半，为末，每米饮服二钱，取愈。《圣惠方》

又方，焦术二两，苍术五钱，茯苓一两，为末，米糊丸梧子大，每米饮下七八十丸。《简便方》

大肠寒滑 或有小便精出者，赤石脂、干姜各一两，胡椒半两，为末，醋糊丸梧子大，每空心米饮下五七十丸，神效。《本草衍义》

又方，钟乳粉一两，肉豆蔻煨，半两，为末，煮枣肉为丸梧子大，每服七十丸，空心米饮下。《济生方》

内寒暴泄 陈艾一把，生姜一块，水煎热服。《生生编》

又方，栗子火煨熟，细嚼二三十枚，顿愈。板栗、锥栗俱可。《本草纲目》

按：栗肾之果也，大补肾气，兼厚肠胃，故能止泄。

伏暑水泄 滑石煅，四两，藿香、丁香各一钱，为末，米汤服二钱。《普济方》

又方，伏暑泻痢及肠风下血，或酒毒下血，一服见效，远年者不过三服。火硝一两，硫黄一两，枯矾、滑石各五钱，灰面四两，俱为末，滴水为丸梧子大，每新汲水下三五十颗。丸名甘露丸。《普济方》

久泻肠滑 焦术、茯苓各一两，糯米炒，二两，为末，枣肉伴食，或丸服之。《简便方》

又方，猪腰子一个，劈开，掺骨碎补末，煨熟食之，神效。《濒湖集简方》

元脏冷泄 及老人中气不足，久泄不止。肉豆蔻煨熟，二两，大附子制熟，去皮脐，一两五钱，为末，粥丸梧子大，每服八十丸，莲肉煎汤下。《纲目》

又方，腹痛虚泄里急。王粉丹：用生硫黄五两，青盐一两，细研，以蒸饼为丸，丸绿豆大，每空心服五丸，热酒下，以食压之。《经验方》

气虚暴泄 日夜二三十行，腹痛不止。夏月路行备急最妙。朝真丹：用硫黄二两，枯矾五钱，研末，水浸蒸饼为丸梧子大，朱砂为衣，每服十五丸至二十丸，以温水送下。《药秘实方》

又方，自汗，甚则欲呕，小便清，脉微弱，宜已寒丸治之。荜茇二钱，肉桂二钱，高良姜三钱，干姜三钱，为末，糊丸梧子大，每服三十丸，姜汤下。《和剂局方》

又方，神曲炒，二两，吴茱萸汤泡，炒，半两，为末，醋糊丸梧子大，每服五十丸，米饮下。《百一选方》

湿热虚泄 山药、苍术等分，为末，饭丸梧子大，每服二三十丸，米饮下。《仁存堂经验方》

多年脾泄 老人多此，谓之水土同化。吴茱萸三钱，泡过，入水煎汁，入盐少许，通口服之。盖茱萸能暖膀胱，水道既清，大肠自固，他药虽热，不能分解清浊也。《仁存堂经验方》

又方，病此者，风客于胃也。饮以藁本汤必止。盖藁本能去风湿故耳。《纲目》

五更肾泄 凡人每至五更即溏泄一二次，经年不止者，名曰肾泄，盖阴盛而然。脾恶湿，湿则濡而困，困则不能消水，水性下流，则肾水不足。用五味子以强肾水，养五脏，吴茱萸以除脾湿，则泄自止矣。《仁存堂经验方》

久泄不止 食减者，糯米一升，水浸一宿沥干，慢炒熟，磨筛，入怀山药一两，研极细末，每清晨用半盏，入沙糖二匕、胡椒末少许，以极滚水

调食，其味极佳，大有滋补。久服令人精暖有子，秘方也。《松篁经验方》

又方，下注困弱无力，水谷不化，腹痛甚者，苍术二两，白芍一两，黄芩半两，淡桂二钱，研匀，每服一两，水一盏半，煎一盏，温服。脉弦，头微痛，去白芍，加防风二两。《保命集》

又方，用豮猪肚一个，入蒜少许，煮烂捣膏为丸梧子大，每饮服三十丸。

丁必卿云：予每日五更必水泻一次，百药不效。用此方，入平胃散末三两，丸服，遂安。《普济方》

腹胀忽泄 日夜不止，诸药不效，此气脱也。用益智仁二两，浓煎饮之，可立愈。危氏《得效方》

骤然暴泻 日夜不止，欲死，不拘男妇。用五月五日采麻叶，阴干为末，每服二钱，冷水调下。勿吃热物，令闷倒，只吃冷物，小儿五分。《杨子建护命方》

中寒水泻 干姜炮，研末，粥饮服二钱，即效。《千金方》

寒湿水泻 小便清者，以头烧酒饮之，即止。《纲目》

脾湿夜泻 夜数如厕，用生姜一两，半夏、大枣各三十枚，水一升，瓷瓶中慢火煎，呷之。《纲目》

吃饭直出 栀子二十个，微炒去皮，水煎服。《怪症奇方》

肚腹痛泻 肚腹微微作痛，出即泻，泻亦不多，日夜数行者，用荞麦面一味作饭，连食三四次即愈。李时珍云，杨起壮年患此两月，瘦怯尤甚，用消食化气药俱不效，一僧授此而愈，转用皆效。盖麦能炼肠胃中积滞故耳。《简便方》

泄泻论 经云泻久绝脾，盖泄泻者下夺之候也，脾虚寒凉等症尤为急务，速以六君子汤，或参、苓、芪、术、姜、附、砂、半等，皆要药也。即有火泻，宜以五苓散清利小便而泻自止。汤药不效，乃于前药中，察其病之虚实，而斟酌于方之寒热，则得之矣。

『群方备要』卷之二

靖州唐大中极三氏辑　男启

盈　叔持

丰　伯亨

厚（继出）　仲还

溢　季垣

通治部

1. 中湿门

中湿骨痛 焦白术一两，酒三盏，煎一盏，顿服。如不饮酒者，即以水煎之。《三因方》

湿气作痛 焦白术煎汁熬膏，白汤点服。《集简方》

苍术，米泔水浸一七，每日午时换水，盖苍术惟午时油出，换水则油去不伤人，浸后切碎，水煎取浓汁，熬膏，白汤点服。《简便方》

湿热水病 此方必要湿中有热、有水者方用之。黄连为末，蜜为丸，梧子大，每服二丸至四五丸，饮下，日三四服。《范汪方》

湿热眩晕 不可当者，酒炒大黄为末，茶清服二钱，急则治其标也。《丹溪纂要》

湿气中满 足胫微肿，小便不利，气急咳嗽，用黑牵牛一两为末，制厚朴半两为末，每服二钱，姜汤下，或临时水为丸，每枣汤下，约二十丸一次。《普济方》

苍术散 治风湿，常服壮筋骨、明目。苍术一斤，用粟米泔浸过，用竹刀刮去筋皮，半斤以无灰酒浸，半斤以童子小便浸。春五、夏三、秋七、冬十日，取出。又于净地上掘一坑，炭火煅赤，去灰，将浸药酒倾入坑内，却放术在中，以瓦器盖定，泥封一宿，取出为末，每服一钱，空心温酒或盐汤下。《纲目》

浑身骨痛 破草鞋烧灰，香油和，贴痛处，即止。《救急方》

2. 痼冷门

久冷反胃 用大附子一个，生姜一两，剉细，同煮，研如面糊，米饮化服，每次用一钱。《经验方》

又，附子制极熟，姜汁打糊为丸，大黄为衣，每早晚空心服十丸，极

效。《卫生家宝方》

又方，用长大附子一个，坐于砖上，四面着火渐逼，以生姜自然汁淬之，依前再逼再淬，约姜汁尽半碗乃止，研末，每服一钱，粟米饮下，不过三服即瘥。或以猪腰子切片，炙熟蘸食。《斗门方》

又方，用大附子一个，切下头子，剜一窍，安丁香四十九粒在内，仍将切下头子合定线扎，入砂锅内，以姜汁浸过，文武火熬干为末，每挑少许置掌心舐吃，日十数次。忌毒物、生冷酸味。《方便方》

一切冷气 有积块作痛者，须去风痰，定遍身疼痛，益元气，强精力，固精益髓，然后令人无病；有心腹胀满，恶心，泄泻，虚滑，水谷不消化者；有抢心切痛，发即欲死，久患心腹痛，时发者。积块作痛者，硫黄、焰硝各四两，结砂，青皮、陈皮各四两，为末，糊丸梧子大，每空心米饮下三十丸。《鲍氏方》

又，抢心切痛，发即欲死，久患心腹痛，时发者，此方可以绝根。蓬莪术醋煮，二两，木香煨，一两，为末，每服半钱，淡醋汤下。《卫生家宝方》

又，去风痰，定遍身疼痛，益元气，强精力，固精益髓，令人少病，川乌头一斤，用大瓷钵子盛，以童便浸七日，逐日添之，令溢出，拣去坏者不用，余以竹刀切作四片，新汲水淘七次，仍浸之，日日换水，浸至七日，取焙为末，酒煮面糊为丸绿豆大，每服十丸，空心盐汤下，少粥饭压之。《经验方》

元脏久冷 腹痛虚泄里急，玉粉丹，用生硫黄五两，青盐一两，细研，以蒸饼丸绿豆大，每服五丸，空心热酒下，以食压之。《经验方》

元脏冷泄 腹痛虚极，硫黄一两，黄蜡化丸梧子大，每服五丸，新汲水下。一方加青盐二钱，蒸饼和丸，酒下。《普济方》

元脏腹冷 香附子炒，为末，每用二钱，姜、盐同煎服。《普济方》

又，用附子制极熟，为末，以水二盏，入附子末二钱，盐、葱、姜、枣同煎取一盏，空心服。去积冷，暖下元，肥肠益气，酒食无碍。《经验方》

又，二虎丸，补元脏，进饮食，壮筋骨。用乌头、附子各四两，酽醋浸三宿，切作片子，于净地掘一小坑，炭火烧赤，以醋三升，同药倾入坑内，用盆覆之，一宿取出，去砂土，入青盐四两，同炒赤黄色，为末，醋打面糊丸梧子大，空心冷酒下十五丸，妇人亦宜。《梅师方》

冷劳减食 渐至黑瘦者，用桃仁五百粒，吴茱萸三两，同入铁铛中，微火炒一炊久，将桃仁去皮，微黄色，即渐加火，待微烟，即乘热收入新瓶内，厚纸封住，勿令泄气。每日空心取桃仁二十粒去皮嚼之，以温酒下，至重者，服五百粒愈。《圣惠方》

大肠冷积 威灵仙末，蜜丸梧子大，一更时，生姜汤下十丸至二十丸。《经验良方》

肾脏虚冷 气攻腹胁，胀满疼痛。用葫芦巴炒，二两，熟附子、硫黄各七钱五分，为末，酒煮曲糊丸梧子大，每盐汤下三四十丸。《圣济总录》

又方，用大木瓜三十枚，去皮核，剜空，以甘菊花末、青盐末各一斤，填满，置笼内蒸熟，捣成膏，入新艾茸二斤，捣和丸梧子大，每米饮下三十丸，日二服。《圣济总录》

又方，定痛丸治肾脏虚冷气卒攻，脐腹疼痛不可忍，及两胁疼痛。用干全蝎七钱半，焙为末，以酒及童便各三升，煎如稠膏，丸梧子大，每酒下二十丸。《圣惠方》

又，蛜蝌丸，蛜蝌即全蝎，用三十枚，头足全者，掘一地坑，深阔各五寸，用炭火煅赤，去火，淋醋一升入内，待渗干，排全蝎于坑底，碗盖一夜取出，木香、萝卜子炒，各一分，胡椒三十粒，槟榔、肉豆蔻一个，为末，每服一钱，热酒下。《纲目》

虚冷短气 川椒三两，去子并合口不开者，以生绢袋盛之，浸无灰酒五升中，三日后随量饮之，极效。《纲目》

心腹冷痛 以布包川椒，安痛处，用熨斗熨至椒出汗，即止。《孙真人方》

宿冷恶病 苦参二升，童子小便一斗二升，煎取六升，和糯米及曲，如常法作酒服。其腹中诸疾皆治。酒留二三年不坏，多作救人，神效。《圣

惠方》

下焦冷气 陈皮一斤，为末，蜜丸梧子大，每食前温酒下三十丸。《食疗本草》

又，脚膝无力，阳事不行。用羊肾一枚，煮熟，和米粉六两，炼成乳粉，空心服。《心镜》

三建汤 治元阳素虚，寒邪外攻，手足厥冷，大小便滑数，小便白浑，六脉沉微，除痼冷，扶元气及伤寒阴毒。用乌头、附子、天雄并炮制，去皮脐，各等分，㕮咀，每用四钱，水二盏，姜五片，煎八分，温服。《肘后方》

薏苡仁饭 治冷气。用薏苡仁，俗名川谷米，舂极熟，炊为饭食。气味欲如麦饭乃佳。或煮粥亦可。《广济方》

快膈汤 治冷膈气及酒食后饱满。用青皮一斤，作四分，四两用盐汤浸，四两用百沸汤浸，四两用醋浸，四两用酒浸，各三日取出，去白切丝，以盐一两炒微焦，研末，每用二钱，以茶末五分水煎，温服。《纲目》

3. 麻木门

麻木疼痛 用甘遂二两，蓖麻子仁四两，捣饼贴之，名万灵膏，仍添樟脑一两，同捣之，内饮甘草汤。《摘玄方》

风热湿痹 麻木不仁，或手足不遂，用香白米煮粥，每粥一碗，入生川乌头末四钱，慢熬得所，下姜汁一匙，蜜三大匙，空腹啜之，或入薏苡仁末二钱，更妙。《左传》云风淫末病，谓四末也。脾主四肢，风淫客肝，则侵脾而四肢病也。此汤即有力，予每授人，良验。许学士《本事方》

麻痹疼痛 仙桃丸，治手足麻痹，或瘫痪疼痛，或打扑伤损，闪肭痛不可忍。用生川乌头不去皮、五灵脂各四两，威灵仙五两，洗焙为末，酒糊丸梧子大，每服七丸至十九丸，盐汤下，忌茶。此药常服，其效如神。《普济方》

十指疼痛 麻木不仁者，用生附子去皮脐、木香各等分，生姜五片，水煎温服。《王氏简易方》

风湿麻木 黑神丸，用草乌头连皮生研、五灵脂等分，为末，六月六日滴水为丸弹子大。四十岁以下分六服，病甚一丸作二服，薄荷汤化下，觉微麻为度。《本事方》

年久麻痹 或历节走气疼痛不仁，不拘男女。神授散，用草乌头半斤，去皮，为末，以袋一个，盛豆腐半袋，入乌头末在内，再将豆腐填满压干，入锅中煮一夜，其药即坚如石，取出晒干为末，每服五分。冷风湿气，以生姜汤下；麻木不仁，以葱白汤下之。《活人心镜》

手足麻痹 时发疼痛，或打扑损伤，痛不可忍，或瘫痪等症。用威灵仙炒，五两，生川乌头、五灵脂各四两，为末，醋糊丸梧子大，每服七丸，盐汤送下，极为有效。但要忌茶。《普济方》

又方，不知痛痒者，用霜降后桑叶煎汤频洗。《救急方》

又，风冷气血闭，手足身体疼痛，冷麻，用五灵脂二两，没药一两，乳香半两，川乌头炮去皮，一两半，为末，滴水丸如弹子大，每用一丸，生姜温酒磨服。《本草衍义》

项强身急 取活老鼠去五脏，乘热贴之，即瘥也。《纲目》

腹皮麻痹 不仁者，多煮葱白食之，即自愈。《危氏方》

身体麻木 芥菜子末，醋调涂之。《济生秘览》

风痰麻木 凡手及十指麻木，大风麻木，皆是湿痰死血。用橘红一斤，逆流水五碗，煮烂去渣，再煮至一碗，顿服取吐。乃吐痰圣药也。不吐，加瓜蒂末。《摘玄方》

风病麻木 麻花四两，草乌一两，炒存性，为末，炼蜜调成膏，每服三分，白汤调下。《纲目》

面上麻痹 牛皮胶，化，和桂末，厚涂一二分，良。《摘玄方》

4. 诸火门

肝火为痛 黄连姜汁炒，为末，粥糊丸梧子大。每服三十丸，白汤下。左金丸，用黄连六两，山茱萸一两，同炒为末，神曲糊丸梧子大，每服三四十丸，白汤下。《丹溪方》

肺中有火 清金丸，用枯黄芩酒炒，为末，水为丸梧子大，每服二三十丸，白汤下。《丹溪纂要》

按：黄芩一物，以枯芩泄肺火，泄肝胆火；子芩即条芩，用泄大肠火。泄肺则必用酒炒之。以肺居最上，酒能上行也。泄肝胆则必用猪胆汁浸之，以类从也。凡方脉家使用黄芩，皆当如是。此原方不用酒炒，今故增之。（自注）

阴火为病 大补丸，用黄檗即今之黄柏，去皮，盐酒炒褐色，为末，水为丸梧子大。血虚，四物汤下；气虚，四君子汤下。《丹溪方》

阴虚火动 有痰，不堪用燥剂者，用天门冬一斤，水浸洗，去心，取肉十二两，石臼捣烂，北五味子水洗去核，取肉四两，晒干，不见火，共捣为丸梧子大，每服二十丸，以茶送下，日三服。《简便方》

上焦积热 三补丸，治上焦积热，泻五脏火。用黄芩、黄连、黄柏等分，为末，蒸饼丸梧子大，每日汤下二三十丸。《丹溪心法》

5. 中暑门

暑月暍死 暍音谒，伤暑也。将黄土地挖一坑，深三尺，以新汲水沃入搅浊，澄少顷，俟清，以一升饮之，甚效。《纲目》

按：药名地浆。

又方，以热汤徐徐灌之，小举其头，令汤入腹，即苏。《千金方》

又方，以路中热土堆积心口，少冷即易，气通则苏。藏器

又方，以屋上两畔瓦，热熨心头，冷即易之，再熨。《千金方》

又方，以井水和面一大抄，服之。《千金方》

伏暑发热 作渴呕恶，及赤白痢，消渴，肠风酒毒，泄泻诸病，并宜酒煮黄龙丸主之。用川黄连一斤，切碎，以好酒二升半，煮干焙研，糊丸梧子大，每服五十丸，熟水送下。日三服。《和剂局方》

中暑发昏 用地衣草，乃阴湿地背日晒起苔藓，即湿地上苔衣如草状者，研为末，新汲水服之，极效。但此苔多有蚂蟥，用之必要拣选极净。《纲目》

中暑不省 皂荚一两，烧存性，甘草一两，微炒，为末，温水调一钱灌之。《澹寮方》

伤暑吐泻 或吐，或泄，或疟，小便赤，烦渴者。玉液散，用滑石四两，烧过，藿香一钱，丁香一钱，为末，米汤服二钱。《普济方》

又方，硫黄、滑石等分，为末，每服一钱，米饮下，即止。《救急良方》

又方，陈仓米二升，麦芽四两，黄连四两，切，同蒸熟，焙研为末，水丸梧子大，每服百丸，白汤送下。《纲目》

热暍昏沉 夏月人在途中热死，急移阴处，就取路上热土，摊患者脐上中作一窝，令人小便溺满，暖气透入脐内即苏，乃服地浆、蒜水等药。林亿云：此法出自张仲景，其意殊绝，非常情所能及。实救急之大术也。盖脐乃命蒂，暑暍伤气，温脐所以接其元气之意也。《纲目》

又，以地黄汁一盏服之，妙。《纲目》

热瘴昏迷 烦闷，饮水不止，至危者，一服见效。用生地黄根、生薄荷叶等分，擂烂，取自然汁，入麝香少许，井华水调下，觉心下顿凉，勿再服。《普济方》

一切伤暑 香薷饮治暑月卧湿袭服，或生冷不节，真邪相干，便致吐利，或发热、头痛、体痛，或心腹痛，或转筋，或干呕，或四肢逆冷，或烦闷欲死，并主之。用香薷一斤，川厚朴半斤，用姜汁炙过，白扁豆半斤，微炒，共锉散，每服五钱，水二盏，酒半盏，共煎至一盏，水中浸冷，连二服立效。《活人书》云，不用白扁豆，入黄连四两，姜汁同炒，黄色用，更妙。《和剂局方》

伏暑引饮 脾胃不利。消暑丸，用半夏醋煮，一斤，茯苓半斤，生甘草半斤，为末，姜汁面糊为丸梧子大，每服五十丸，热汤下。《和剂局方》

冒暑霍乱 小便不利，头晕引饮。三白散，用泽泻、白术、白茯苓各三钱，水一盏，姜五片，灯心十茎，煎八分，温服。切不可热服。《纲目》

中暑毒死 救生散，用新生胡麻即芝麻一升，微炒令黑摊冷，为末，新汲水调服三钱，或为丸弹子大，水下。《经验方》

又方，凡中暑毒，将大蒜三两瓣，烂嚼，温水送下咽，即知，但禁饮冷水。《纲目》

热渴心闷 温水一盏，调面一两饮之。《圣济总录》

又方，槐子为末，酒服方寸匙。《千金方》

大肠中暍 身热头痛，而脉微弱，此夏月伤冷水，水行皮中所致。用甜瓜蒂二七个，水一升，煮五合，顿服取吐。《金匮要略》

暑月解毒 桂苓丸，用上肉桂去粗皮，勿见火、茯苓去皮，各等分，为细末，炼蜜丸龙眼大，每新汲水化服一丸。《和剂局方》

伏暑伤冷 二气交错，中脘痞结，或泄，或呕，或霍乱厥逆。二气丹，用硫黄、消石各等分，研末，石器炒成沙，再糯米糊丸梧子大，每服四十丸，新井水下。《济生方》

饮水停滞 大热行极，及食热饼后饮冷水过多不消，停滞在胸，不利呼吸，喘息者，用杜衡二分（即俗名马蹄香），甜瓜蒂二分，人参一分，如无人参，即以北党参一二钱代之，共为末，汤服一钱，日二服，取吐为度。《肘后方》

益元散，又名天水散、太白散、六一散。解中暑伤寒疫疠，饥饱劳损，忧愁思虑，惊恐悲怒，传染并汗后遗热劳复诸疾。兼解两感伤寒，百药酒食邪热毒。治五劳七伤，一切虚损，内伤阴痿，惊悸健忘，痫瘛烦满，短气痰嗽，肌肉疼痛，腹胀闷痛，淋闭涩痛，服石石淋。疗身热呕吐泄泻，肠下痢赤白。除烦热，胸中积聚，寒热。止渴，消畜水。妇人产后损液，血虚阴虚热甚，催生下乳。治吹乳乳痈，牙疮齿疳。此药大养脾肾之气，通九窍六腑，去留结，益精气，壮筋骨，和气，通经脉，消水谷，保真元，明耳目，安魂定魄，强志轻身，驻颜益寿，耐劳役饥渴，乃神验之仙药也。其方用白滑石水飞过，六两，粉甘草一两，为末，每服三钱，蜜少许温水调下。实热用新汲水下，解利用葱汤下，通乳用猪肉面汤调下，催生用香油调下。凡难产或死胎不下，皆由风热燥涩，结滞收敛，不能舒缓故也。此药力至，则结滞顿开，而瘥矣。刘河间《伤寒直格》

夏月解毒 夏月出行多带知母，取少许投水上流，可解溪毒、射工

毒。或散，或泡水绞汁，或煎汤浴。《纲目》

又方，蛇莓根即蛇抛草根，解溪毒、射工毒，甚良。凡出行及家中贮水器中，亦宜投之。《纲目》

桂浆渴水 夏月饮之，解烦渴，益气，消痰。桂枝一两，白蜜一升，以水三斗，先煎至一斗，入新瓷瓶中，乃下二物，打二三百转。先以油纸一重覆，上加二重封之，每日去纸一重，七日开之，气香味美，格韵绝高，今人多作之。《图经本草》

按： 加封妆至六重，方合每日去纸一重，七日始开之法。

6. 发热门

惊痫发热 铁粉，水调少许服之。《圣惠方》

按： 此物乃钢铁飞炼而成者，非以铁作屑之谓也。然此方亦止可饮其水，不可饮其粉，以其质最重也。

热厥气痛 元明粉三钱，热童便调下。《集要方》

发热口干 小便赤涩者，用玉竹五两，煎汁饮之。《外台秘要》

又方，取甘蔗去皮，嚼汁咽之。《外台秘要》

又方，饮饭浆碗许，亦妙。《外台秘要》

火黄身热 午后却凉，身有赤点，或黑点者，不可治。宜烙手足心、背心、百会、下廉，内服紫草汤。紫草、吴蓝一两，木香、川黄连一两，水煎服。《三十六黄方》

骨蒸发热 积热在骨，渐渐黄瘦者，黄连四分，切，以童便五合，浸经宿，微煎三四沸，去渣，分作二服。《广利方》

又方，一切虚劳烦热，大病后烦热，并用地仙散。地骨皮二两，防风一两，甘草炙，半两，每用五钱，生姜五片，水煎服。《济生方》

又方，用三岁童便五升，煎取一升，以蜜三匙和之，每服二碗，半日更服。此后常取自己小便服之。轻者二十日，重者五十日瘥。二十日后，当有虫如蚰蜒，在身常出。十步内闻病人小便臭者，瘥也。台州丹仙观道士张病此，自以此方服之，神验。孟诜《必效方》

骨蒸劳热 久咳嗽者，用石膏一斤，粉甘草一两，细研如面，日以水调三四服，效。但此方必少壮人，加以肺胃火盛，能食而病者，方可与之。若衰暮及气虚、血虚、胃弱者，非所宜也。《纲目》

又方，取人屎干者，烧令外黑，纳水中澄清，每旦服一小升，薄晚服童便一小升，以瘥为度。此方既常服，可就作坑，烧屎三升，夜以水三升渍之，稍稍减服。此方神妙非常，非其人莫浪传之。《外台秘要》

虚劳发热 下焦虚热，骨节烦痛，肌肉急，小便不利，大便数少，吸吸口燥少气，热淋，用大麻仁五合，研，水二升，煮减半，分服四五剂，瘥。《外台秘要》

又方，麦门冬煎汤，频饮。《本草衍义》

又方，柴胡、人参等分，每服三钱，姜枣同水煎服。《溏寮方》

又方，枸杞根即地骨皮，研为末，白汤调服，有痼疾人勿服。《千金方》

骨蒸肺痿 有不能食者，苏游芦根饮主之。芦根、麦门冬、地骨皮、生姜各十两，橘皮、茯苓各五两。水二斗，煮至八升，去渣，分五服，取汗乃瘥。《外台秘要》

又方，炼羊脂、炼羊髓各五两，煎沸，下炼蜜及生地汁各五两，生姜汁一合，不住手搅，微火熬成膏，每日空心温酒调服一匙，或入粥食之。《饮膳正要》

骨蒸劳瘦 亦名伏连传尸。用鳗鲡鱼即白鳝二斤，治净，酒二盏，煮熟，入盐醋食之。《圣惠方》

又方，人屎、小便各一升，新粟米饭五升，六月六日曲半饼，以瓶盛，封密室中二七日并消，亦无恶气，每旦服一合半，再服之，神效。张文仲《备急方》

骨蒸咳嗽 潮热，团鱼丸主之。用团鱼一个，柴胡、前胡、贝母、知母、杏仁各五钱，同煮，待熟去骨、甲、裙边，再煮，食肉饮汁，将药焙研为末，仍以骨甲裙边再煮汁，和丸梧子大，每空心黄芪汤下三十丸，日二服。服尽，仍治参芪药调之。《奇效方》

虚热作渴 桃胶即桃树浆，如弹丸大，含之佳。《外台秘要》

妇人骨蒸 烦热，寝汗，口干引饮，气喘。天门冬十两，麦门冬八两，并去心，为末，以生地黄三斤，取汁熬膏，和丸梧子大，每服五十丸，以逍遥散去甘草，煎汤下。《活法机要》

妇人发热 欲成劳病，肌瘦食减，经候不调，用干地黄一斤，为末，炼蜜丸梧子大，每酒服五十丸。此方治血虚症，气虚者不可用。《保庆集》

血虚发热 当归补血汤，治肌热燥热，困渴引饮，目赤面红，昼夜不息，其脉洪大而虚，重按全无力。此血虚之候也，得于肌困劳役，证象白虎，但脉不长，实为异耳，若误服白虎汤即死，宜此汤主之。当归身酒洗，二钱，绵黄芪蜜炙，一两，作一服，水二钟，煎一钟，空心温服，日再服。《兰室秘藏》

饮酒发热 用瓜蒌仁、青黛等分，研末，姜汁蜜丸芡子大，每噙一丸，津咽下，甚效。《丹溪心法》

上气发热 因奔赶走马后饮水所致者，用竹叶三斤，橘皮三两，水一斗，煎五升服，三日一剂。《肘后方》

沙症壮热 江南有沙症，状如伤寒，头痛壮热，呕恶，手足指末微厥，或腹痛闷乱，须臾杀人。先用蚕蜕纸剪碎，安于瓷器中，以碟盖之，滚汤沃之，封固良久，乘热服，暖卧取汗，效。《活人书》

热病虫慝 上下蚀人，用猪胆一枚，醋一合，煎沸服，虫立死也。《梅师》

心病邪热 蕊珠丸，用猪心一个，取血，靛花末一匙，朱砂末一两，同研，丸梧子大，每酒服二十丸。《奇效方》

急劳烦热 身体酸痛者，秦艽、柴胡各一两，甘草五钱，为末，每服三钱，白汤调下，效。《纲目》

热病发狂 伤寒时气，温病六七日，热极发狂，见鬼欲走，取白狗，从背破取血，乘热摊胸上，冷乃去之，此治垂死者亦活。无白犬，但纯色者亦可。《肘后方》

又，奔走似癫，如见鬼神，久不得汗，及不知人事者。用人中黄即人

屎入大罐内，以泥固济，煅半日，去火毒，研末，新汲水服三钱，未退再服。《斗门方》

碧雪 治一切积热，天行时疾，发狂昏愦，或咽喉肿塞，口舌生疮，心中烦躁，或大小便不通，及胃火诸病。用朴硝、芒硝、马牙硝、硝石、石膏水飞、寒水石水飞，各一斤，以甘草一斤，煎取五升，入诸药同煎，不住手搅，令消溶得所，入青黛一升，和匀，倾盆内，经宿结成雪，为末，每含咽，或吹之，或水调服二三钱，欲通利，则热水调服一两。《和剂局方》

仙乳丸 治上焦热，昼常好瞑。用伏翼（俗名盐老鼠，双名阳飞矢）重五两者一枚，连肠骨炙燥，云实炒，五两，威灵仙三两，牵牛炒，二两，苋实二两，丹砂、铅丹各一两，腻粉半两，为末，蜜丸绿豆大，每服七丸，木通汤下，以知为度。《普济方》

7. 风热门

风热汗出 水和云母粉，服三钱，不过再服，立愈。《千金方》

风热心燥 口干狂言，浑身壮热。寒水石半斤，烧半日，安地坑内，盆盖合，四面湿土壅起，经宿取出。入甘草末、天竺黄各二两，龙脑二分，糯米膏丸弹子大，蜜水磨下。《集验方》

老人风热 内热目赤头痛，视不见物。石膏二两，竹叶五十片，沙糖一两，粳米三合，水三大盏，煎石膏、竹叶二味，去渣，取二盏以汁煮粥，入糖食。《养老方》

体如虫行 风热也。盐一斤，水十斤，煎汤浴之三四次。亦疗一切风气。《外台秘要》

热病生疮 下部有疮，熬盐熨之，不过三次，愈。《梅师方》

热病狂邪 不避水火，欲杀人者，用苦参为末，蜜丸梧子大，每服十丸，薄荷汤下。亦可为末，水煎二钱服。《千金方》

毛发如铁 旧名发斑怪病，今易之。有人眼赤鼻张，大喘，尽出斑，毛发如铜铁，乃热毒气结于下焦也。用白矾、滑石各一两，为末，作一服，水三碗，煎减半，不住服，尽即安。《夏子益治奇疾方》

心经实热 泻心汤。用黄连七钱，水一盏半，煎一盏，食远温服，小儿减之。《和剂局方》

又法，小便赤涩，用去皮栀子（俗名黄栀子）炒黑，大黄、连翘、炙甘草等分，为末，水煎三钱服，无不利也。《纲目》

骨节积热 渐渐黄瘦者，以黄连四分，切片，童子小便五大合，浸经宿，微煎三四沸，去渣，分作二服，效。《广利方》

三消骨蒸 黄连末，以冬瓜自然汁浸一夜，晒干又浸，如此七次，为末，以冬瓜汁和丸梧子大，每服三四十丸，大麦汤下。寻常渴只一服见效。《易简方》

虚火背热 虚火上行，背内热如火炙者。附子末，津调，涂涌泉穴。《摘玄方》

热病食复 及交接后发动，欲死不能语，栀子三十枚，水三升，煎一升，服令微汗。《梅师方》

热病劳复 丈夫热病瘥后，交接复发，忽卵缩入肠，肠痛欲死，烧女人月经赤布为末，熟水服方匕即定。《扁鹊验方》

肺劳内热 止渴去热。天门冬去皮心煮食，或曝干为末，蜜丸服尤佳，亦可洗面。《食疗本草》

胃虚风热 不能食者，用生姜汁半盏，生地黄汁少许，蜜一匙，水二合，和服之，妙。《食疗本草》

肺脏壅热 烦闷咳嗽者，新百合四两，蜜和蒸软，时含一片于口中，吞津，自愈。《圣惠方》

热病发黄 瓜蒂为末，以少许入竹筒吹鼻中，轻则半日，重则一日，流取黄水乃愈。《千金方》

大热狂渴 干陈人屎为末，于阴处净黄土中作五六寸小坑，将末入二三匙于坑内，以新汲水调匀，良久澄清，细细与饮即解。世俗皆谓之地清。寇宗奭《衍义》

消毒解热 生犀角尖，磨浓汁，频饮之。《钱氏小儿方》

茵陈羹 除大热黄疸，伤寒头痛，风热瘴虐，利小便。以茵陈细切，

煮羹食之。生食亦宜。《食医心镜》

8. 烦躁门

服药过剂 烦闷，东流水饮一二升。《肘后方》

又，卒呕不已，饮新汲水一升。《肘后方》

又，闷乱者，水和胡粉服之。胡粉即铅粉也。《千金方》

又，烦闷，及中毒烦闷欲死者，捣蓝汁服数升，效。《肘后方》

又，烦闷，用葛根捣汁饮之，干者煎汁服。《肘后方》

又方，闷乱者，以二次米泔水饮之。《外台秘要》

又方，闷乱者，豆豉浸汁饮之，亦妙《千金方》

又方，闷乱者，食饴糖，甚妙。《千金方》

又方，犀角烧，碾为末，水服方寸匕。《外台秘要》

热渴烦闷 掘黄土地作坑，深三尺，以新汲水沃入，搅浊，少顷取清饮之，名曰地浆。《圣惠方》

膈上烦热 多渴者，必利九窍。滑石二两，捣粉，以水三大盏，煎至二盏，去滓，入糯米，煮粥食。《圣惠方》

胸膈烦闷 看系虚寒者，白术为末，水服方寸匕。《千金方》

急劳烦热 身体酸疼者，用秦艽、柴胡各一两，甘草五钱，为末，每服三钱，白汤下。《圣惠方》

9. 卧寐门

目不得眠 卫气行于阳，阳气盛不得入于阴，阴气虚，故目不得眠。治以半夏汤一剂，阴阳既通，其卧立至。方用流水千里者，八升扬之万遍，取清五升煮之，灼以苇薪，大沸，入秫米一升，半夏五合，煮至一升半，饮沸一杯，日三以知为度。病新发者，覆杯则卧，汗出则已。久者，三饮而已。《甲乙经》

睡死不寐 蠡实根一握，杵烂，以水绞汁，稍稍灌之。蠡实即马蔺，三月开紫碧花，五月结实作角，子如麻大而赤色有棱，根细长，通黄色，

人取其根扎以为刷者。《外台秘要》

卧忽不寐 勿以火照，但痛啮其踵及足大拇指甲际，而多唾其面，以井底泥涂其目，令人垂头入井中，呼其姓名，便苏也。《肘后方》

又方，照前方啮拇趾，唾其面则活，取韭叶捣汁吹入鼻中，冬月则用韭根。此症切勿以火照，照之则杀人。《肘后方》

又方，以犀角为枕，即令不魇。《肘后方》

一切齁䶎 处州瓷器，为极细末，发时用二钱，以手指点津液蘸药，点舌下，咽之效。难睡者，灯草煎汤代茶饮之，即得睡。《简便方》

虚烦不寐 大枣十四枚，葱白七茎，水三升，煮至一升，顿服，即眠。《千金方》

又方，用枣仁二升，知母、干姜、茯苓、川芎各二两，炙甘草一两，以水一斗，先煮枣仁，减去二升，乃同煮至三升，分服。《图经本草》

骨蒸不眠 心烦者，用枣仁一两，水二盏，研绞取汁，下粳米二合，煮粥候熟，下地黄汁一合，再煮匀食。《太平圣惠方》

胆虚不眠 心多惊悸者，用枣仁一两，炒香，捣为散，每服二钱，竹叶煎汤调下。《和剂局方》

又方，用枣仁一两，炒香，捣为散，加人参一两，辰砂半两，乳香二钱半，炼蜜丸，服亦甚效。《和剂局方》

又方，用马头骨烧灰，一两，乳香一两，枣仁炒，二两，为末，每服二钱，温酒下。《圣惠方》

虚劳不眠 系阳虚者，干姜为末，汤服三钱，取微汗出。《千金方》

振悸不眠 用枣仁二升，茯苓、焦术、人参、甘草各二两，生姜六两，水八升，煮三升，分服。《图经》

胆热多眠 马头骨烧灰，一两，铁粉一两，朱砂半两，龙脑半分，为末，炼蜜丸梧子大，每服三十丸，竹叶汤下。《圣惠方》

谷劳嗜卧 饱食便卧得谷劳，令人四肢烦重，嘿嘿欲卧，食毕辄甚。用大麦芽一升，椒一两，并炒，干姜三两，捣末，每服方寸匕，白汤调下，日三服。《肘后方》

人耽睡卧 楮叶，晒，研末，汤服一二钱，取瘥止。《杨尧辅方》

夜梦魇寐 以赤毯一尺，枕之即安。《肘后方》

鬼魇不寤 以皂角末少许吹鼻，能起死人，至效。《千金方》

又方，以青牛蹄，或马蹄，临人头上，即活。《肘后方》

又方，此症切勿用火照，照之杀人。急取梁上尘纳鼻中，即活。《琐碎录》

夜卧禁魇 临卧时，以鞋一仰一覆，则不魇及无恶梦。《起居杂忌》

夜多恶梦 通宵不寐。以辰砂如箭簇者，重一两，以绛囊贮而戴之，即夕无梦，神魂安静。《类编》

睡中讝语 暗取灵床上果子，食之即止。《拾遗》

多忘喜卧 人心昏塞者，取商陆花阴干百日，捣末，日暮时水服方寸匕，乃卧思念所欲事，即于眠中醒悟也。苏颂

10. 诸汗门

汗后奔豚 发汗后脐下悸，欲作奔豚者，小腹内如猪子跳跃，是奔豚证也。用茯苓一两，炙甘草二钱半，桂枝三钱，大枣二枚，以甘烂水二升，煮茯苓，减半，服之，日再服。甘烂水者，用流水数斗置大盆中，以杓高扬之千万遍，有沸珠相逐，乃是。《金匮要略》

心闷汗出 不知人者，以新汲水和蜜饮之，甚效。《千金方》

脾虚盗汗 白术四两，切片，以一两同牡蛎炒，一两同石斛炒，一两同麦麸炒，一两同黄芪炒，拣术为末，每服三钱，食远，粟米汤下，日三服。《丹溪方》

老小虚汗 白术五钱，小麦一撮，水煮干，去麦为末，用黄芪汤下一钱。《全幼心鉴》

虚疟自汗不止 用草果一枚，面裹煨熟，连面研入平胃散二钱，水煎服。《经效济世方》

虚劳盗汗 烦热口干。用青蒿一斤，取汁熬膏，入人参末、麦门冬末各一两，熬至可丸，梧子大，每食后米饮服二十丸，名青蒿丸。《圣方

总录》

又方，牡蛎粉，麦面炒黄色，等分为末，每服二钱，水二盏，煎七分，温服，日一服。《本事方》

身热多汗 胡粉半斤，雷丸四两，为末，搽身。胡粉即铅造水粉也。《千金方》

睡中汗出 枣仁、人参、茯苓等分，为末，每一钱，米饮下。《简便方》

自汗不止 白术末，米饮服方寸匕，日二服。《千金方》

又方，防风去芦，为末，每服二钱，浮麦煎汤下。《朱氏集验方》

又方，防风用面炒，猪皮煎汤下。《朱氏集验方》

又方，郁金为末，卧时水调涂于乳上。《集简方》

又方，何首乌为末，津调，封脐中。《集简方》

又方，糯米、小麦面同炒，为末，每二三钱，米饮下，或煮猪肉点食。《纲目》

又方，粳米粉绢包，频频扑之。《纲目》

一切盗汗 妇人及小儿一切盗汗，又治伤寒后盗汗不止。用龙胆草研末，每服一钱，猪胆汁三两，点入温酒少许调服。《杨氏家藏方》

又方，白芷一两，辰砂半两，为末，每服二钱，温酒下，屡验。《朱氏集验方》

又方，熟艾二钱，白茯神三钱，乌梅三个，水一钟，煎八分，临卧温服。《通妙真人方》

又方，麻黄根、椒目各等分，为末，每服一钱，无灰酒下，外以麻黄根、旧蒲扇为末，扑之。椒目即川椒子也。《奇效良方》

又方，豆豉一升，微炒香，清酒三升，积三日取汁，冷暖任服，不瘥，更作三两剂。《纲目》

又方，川椒子微炒，半钱，以猪嘴上唇煎汤一合，临卧时，调椒目末服，至效。

又方，打霜后桑叶，研末，米泔水调服，至效。《纲目》

夜睡盗汗 防风二两，川芎一两，人参半两，为末，每服三钱，临卧米饮下。《易简方》

又方，韭菜根四十九根，水二升，煮至一升，顿服。《千金方》

又方，五倍子末、麦面等分，水和作饼，煨熟，夜卧时、饥时，干吃二三个，勿饮茶水。甚妙。五倍必要蒸死壳内虫者。《集验方》

病后虚汗 口干，心躁，身轻，恶热，张目不眠，声音响亮者，系阴虚。用熟地黄五两，水三盏，煎至盏半，分三服，一日尽。《圣惠方》

又方，汗症兼目中流汗者，杜仲、牡蛎等分，为末，卧时水服五匕，不止，更服。《肘后方》

又方，伤寒后虚弱，日夜汗出不止，口干心躁者，用黄雌鸡一只，去肠胃，治净，麻黄根一两，水七大盏，煮至三大盏，去鸡肉及滓，先以肉苁蓉一两，酒浸一宿，刮净，牡蛎煅粉二两，煎取一盏半，一日服尽。《圣惠方》

虚汗无度 麻黄根、炙黄芪等分，为末，面糊作丸梧子大，浮麦汤下百丸，以止为度。《谈野翁试验方》

诸虚自汗 夜卧即甚，久则枯瘦。炙黄芪、麻黄根各一两，牡蛎米泔浸，煅过一两，为散，每服五钱，水二盏，小麦百粒煎服。《和剂局方》

气虚盗汗 牡蛎粉、杜仲等分，为末，每酒服方寸匕。《千金方》

心虚自汗 不睡者。用猿猪心一个，带血破开，入人参、当归各二两，煮熟，去药食之，不过数服即愈。《证治要诀》

血虚心汗 别处无汗，独心窝有汗，思虑多则汗亦多，宜养心血。以艾叶煎汤，调茯苓末，日服一钱。《证治要诀》

皮肤血汗 郁李仁去皮研，一钱，鹅梨捣汁调下。《圣济总录》

盗汗阴汗 麻黄根、牡蛎粉为末，扑之。《纲目》

盗汗自汗 睡中出为盗汗，常出为自汗。每夜卧时，带饥吃蒸饼一枚，不过数次即止。蒸饼者，麦面治成，其品甚多，惟蒸饼其来最古，是酵糟发成单面所造。不要杂菜、油腻、糖食诸物。腊月及寒食日治者最上，蒸至皮裂，去皮，悬风处阴干，临时以水浸胀用。大概即今之包子

也。《医林集要》

又方，用五倍子研末，津调填脐中，缚定，一夜即止也。《集灵方》

又方，用浮小麦文武火炒，为末，每服二钱半，米饮下，日三服，或煎汤代茶饮亦可。《卫生宝鉴》

又方，浮小麦文武火炒，为末，以猪嘴上唇煮熟，切片蘸食，亦良。

卒汗不止　牛羊油，温酒频化，服之。《外台秘要》

盗汗遗精　鹿角霜二两，生龙骨炒，一两，牡蛎煅，一两，为末，酒糊为丸梧子大，每盐汤下四十丸，效。鹿角霜，用新角一对，三寸一截，盛于长流水中浸三日夜，刮净，入楮实子、桑白皮、黄蜡各六钱，铁锅中水煮三日夜，不可少停，水少频添，日足取出，刮净，晒研为霜听用。《普济方》

汗出不滴　瘦却腰脚，并耳聋者，米醋浸荆三棱，夏四日，冬六日，为末，醋汤调下二钱。《经验后方》

食即出汗　乃脾胃虚也。猪肝一斤，薄切，瓦焙干，为末，煮白粥，布绞汁，众手为丸梧子大，空心饮下五十丸，日五次。《心镜》

11. 诸风门

风门中，有迅速之证，有迁缓之证，有经年经月之证。证不同，而皆不外乎风之为患也。治之不善，多致不救。即或苟延岁月，终成痿废者多矣。予于数十年中，所治、所见不下数百人，爰将诸证、诸方备录于下。

诸风门大意

中风一证，动关生死，病之大而且重者。然其致此之由，总因阳气虚馁，不能充灌之故。盖风邪即阳邪，卫外之阳不固，则阳邪乘阳，自为易入胸中之阳。不治，则群邪得而居之。是阳虚者已自留其空窍，风性善走空窍，所以由经络渐入脏腑也。西昌喻先生特取侯氏黑散，于驱风之兼填空窍为第一义，诚为特出手眼。岐伯谓各入其门户者，即空窍之谓。亦即中络、中经、中府、中藏。其初入则为偏风之谓也。然此犹风、寒、暑、湿之自外而入者也。更有久蓄之风，平素蕴蓄，而一旦内出者，乃为真中风。是因数扰其阳所致，而数扰之故，又莫如房室一事为最。盖阳动即风动，动而不已，必渐积于空隙之所，而手微麻、足微痺、舌微謇。风信已至，而扰之者犹未已，及一旦乘虚横发，与大块噫气，林木振响，黄沙蔽天，白浪翻海者，初无异矣，其人安得不卒倒乎。治之者，观天地之风得雨则熄，则内风之人必治之以汗。腠理断不可实，实则汗不能出也。然又非荆、防、柴、葛、羌、麻等药发散一时者比，其妙全在助阳而通血脉，不取驱风散邪为义。要使元气足以驱风于腠理之间，务如大病退后之人，饮汤则汗，食粥则汗，如此旬日，以听风之自熄，然后为当。要之诸风分别注释，则《医门法律》中论之甚详，学者先以为宗，而后驱使群方，自若弩机窥的，百发百中耳。

中络者肌肤不仁，中经者躯壳重着，中腑即不识人，中脏即舌难言，口流涎沫，然中府必归胃府，中脏必归心脏也。

经曰肺中于风，多汗恶风，时咳，昼瘥暮甚，诊在眉上，其色白，此外候也。《金匮》曰：肺中风状，口燥而喘，身运而重，胃虚而肿胀，此内证也。经曰：死肺脉来，如物之浮，如风吹毛，此形其浮散之状也。至《金匮》则曰：肺死藏，浮之虚，按之弱如葱叶，下无根者，死。合沉以征其浮，而藏气之存否，始焕然无疑矣，他藏仿此。

经曰：肝中于风，多汗恶风，善悲色苍，嗌干善怒，时憎女子，诊在目下，其色青。《金匮》曰：肝中风者，头目瞤，两胁痛，行常伛，令人嗜甘。肝死藏，浮之弱，按之如索不来，或曲如蛇行者，死。

经曰：脾中风，状多汗恶风，身体怠惰，四肢不欲动，色薄微黄，不嗜食，诊在鼻上，其色黄。《金匮》曰：脾中风者，翕翕发热，形如醉人，腹中烦重，皮目瞤瞤而短气。脾死脉，浮之大坚，按之如覆杯洁洁，状如摇者，死。

经曰：心中于风，多汗恶风，焦绝善怒吓，赤色，甚则言不可快。诊在口，其色赤。《金匮》分为二候，其曰：心中风者，翕翕发热，不能食，心中饥，食即呕吐，此外因也；其曰：心伤者，劳倦，即头面赤而下重，心中痛而自烦，发热，当脐跳，其脉弦，此内因也。心死藏，浮之实如麻豆，按之益躁疾者，死。

经曰：肾风之状，多汗恶风，面庞然如肿，脊病不能正立，其色炲，隐曲不利，诊在肌上，其色黑。《金匮》阙此。肾死藏，浮之坚，按之乱如转丸，益下入尺中者，死。

风中五藏，其来有自。脏气先伤，后乃中之。火、热、气、湿、痰、虚六贼勾引深入，一旦卒倒无知，遍身索引，四末不用，但得不死，亦成瘫痪。何脏先伤，调之使平，不令进入于心乃为要也。此其大略，详见《医门法律》。

诸风门

中风不语 用黄芪、防风煎汤数斛，置于床下，气如烟雾，令病者口鼻吸其气，则得语也。盖人之口，通乎地，鼻通乎天，口以养阴，鼻以养阳。天主清，故鼻不受有形，而受无形。地主浊，故口受有形，而兼乎无形。昔柳太后病此，胤宗曰：药不能下，宜汤气蒸之。乃用此方。汤气满室，口鼻俱受，夕便得语。非智者通神，不能回生也。《纲目》

又方，独活一两，酒二升，煎一升，大豆五合，炒至有声，以药酒热投，盖之良久，温服三合，未瘥再服。《小品方》

又方，牙关紧急者，黎芦一两，去苗头，浓煎防风汤洗过，焙干，炒微褐色，为末，每服半钱，小儿减半，温水调灌，以吐痰涎为效。未吐，灌灌必效。《简要济众》

又方，大豆煮汁，煎稠如饴，含之，并饮汁。《肘后方》

又方，不省人事，涎潮口噤，语言不出，手足亸曳，得病之日便进此药，可使风退气和，不成废人。用柏叶一握，去枝，葱白一握，连根，研如泥，无灰酒一升，煎一二十沸，温服。不能饮酒者，分作四五服，方进他药。《杨氏家藏方》

又方，乌龟尿，点少许于舌下，神妙。《寿域》

按：龟尿走窍透骨，故能治瘖、聋及龟背，染髭发也。取龟置瓦盆中，以镜照之，自见其影，则淫发失尿，或以松叶刺其鼻亦尿。

又方，麝香二钱，研末，入清油二两和匀，灌之，其人自苏也。《济

生方》

又方，舌根强硬者，用三年陈酱五合，人乳汁五合，相和研，以新布绞汁，随时少少与服，良久当语。《圣惠方》

舌强不语，目睛不转，烦热者，用雌乌鸡一只，治净，以酒五升，煮取二升，去渣，分作三次连服之。食葱姜粥，暖卧，取小汗。《饮膳正要》

中风失音 肉桂安舌下，咽汁，或用肉桂三钱，为末，水二盏，煎一盏，温服，取汗自愈。《千金方》

又方，炒槐花，三更后仰卧嚼咽。《得效方》

卒然中风 昏昏如醉，形体不收，或倒或不倒，或口角流涎。斯须不治，便成难治。此证风涎潮于上，胸中痹气不通，宜用急救稀涎散吐之。用大皂荚肥实不蛀者，去黑皮为末一两，生明矾光明者为末半两，腻粉即水银粉半两，水调半钱，重者八分，灌之，不令大吐，只是微微吐稀冷涎，或一二升，当待惺惺，乃用方调治。不可便大吐之，恐过剂伤人。此方屡效，不能书述。《孙用和家传秘实方》

按：原方中无腻粉，盖宗奭所加也。

又方，防风、荆芥各一两，升麻半两，姜三片，水一盏，煎半盏，以丝瓜子研，取酱半盏，和匀灌之。如手足麻痒，以羌活煎汤洗之。唐瑶《经验方》

又方，用萝卜子，研末，温水调服三钱，良久吐出涎沫。《胜金方》

中风口噤 不语，心烦恍惚，手足不随，或腹中痛满，或时绝而复苏。用灶心土末五升，水八升，搅，澄清灌之。《千金方》

又方，不知人事者，白术四两，酒三升，煮取一升，顿服，取效。《千金方》

又方，通身冷，不知人者，独活四两，好酒一升，煎半升，温服。《千金方》

又方，荆芥穗研末，酒服二钱，立愈。名荆芥散。贾似道云，此方出《曾公谈录》，前后用之神效。其子名顺者，病此已革，服之立定，真再生方也。《纲目》

又方，陈艾，灸承浆一穴，在下口唇下陷中，随灸夹车二穴，在耳后硬骨下，与项交接处，各五壮。《千金方》

又方，目瞑口闭，牙关紧急，无门下药者，以开关散治之。天南星为末，入冰片等分，五月五日五时合之，每用中指点末，揩患者大齿二三十遍，其口自开，故又名破棺散。口开，可以他方调治矣。《经验方》

又方，天南星炮，锉，大人三钱，小儿八分，生姜五片，苏叶一钱，水煎减半，入雄猪胆汁少许，灌之。《仁斋直指方》

又方，舌本缩者，用芥菜子一升，研末，醋二升，同煎减半，擦颔颊下，神效。《圣惠方》

又方，萝卜子、牙皂各二钱，以水煎服，取吐。《丹溪方》

又方，口闭不开，涎潮上壅者，皂角一挺，去皮，猪脂涂之，炙黄色，为末，每以温酒调服一钱，壮者二钱，以吐出风涎为度。《简要济众方》

又方，竹沥、姜汁等分，频频饮之。《千金方》

口目㖞邪　新石灰，醋炒，调如泥，涂之。左涂右，右涂左，立便牵正。寇氏《衍义》

又方，以芦之中空者，截筒长五寸，一头插病人耳内，以面密封，周围不透风，一头安艾灸之，七壮必愈。患右灸左，患左灸右。《胜金方》

又方，蓖麻子仁，捣膏。左贴右，右贴左，即正。《纲目》

又方，生乌头、皂矾色青者，等分，共为细末，每以二分半嗃入鼻内，取涕吐涎，立效无比，名通关散。《秘宝方》

又方，口㖞而兼半身不遂，牵正散主之。用白附子、白僵蚕、全蝎各等分，生研为末，每服二钱，热酒调下。《杨氏家藏方》

又方，天南星生用，研末，自然姜汁调之，左贴右，右贴左。《仁存方》

又方，用瓜蒌绞汁，和大麦面作饼，炙熟熨之，症便止，勿令太过。《圣惠方》

又方，日服豆淋酒一升。方见后。《千金方》

又方，青松叶一斤，捣汁，清酒一升，浸二宿，近火一宿，初服半升，

渐至一升，头面汗出即止。《千金方》

又方，乳香烧烟熏之，以顺其血脉。《证治要诀》

又方，面目相引，偏僻颊急，舌不可转，用桂心酒煮取汁，以旧布蘸搨病上，正即止，左㖞拓右，右㖞拓左，常用大效。《千金方》

又方，皂角五两，去皮，为末，加陈醋和之。左㖞涂右，右㖞涂左，干更上之，正即止。《外台秘要》

又方，黄鳝尾上血，入麝香少许，左㖞涂右，右㖞涂左，正即洗去。《濒湖集简方》

中风痰壅 碧琳丹，治痰涎潮盛，卒中不语，及一身风瘫。用铜绿二两，乳细，水化去石，慢火熬干，取辰日、辰时、辰方上修合，入麝香一分，糯米粉糊丸弹子大，阴干。卒中者每丸作二服，薄荷酒研下，余风朱砂酒化下，吐出青碧涎，泻下恶物，大效。《纲目》

中风身直 不得屈伸反复者，取槐皮黄白者切之，以酒或水六升，煮取二升，稍稍服之。《肘后方》

筋缩牵挛 松节散，治风寒冷湿，行步艰难，诸筋挛缩疼痛者，并主之。用茯神心中木一两，乳香一钱，石器中炒，研为末，每服二钱，木瓜酒下。《圣济录》

中风虚弱，羊肚一具，粳米二合，和椒、姜、豉、葱作羹食之。《正要》

中风逆冷 口吐清水，宛转啼呼。用肉桂一两，水一升半，煎半升，冷服。《肘后方》

中风痰厥 四肢不收，气闭膈塞者。白矾一两，牙皂五钱，为末，每服一钱，温水调下，吐痰为度。《陈师古方》

又方，昏不知人，口眼㖞邪，并体虚之人，患痁疾、寒多者，五生饮。用生川乌头、生附子并去皮脐，各半两，生南星一两，生木香二钱五分，每服五钱，生姜十片，水二盏半，煎半盏，温服。《和剂局方》

按：此方惟阴盛阳衰之极者，乃可径服。

又方，省风汤，用半夏汤泡，八两，甘草炙，二两，防风四两，每服半两，姜二十片，水二盏，煎服。《奇效方》

中风气厥 痰壅，昏不知人，六脉沉伏。用附子去皮脐、生南星去皮、生木香各半两，每服四钱，姜九片，水二盏，煎七分温服。《济生方》

惊痫中风 壮热掣疭，吐舌出沫。用猪外肾二双，细切，当归二分，以醇酒三升，煮一升，分服。《普济方》

三年中风 松叶一斤，细切，以酒十斗，煮取三升，顿服，汗出立瘥。《千金方》

中风瘫痪 手足亸曳，口眼㖞斜，语音謇涩，步履不正，宜神验乌龙丹主之。川乌头去皮脐、五灵脂各五两，为末，入冰片、麝香各五分，滴水为丸弹子大，每以一丸，用生姜汁点研化，暖酒调服，一日二服，至五七丸便觉手可抬，足可移，十丸后，可大动作也。《梅师方》

又方，手足颤掉，言语謇涩，左经丸。草乌头泡去皮，四两，川乌头泡去皮，二两，乳香、没药各一两，为末。生黑豆一升，以斑蝥三七个，去头翅，同煮，豆熟去蝥，取豆焙干为末，并前末和匀，以醋面糊丸梧子大，每服三十丸，温酒下。《简易方》

又方，骨节疼痛，下元虚冷，诸风痔漏下血，一切风疮。用草乌头、川乌头、两头尖各三钱，硫黄、麝香、木香各一钱，木鳖子五个，为末，以熟艾揉软合成一处，用纸包裹成条，烧熏病处，名雷丸。《集效方》

又方，手足不举。用穿山甲左瘫用右甲，右瘫用左甲，炮熟、大川乌头炮熟、红海蛤如棋子大者，各二两，为末，每用半两，捣葱白汁和成厚饼，径寸半，随右左贴脚心，缚定，密室安坐，以脚浸热汤盆中，待身麻汗出，急去药。宜谨避风，自然手足可举。半月再行一次，除根。宜远色调养，亦治诸风疾。《卫生宝鉴》

又方，用海蛤、川乌头各一两，山甲二两，为末，酒丸弹子大，捏扁，贴所患足心下，另捣葱盖药，以布缚定，于暖室中热水浸脚至膝上，水冷又添换，候遍身出汗为度。凡三日一作，以知为度。宗奭方

又方，追魂散，用五灵脂研末，以水飞去上面黑浊，下面砂石研末，每服二钱，热酒调下，日一服。随服小续命汤。《奇效方》

又方，风湿顽痹不仁，筋骨挛缩，冷风瘫痪，血脉断绝。六月取河

砂，烈日晒极热，伏坐其中，冷即易之。取热彻通汗，随病用药，切忌风冷劳复。藏器

又方，床卧不起者，用金凤花、柏子仁、朴硝、木瓜煎汤洗浴，每日二三次，内服独活寄生。《扶寿精方》

风寒湿痹 四肢挛急，脚肿不可践地者。用紫苏子二两，杵碎，以水三升，研取汁，煮粳米二合，作粥，和葱、椒、姜、豉食之。《圣惠方》

又方，茵陈一斤，秫米（即黄粟米）一石，以曲如常法酿酒，服之。《圣济总录》

又方，一切风气。苍耳子三两，炒，为末，以水一升半，煎取七分，去渣，呷之。《食医心镜》

又方，风痹冷痛。麻黄去根，五两，桂心二两，为末，酒二升，慢火熬如饴，每服一匕，热酒调下，至汗出为度。仍要避风。《圣惠方》

按：此必寒重于风者乃效。

又方，仙桃丸，治手足麻痹，或瘫痪疼痛，腰膝痹痛，或打扑伤损，闪肭，痛不可忍者。生川乌去皮、五灵脂各四两，威灵仙五两，洗焙为末，酒糊为丸梧子大，每服七丸至十丸，盐汤下，忌茶。此药常服，其效如神。《普济方》

又方，凡风寒湿痹，骨肉冷痛，及损伤入骨，年久发痛，或一切阴疽肿毒。并宜草乌、南星等分，少加肉桂为末，姜汁热酒调涂患处。未破者能内消，久溃者能去黑烂。二药性味辛烈，能破恶块，逐寒热，遇冷即消，遇热即溃。杨清叟

又方，年久麻痹，或历节走气，疼痛不仁，不拘男女，神授散。用草乌头半斤，去皮为末，以布袋一个，盛豆腐半袋，将药末放豆腐上，再将豆腐填满，锁口压干，入锅中煮一夜，其药即坚如石，取出晒干为末，每服五分，冷风湿气以生姜汤下，麻木不仁以葱白汤下。《活人心统》

又方，转筋挛急者，松节一两，锉如米大，乳香一钱，银器或石器慢火炒焦，存一二分性，出火毒，研末，每服一二钱，热木瓜酒调下，一切筋痛皆能治之。孙用和《秘宝方》

三十六风　去风丹，治左瘫右痪，三十六种风，偏正头风，口眼㖞斜，大麻风，癞风，一切无名风及脚气，并打扑伤折，及胎孕有伤。服过百粒，即为全人。后改名紫萍一粒丹，其法以紫色浮萍晒干为细末，炼蜜和丸弹子大，每服一粒，以豆淋酒化下。此方世传宋时东京开河，掘得石碑，梵书大篆一诗，无能晓者，真人林灵素逐字辩解，乃是治中风方，名去风丹也。其诗曰：天生灵草无根干，不在山间不在岸。如因飞絮逐东流，泛梗青青飘水面。神仙一味去沉疴，采时须在七月半。任是瘫风与大风，些小微风都不算。豆淋酒化服三丸，铁镤头上也出汗。按：浮萍七月采之，拣净，以竹筛摊晒，下必置水一盆映之，则易干。若以锅焙，万万不干。豆淋酒，详后。《纲目》

又方，三十六风有不治者，服之悉效。用菖蒲一寸九节者，即石蒲，薄切晒干三斤，盛以绢袋，清酒一斛悬浸之，密封一百日，视之如菜绿色，以熟黍米一斗纳其中，再封十四日，取出日饮之。《夏禹神仙经》

一切风疾　《朱真人灵验篇》云，有人患疾数年，掘坑令坐坑内，解衣，以热汤淋之，良久，以簟盖之，汗出而愈。此亦通经络之法也。李时珍常推此意，治寒湿加艾煎汤，治风虚加五枝，或五加皮煎汤淋洗，觉其效更速也。

按： 热汤须百沸者佳，沸少者亦无大益。

又方，凡十年二十年者，用牛蒡根一升，生地黄、枸杞子、牛膝各三升，用袋盛药，浸无灰酒内，每任意饮之。《外台秘要》

又方，不问头风痛风，黄鸦吊脚风痹，用淮乌头即草乌头出江北者生者，一斤，生川乌头一枚，生附子一枚，并为末，葱一斤，姜一斤，搥如泥，和作饼子，以草铺盘内，加楮叶于上，安饼于叶上，又铺草叶盖之，待出汗黄一日夜，乃晒之，舂为末，以生姜取汁煮过，面糊和丸梧子大，每服三十丸，日二服，服后，身痹汗出即愈。避风。《乾坤秘韫》

按： 阳衰阴盛之至，可用此方。

又方，治丈夫妇人中风不语，手足不遂，口眼㖞斜，语言謇滞，筋骨节风，绕脐风，肠风头风，暗风心风，风狂大风，皮肤风痒，白癜风，热毒风疮，头旋目弦，手足顽痹，腰膝疼痛，久立不得，曾经损坠，肾疼腰痛，肾脏风壅，伤寒瘴气，憎寒壮热，头痛流涕，黄疸，黑疸，头面浮肿，腹内宿滞，心头痰水，膀胱宿脓，口中涎水，冷热气壅，肚腹胀满，好吃茶渣，心痛注气，膈气冷气，攻冲脾肺，诸气痰热，咳嗽气急，坐卧不安，气冲眼赤，攻耳成脓，阴汗盗汗，大肠肠秘，服此立通气。痢痔，瘰疬疥癣，妇人月水不来，动经多日，气血冲心，产后秘塞，孩子无辜，并皆治之。用威灵仙一味，阴干月余，捣为末，温酒调一钱，空心服之。如气壮者，可加至六钱，利过二次则减之，病除乃止。其性甚善，不触诸药，但恶茶及面汤，以甘草、栀子，或白水代饮可也。又以此一味洗焙为末，以好酒和令微湿，入在竹筒内紧塞，九蒸九晒。如干，添酒洒之。以白蜜和丸梧子大，每服二三十丸，温酒下。崔元亮《海上集验方》著其详如此。昔商州有人病手足不遂，不履地者数十年，诸医殚技莫能疗。所亲置之道旁，以求救者。遇一新罗僧见之，告曰：此疾一药可活，但不知此土有否？入山求之，果得，威灵仙也。使服之，数日即能步履。其后山人邓思齐知之，遂按此方，所用至广，当名普传其事。　救丹不独风门一类也。

又方，不问远近，用柽柳叶半斤，用枝亦可，荆芥半斤，水五升，煮二升，澄清，入白蜜五合，竹沥五合，新瓶盛之，油纸封八重，汤煮一伏时，每服一小盏，日三服。《普济方》

按：树柳即河柳，又名观音柳。

又方，治一切风疾，久服轻身明目，黑发驻颜。用南烛树，春夏取枝叶，秋冬取根皮，细锉五升，水五斗，慢火煎取二斗，去渣净锅，慢火熬如稀饴，瓷瓶盛之，每温酒服一匕，日三服。《圣惠方》

按：南烛一名乌饭草，一名墨饭草，一名杨桐，一名草木之王，一名男续，一名猴药。名多不能备载。叶似山矾，光滑而味酸涩，七月开小白花，结实如朴树子，成簇生青，九月熟则紫色，内有细子，其味甘酸，小儿多食之。即四月八日，释家所用以造乌饭者，疑即俗所名幺姐饭是也。幺凋，上声。

头项风强　不能左右顾盼者。穿地作坑，煅赤，以水洒之，令稍冷，铺生桃叶于内，卧席上，以项着坑上，蒸至汗出良。或用大豆一升，蒸久

即瘥。《千金方》

又，取荆芥作枕，用穗及变色布包，枕之，铺床下，八月后起，至立春日去之。《千金方》

风毒骨痛 风髓中也，用芍药二分，虎骨一两，炙，为末，夹绢袋盛，酒三升，浸五日，每服三合，日三服。《经验后方》

走注风毒 作痛者，用小芥子末，和鸡子白涂之。《圣惠方》

风毒膝挛 骨节痛者，用豉三升，九蒸九晒，以酒一斗，浸经宿，空心随性温服。《食医心镜》

风毒攻心 烦躁恍惚者，大豆半升，淘净，以水二升，煮取七合，食后服之。《食医心镜》

身痒如虫 用露蜂房炙、蝉蜕等分，为末，酒服一盏，日三服，或用露蜂房煎汁，入芒硝敷之，日五次。《梅师方》

又方，以大豆渍水绞浆，旦旦洗之，或少加面，沐发亦良。《千金方》

皮里作痛 不问何处，用何首乌末，姜汁调成膏涂之，以帛裹住，火炙鞋底熨之，甚妙。《经验方》

手足痛风，冷痛如虎咬者，用樟木屑一斗，急流水一石，煎滚泡之，乘热安手足于桶上熏之，以草荐围住，勿令汤气入目。其功甚捷，此家传经验方也。《医学正传》

又方，霜后桑叶煮汤，洗手足，去风痹殊胜。《纲目》

浑身拘痛，乃气血凝滞所致。用元胡索、当归、桂心等分，为末，温酒服三四钱，随量频进，以止为度。盖元胡索乃活血化气第一品药也。周离亨方

又方，破草鞋烧灰，香油调贴痛处，即止。《救急方》

风涎暴作 气塞倒仆。用瓜蒂为末，每用一二钱，腻粉即水银粉一钱，以水半合，调灌良久，涎出。不出，含沙糖一块，下咽涎即出也。《本草衍义》

又方，全蝎一个，头尾全者，以薄荷四叶裹定，火上炙焦，同研为末，白汤下。《经验方》

暗风卒倒 不省人事者，以细辛为末，吹鼻即省。《危氏得效方》

按： 此疑即俗称黑夜风也。

虚损风疾 接命丹，治男妇气血衰弱，痰火上升，虚损之症；又治中风不语，左瘫右痪，手足疼痛，动履不便，饮食少进。用人乳二杯，香甜白者为佳，以好梨汁一杯和匀，银器或石器煎滚，每五更一服，能消痰补虚，生血延寿。此乃以人补人，其妙无加。《摄生众妙方》

体虚有风 外受寒湿，身如在空中。用生附子、生南星各二钱，生姜十片，水一盏半，慢火煎服。时珍曰：予曾病此，医传张子发授以此方，依此二服愈。《本事方》

痰迷心窍 寿星丸，治心胆被惊，神不守舍，或痰迷心窍，恍惚健忘，妄言妄见。用天南星一斤，先掘土坑一尺，以炭火三十斤烧赤，入酒五升渗干，乃放南星在内，盆覆定，以灰塞之，勿令走气。次日取出，为末，真琥珀一两，朱砂二两，为末，生姜汁打面糊丸梧子大，每服三十丸至五十丸，煎人参石菖蒲汤下，一日三服。《和剂局方》

卒中偏急 按《灵枢经》云：卒口僻急者，颊筋有塞则急，引颊移颊筋，有热则纵缓不收。以桑钩钩之，以生桑灰置坎中坐之，以马膏熨其急颊，以白酒和桂末涂其缓颊，且饮美酒啖炙肉，为之三拊而已。《灵枢》无注本，世多不知此方之妙。窃谓口颊㖞僻乃中血脉也。手足阳明之筋络于口会，太阳之筋络于目。寒则筋急而僻，热则筋缓而纵。故左中寒则逼热于右，右中寒则逼热于左，寒者急而热者缓也。急者皮肤顽痹，营卫凝滞。治法，急者缓之，缓者急之。故用马膏之甘平柔缓，以摩其急，以润其痹，以通其血脉；用桂酒之辛热急束，以涂其缓，以和其营卫，以通其经络；桑能治风痹，通节窍也；病在上者，酒以行之，甘以助之，故饮美酒啖炙肉云。《濒湖》

按： 马膏即马脂也，项上者良，谓之鬐膏。

偏风不遂 皮肤不仁，宜用淫羊藿一斤，细锉。生绢袋盛，于不津器中，用无灰酒二斤浸之，重封，春夏三日，秋冬五日后，每日暖饮，常令醺，然不得大醉，酒尽再造，无不效验。合时切忌鸡犬妇人见。《圣惠方》

又方，口眼㖞斜，用青荆芥一斤，青薄荷一斤，同入砂盆内研烂，生绢绞汁，于磁器中煎成膏，漉去渣三分之一，将二分晒干，为末，以膏和丸梧子大，每服三十丸，白汤下，早暮各一服，忌动风物。《经验方》

又方，羌活汤，用生附子一枚，去皮脐，羌活、乌药各一两，每服四钱，生姜三片，水一盏，煎七分服之。王氏《简易方》

又方，半身不遂，遂令癖痓。用附子一两，以无灰酒一升，浸七日，隔日饮一合。《延年秘录》

又方，用桃仁二千七百枚，去皮尖及双仁，以好酒一斗三升浸二十一日，取出晒干，杵细，作丸梧子大，每服二十丸，以原酒吞之。《外台秘要》

又方，蚕沙二勺，以二袋盛之蒸热，更互熨患处，仍以羊肚、粳米煮粥，日食一枚，十日即止。《纲目》

又方，半身不遂者，用麻黄，以汤熬成糊，摊纸上，贴不病一边，上下令遍，只除七孔，其有病一边不糊。又，竹虱焙为末，三钱，老人加麝香一钱，研匀，热酒调服，就卧。须臾药行如风声，口吐恶水，身出臭汗如胶，乃急去糊纸，另温麻黄汤浴之，暖卧将息，淡食十日，手足如故也。《岣嵝神书》

按：竹虱者，春秋竹内有虫似虱而苍者，取之阴干用。

大风疠疾 眉发尽脱，遍身顽痹者，禹余粮二斤，白矾生者，一斤，青盐一斤，为末。入罐子内，盐封固，炭火煅之，从辰至戌，候冷研末，纸包埋土中，三日取出，每一两加九蒸九晒炒熟胡麻末三两，每服二钱，荆芥茶下，日二服。《圣惠方》

又方，硫黄末，酒调少许服之。

按：此非阳气虚极者断不可用。《直指方》

又方，张天觉《文集》云：僧普明居五台山，患大风，眉发俱落，哀苦不堪。忽遇异人，教服长松，示其形状。明服旬余，毛发俱生，颜如故。《纲目》

按：长松生古松下，根色如荠苨，长三五寸，根似独活，味甘微苦，类人参，清香可爱。《纲目》

又方，用嫩苍耳、荷叶等分，以石器为末，每服二钱，温酒下，日二服。《袖珍方》

按：凡用苍耳必忌猪肉、马肉、米泔，害人。

又方，何首乌大而有花纹者一斤，米泔浸一七，九蒸九晒，胡麻四两，九蒸九晒，为末，每酒服二钱，日二服。《圣惠方》

又方，眉发不生，侧柏叶九蒸九晒，为末，炼蜜丸梧子大，每服五丸至十丸，日三服，至夜一服。百日即生。《圣惠方》

又方，明净乳香一斤，细研，入牛乳五升，甘草末四两，瓷合盛之，安桌上，置中庭安剑一口，夜于北极下祝祷，去合子盖，露一夜，次日入甑中蒸，量炊三斗米饭之久，即止。夜间依前祝、露，又蒸，如此三次乃止。每服一茶匕，空心及晚食前温酒调服，服后当有恶物出，至三日三夜乃愈也。《圣惠方》

又方，《神仙传》云：左亲骑军崔言，一旦得大风恶疾，双目昏盲，眉发自落，鼻梁崩倒，势不可救。遇异人传方，用皂角刺三斤，烧灰，蒸一时久，晒干为末，食后浓煎大黄汤调一匕服之。一旬眉发再生，肌润目明，后入山修道，不知所终。

又方，刘守真《保命集》云，疠风乃营气热，风寒客于脉而不去，先用桦皮散服五七日，后灸承浆穴七壮，三灸后，每日早服桦皮散，午以升麻葛根汤下钱氏泻青丸，晚服一圣散。用大黄末半两，煎汤调皂角刺灰三钱，乃缓疏血中之风热也。服之便黑虫为验。数日再服，直候虫尽乃绝相也。新虫嘴赤，老虫嘴黑。仍戒房室三年。桦皮散，桦皮烧灰，四两，枳壳去瓤，烧，四两，荆芥穗二两，炙甘草半两，共为末，杏仁双仁者不用，水煮，去皮尖，二两，捣如泥，和前末研匀，每服二钱，食后温酒下。升麻葛根汤，即二味加白芍、甘草。泻青丸，当归、川芎、栀子、羌活、大黄、防风、龙胆草各等分，为末，炼蜜为丸。一圣散，即蝉蜕五钱研末。

又方，眉发脱落，以桑柴灰热汤淋取汁，洗头面，以大豆用水磨浆，解泽灰味更佳。次用熟水，入绿豆面濯之，三日一洗头，一日一洗面，不过十度良。《圣惠方》

又方，痛痒者，用白颈蚯蚓，去土，以枣肉同捣，丸梧子大，每美酒下六十丸，忌姜蒜。《活人心统》

又方，大风疮癞，油调五灵脂末，涂之。《摘玄方》

又方，治大风疠疮，用新竹筒十个，内装黑豆一层，头发一层，至满，以稻糠火盆内煨之，候汁滴出，以盏承接，翎扫疮上，数日即愈。亦治诸疮。《邵真人经验方》

又方，疠风鼻塌，手指挛曲，节间痛不可忍，渐至断落者，用蓖麻子一两，去皮，黄连一两，剉如豆大。以小瓶一个，入水一升同浸，春夏二日，秋冬五日后，取蓖麻子一枚，劈破，面东以浸药水吞之，渐加至四五枚，微利不妨，瓶中水尽又添。两月后吃大蒜、猪肉试之，如不发，是其效也，若发动再服，直候不发乃止。《杜壬方》

大麻风症　麻风即疠风也，不善治之，便成废疾。夫药因病设，病以药除，骨里有亏，独医皮毛无益；脏中受毒，专求外治何功？好作聪明者，用奇方以耗元气。不识标本者，施艾火以损形骸。庸俗妄为，卢医莫救。谨将屡试屡验方具于下，尤当先识病形，方为不误。面上必是黑光色，每日面上如虫蚁缘走者数次，眼弦无毛，不时流泪，面起肉蓝，手指僵硬，两足时木时痛，腹内发热，小便黄，麻风已见形也，宜急治之。若皮破水流，恶相尽露，虽亦可治，药必加倍。何如及早治之，为易建功耶。

用当归三两，白芷四两，牛膝四两，大胡麻炒，三两，小胡麻炒，一斤，风藤四两，白菊净，三两，北防风四两，嫩苦参一斤，荆芥四两，羌活二两，白术四两，蒺藜一斤，大枫子半斤，虎胫骨一对。虎胫骨要牙色者，醋酥存性，研极细末，听用。其骨紫黑色者，系中药箭，不用。豹骨不用。辨真假法：以绳系骨掷地，狗嗅惊走撒屎者乃真，口唧不怕者，假也。大枫子要去壳，白色者佳，黄色者不用，槌碎焙热，以纸包裹，外用白布再包，重板压去油，取出再焙，再压，易纸六七次，以纸上无油为度，否则服之伤目，亦另研细听用。以上诸药，俱要道地材料，多买制净，分两不差，更易奏效。其制焙不可伤火，研成细末，和匀，井水为丸梧子大，每服五钱，陈茶下，日三服。常食之物，老鸭、绿豆、石耳、木耳、豆粉、豆腐、好猪肉等寒凉之物，忌一切大热、大发、炙、煿、煎、炒之物。切戒酒色，谨防风雨。病未全愈犯之，恐难再治，服此药一二日，恐微作吐，以淡生姜汁，服少许便止，后必不吐矣。数日后，大便必黑，其毒渐去，发落、指僵、皮破、水流者俱可治。年长而婚娶者，宜多服。年轻未婚者，两料愈。自制

又方，初宜服发汗散一剂，北防风、荆芥、薄荷、白芷、川芎、独活、苍术、羌活、正支北细辛、牛膝、升麻各等分，姜葱为引。次服方二剂，用北黄芪炙、焦术、茯苓、当归、熟地、广皮、半夏、甘草各等分，姜枣为引。三服方三剂，用北防风、荆芥、薄荷、子芩、黄连、天麻、蒺藜、焦术、白芷、独活、银花、红花、威灵仙、归尾、生地、苦参。四服方四剂，即于三服方内去苦参、黄连，加茯苓、京子。五服方五剂，即于四服方内去生地，加淮牛膝、川木瓜、汉防已。自制

又方，用之神效者，大枫子半斤，如前法去油极净，小胡麻炒，一斤四两，焦术四两，苦参二两，天麻四两，大胡麻炒，一斤，北防风四两，荆芥四两，白芷四两，蒺藜半斤，全当归四两。全当归分头身尾，值三处，用前药分配，早服头配者，午服身配者，晚服尾配者。忌鲤鱼、雄鸡、猪首及一切不正物、风物，戒酒色财气，食素羹。百发百中，二料可愈，即年久者，亦可相延，不至甚危也。自制

又方，治麻风，手足麻木，五皮风寒湿冷，死血、死痰诸症，神效。用川乌姜汁炒，一两，草乌姜汁炒，一两，苍术一两，共为末，每姜汤服八分，汗出神效。自制

又方，大黄、槟榔、白芷、皮硝各一两，共为末，每姜汁砂糖调服一钱。《江西秘授方》随服黄香丸，用松香一斤，以水同桑子煮七八日，松香味不苦即是、黄香、羌活、独活、防风、荆芥、薄荷、苍术、生地、熟地、当归、川芎、牛膝各一两五钱，研末，蜜丸梧子大，每空心酒服二十丸。自制

又方，治面上或遍身生紫块，或眉毛脱落者，用甲珠十枚，川椒、白芷、甘草、皂角、皮硝、防风、荆芥、栀子各五钱，共为细末，姜汁、醋

调，以绌包裹，不时擦患处，自效。自制

又方，眉目脱落者，用皂角筋焙燥、鹿角烧灰，各等分，共为细末，每以姜汁调，擦毛际，自生。自制

又方，去风丸，黄芪炙、枳壳、防风、枸杞、白芍、甘草、地骨皮、生地黄、熟地黄各等分，蜜为丸服。《谒老方》

又方，四神丹，羌活、元参、当归、生地各等分，或煎，或丸服。东坡方

按：上二方至平至稳，可以久服取效。喻嘉言特取为法。

白虎历节风 犀角汤。犀角三两，羚羊角一两，前胡、黄芩、栀子、射干、大黄、升麻各四两，新豆豉一两，和匀分作五钱一服，水煎服。

按：此方至平至稳，喻嘉言特取为法。但惟壮火内炽，热盛者宜，肠胃弱者宜减去大黄勿用。《千金方》

又方，独活、羌活、松节等分，用酒煮过，每日空心饮一杯。《外台秘要》

又方，筋挛拘，用古圣散，漏芦面炒，半两，蚯蚓去土，炒，半两，研末，生姜二两取汁，入蜜三两，同煎三五沸，入好酒五合，每以三杯，调末一钱，温服。《圣济总录》

又方，肉理枯虚生虫，游走痒痛非常，兼治痹疾，半身不遂，用神授丸。真川椒红色者，去子，及闭口椒不用好者，以黄草纸二重放锅内隔之，炒椒出汗，取放地上，以砂盆盖定，以火灰密遮四旁，约一时许，研细末，去壳，以老酒浸白糕，和丸梧子大，每服四十丸，肉桂煎汤下。《三因方》

又方，四肢骨节如解脱者，松节酒治之。松节二十斤，酒五斗，浸三七日，每服一合，日五六服。《外台秘要》

又方，松叶捣汁一升，以酒三升浸七日，每服一合，日三服。《千金方》

又方，骨节疼痛，日夜不止，用没药末半两，虎胫骨酥炙为末，三两，每服二钱，温酒调下。《图经本草》

又方，用猪精肉四两，切片，裹安息香二两，以瓶盛之，放火上，着一铜版片隔之，安息香于上烧之，以瓶口对痛处熏之，勿令透气。《圣惠方》

又方，以三年酽醋五升，煎五沸，切葱白三升，再煎一沸漉出，以布醮乘热裹痛处，止乃已。《外台秘要》

又方，日夜走注，百节如啮，用炭灰五升，蚯蚓屎一升，红花七捻，和熬，以醋拌之，用故布包二包，更互熨痛处，取效。《圣惠方》

又方，取鸡蛋揩痛处，呪：愿送粪堆头上。不过三次愈。盖白虎是粪神，神爱吃鸡子也。陈藏器方

又方，以饭铺患处，以丹雄鸡食之良。取热粪封之取热，使鸡伏于患人床下。孟诜方

又方，用猪肉二串，以大麻子一合，酒半盏相和，口含噀上，将肉擘向病处，呪曰：相州张如意、张得兴是汝白虎本师，急出。乃安肉于床下，瘥则送于路。神效。《近效方》

又方，寒热往来，骨节微肿，用水牛肉烤干者一两，炙黄熟，燕窝土、灶心土、飞面各二两，信土一钱，为末，每以少许，用新汲水和作大丸，于痛处滚摩之。痛止，即将药抛热油锅中。《圣惠方》

又方，走注，指节热肿，用虎胫骨涂酥炙黄，黑附子炮裂，去皮脐，各一两，为末，每服二钱，温酒下，日再服，《经验良方》

延年去风，令人光润，用桃仁五合，去皮，用粳米饭浆同研，绞汁令尽，温温洗面，极妙。《千金方》

桃叶蒸汗 炭灰烧地令热，去火，以少水洒之，铺干桃叶于上，厚二三寸，安席于叶上卧之，被盖，得大汗，被中敷粉极燥，便瘥也。

按：桃叶发汗，妙法也。然惟壮实者可用，虚者恐亡阳也，慎之。

三沥治风 用新采黄荆树，截尺许长，架两砖上，中间烧火炙之，两头以器承取之。又法，截长四五寸，束入瓶中，另以一瓶合口盖覆，稳固，外以糠火煨烧，其汁下瓶中，亦妙。取竹沥亦如此法，但要水竹者良。孙思邈《千金翼》云：患风人多热，常以竹沥、荆沥、姜汁共五合，和匀热服，以瘥为度。陶弘景亦云：荆沥治心风为第一。《延年秘录》云：热多用竹沥，寒多用荆沥。

朱震亨云：二汁同功，并以姜汁助，则不滞。但气虚不能食者用竹

沥，气实能食者用荆沥。《纲目》

侯氏黑散 俞嘉言曰：风性善走空窍，阳虚则风居空窍，渐入府藏，故治中风，必于驱风之中，兼填空窍为第一义。空窍一实，则旧风尽出，新风不受矣。张仲景风门，特取此方，为最善。菊花四两，焦术三两，细辛三两，茯苓三两，牡蛎三两，桔梗八两，防风十两，人参三两，矾石三两，黄芩三两，当归二两，干姜三两，川芎三两，桂枝三两，共为末，酒服方寸匕，日三服。初二十日，用温酒调下，后用冷食，六十日止，药积腹中不下也，热食即下矣，冷食自能助药力。忌一切实肉、大蒜及一切热食。盖矾得冷则止，得热则行也。按：方中特取矾石以固涩诸药，使之留积不散，服之日久，风自以渐而熄，所以初二十日不得不用温酒调下，以开其痹着，以后止宜冷食以助药力。《医门法律》

风引汤 治大人风引，少小惊痫瘛疭，日数十发，医所不疗。大黄、干姜、龙骨各四两，桂枝三两，甘草、牡蛎各二两，滑石、石膏、寒水石、赤石脂、白石脂各六两，紫石英六两，杵为粗末，以蒲包盛之，以少许用井花水煎，温服。

按：寒水石乃凝水石，虽与石膏同名，实二物也。夏月研末煮汤，入瓶中倒悬井底，即成凌水者，乃是。

喻嘉言曰：大人中风牵引，少小惊痫瘛疭，正火热生风，五脏亢甚，归迸入心之候。夫厥阴风木，与少阳相火同居，火发必风生，风生必挟木势侮其脾土，故脾气不行，聚液成痰，流注四末，因成瘫痪。用大黄为君，以荡涤风火热湿之邪矣，随用干姜之止而不行者以补之，用桂枝、甘草以缓其势，用诸石药之涩以堵其路，而石药中，又取滑石、石膏清金以伐其木，赤白石脂以除其湿，龙骨、牡蛎以收敛其精神魂魄之纷驰，用寒水石以助肾水之阴，俾不为阳光所劫，更用紫石英以补心神之虚，恐主不安则十二官皆危也。明此以治入脏之风，游刃有余矣。何后世以为石药过多，舍之不用，而脑、麝以散其真气，花蛇以增其恶毒。智耶愚耶，吾不解矣。《医门法律》

大麻仁酒 治骨髓风毒，疼痛不可运动。用大麻仁，水浸浮者不用，用沉者一大升，晒干，于银器中旋旋慢炒香熟，入木臼中捣至万杵，待细如白粉乃止。平分为十分，每用一分，取家酿无灰酒一大碗，同麻粉用柳槌蘸入砂盆中擂之，滤去壳，煎至减半，空心温服。轻者四五次见效，甚者不出十次，必失所苦，效不可言。《箧中方》

薏苡仁粥 治久风湿痹，补正气，利肠胃，消水肿，除胃中邪气，治筋脉拘挛。用薏苡仁为末，同粳米煮粥，日日食之，良。《纲目》

豆淋酒法 治产后百病，或血热觉有余血水气，或中风困笃，或背强口噤，或但烦热，瘛疭，口渴，或身头皆肿，或身痒，呕逆，直视，或手足顽痹，头旋眼眩，此皆虚热中风也。用黑大豆三升，熬熟，至微烟出，取入瓶中，以酒五升沃之，经一日以上，服酒一升，温覆令少汗出，身润即愈。口噤，加独活半斤，微微捶破，同沃之。产后宜常服，以防风气，又消结血。《纲目》

大豆芽散 治周痹邪在血脉之中，寒凝汁沫，或痛或不痛，此水痹也，随血脉上下周身，故名。此散注五脏，留滞胃中结聚，益气出毒，润皮毛，补肾气。用黑豆芽一斤，炒香为细末，每服半钱，以好酒温调服之，日三服。《宣明方》

用好酒三升，拌蚕沙五斗，甑蒸。于暖室中铺油单上，令患风冷气痹及近感瘫风人，以患处一边卧沙上，厚盖取汗。若虚人，须防大热昏闷，令露头面。若未全愈，间日再作。李时珍曰：蚕属火，其性燥，燥能胜风去湿，故蚕沙主疗风湿之病。《本草纲目》

天麻丸 消风化痰，清利头目，宽胸利膈，治心忪烦闷，头晕欲倒，项急，肩背拘倦，神昏多睡，肢节烦痛，皮肤瘙痒，偏正头痛，鼻齆，面目虚浮，并宜服之。天麻半两，川芎二两，为末，炼蜜丸如茨子大，每食后嚼一丸，茶酒任下。《普济方》

何首乌丸 活血，治风，健身益寿，悦颜，及盛暑中半体无汗。用赤白何首乌各一斤，米泔浸三日夜，竹刀刮去皮，切，焙，石臼为末，炼蜜丸梧子大，每空心温酒下五十丸，亦可末服。忌诸血、无鳞鱼、萝卜、葱、蒜及诸铁器。《纲目》

一粒金丹 罂粟花结青苞时，午后以大针刺其外面青皮，勿损里面硬皮，或三五处。次早津出，以竹刀刮，收入瓷器中，阴干用之，名阿芙蓉，又名阿片，今俗名鸦片。

京师售一粒金丹，云通治百痛，皆方伎家之术耳，用之亦颇有效。方用真阿芙蓉一分，粳米饭捣作三丸，每服一丸，未效再进一丸，不可多服。忌醋，犯之令人肠断。凡风瘫，热酒下；口目㖞斜，羌活汤下。百骨节痛，独活汤下。正头风，羌活汤下。偏头风，川芎汤下。眩晕，防风汤下。阴毒，豆淋酒下。疟疾，桃柳枝汤下。痰喘，葶苈汤下。久嗽，干姜阿胶汤下。劳嗽，款冬花汤下。吐泻，藿香汤下。赤痢，黄连汤下。白痢，姜汤下。噤口痢，白术汤下。诸气痛，木香酒下。热痛，栀子汤下。脐下痛，灯心汤下。小肠气，川楝茴香汤下。积压气痛，乳香汤下。胁痛，热酒下。噎食，生姜丁香汤下。女人血崩，五灵脂汤下。小儿慢脾风，砂仁汤下。龚云林《医鉴》

白花蛇酒 治中风伤酒，半身不遂，口眼㖞斜，肤肉𤸷痹，骨节疼痛，及年久疥癣，恶疮，风癞诸症。用白花蛇一条，取龙头、虎口、黑质、白花、尾有佛指甲，目光不陷者为真，以酒洗润透，去骨刺，取肉四两，真羌活二两，当归二两，真天麻二两，真秦艽二两，五加皮二两，防风一两，各锉匀，以生绢袋盛之，入金华酒坛内悬置，入糯米生酒五壶浸袋，箬叶密封。安坛于大锅内，水煮一日，取起，埋阴地七日，取出。每饮一二杯，仍以渣晒干研末，酒糊为丸梧子大，每服五十丸，用煮酒吞下。切忌犯风、犯欲及鱼、羊、鹅、面发风之物。《李濒湖方》

乌蛇治风 乌梢蛇，以背有剑脊，尾细长，能穿小铜钱一百文者佳。身乌而光，头圆尾尖，眼有赤光，至枯死眼不陷如活，称之重七钱至一两者为上，其大者力渐减也。作伪者以他蛇熏黑，亦能乱真，但眼不光耳。宗奭谓：蛇类中惟此入药多用。李时珍亦谓：功于白花蛇同而性善无毒。凡治大风，用乌梢蛇三条，蒸熟取肉，焙，研末，蒸饼丸如米粒大，以喂乌鸡，待食尽杀鸡烹熟，取肉焙，研末，酒服一钱，或蒸饼为丸，服不过三五鸡，即愈。

又法，乌蛇有二种，一种剑脊细尾者为上；一种长大无剑脊而尾稍粗者，名风梢蛇，亦可治风，但力不及。二种俱有大者，取大乌蛇一条，打死，盛之待烂，以水二碗浸七日，去皮骨，入糙米一斤，浸一日，晒干，用白乌鸡一只，饿一日，以米饲之，待毛羽脱去，杀鸡煮熟食，以酒下之，吃尽，以热水一盆，浴洗大半日，其病自愈。《秘韫方》

按：此蛇性善不噬物，多在芦丛中吸风及花气，故无大毒，较白花蛇为善，然惟大风不得已而用之。其他如蚺蛇、蝮蛇，更何敢轻于一试，药医者慎之。

史国公酒治诸风五痹，左瘫右痪，口眼歪斜，四肢疼痛，七十二般风，二十四般气，其效不可尽述。用当归、虎胫骨用酥油炙、川羌活、川萆薢、北防风各二两，秦艽四两，鳖甲一两，醋炙，川牛膝酒浸、松节、晚蚕沙炒，各二两，北枸杞五两，干茄根八两，饭上蒸热，苍耳子四两，炒捶平，上十三味，用无灰酒一大坛，绢袋盛药，悬于酒内，密封固，十四日后开坛取酒，取时不可以面对坛口，恐药气冲人面目。每饮一杯，勿令药气断绝，饮尽病痊愈。将药渣晒研末，米糊丸梧子大，每服八十丸，空心温酒下，忌食动风辛热之物。《医门法律》

按：此方平中之奇，功效甚著，亦可常服。

12. 霍乱门

霍乱门大意

霍乱之病，起于仓卒，其症挥霍扰乱，无有宁止，故以名之。多因夹食伤寒，阴阳乖隔所致。盖人有三焦，上焦受纳水谷，主入而不主出；中焦腐化水谷，流行于五脏六腑；下焦分别水谷，主出而不主纳。故邪在上焦则吐，邪在下焦则泻，邪在中焦则吐泻兼作。凡霍乱得吐泻，则邪气上下得出，斯无大苦。其一种肚腹绞痛异常，上不得吐，下不得泻者，名霍乱，又名绞肠痧，因脾胃之邪无从而出，最为恶候，若加喘满作搐，十不救一。当分寒热泻者，当分寒热而治之，更宜止其饮食，恐增痰也。故霍乱饮滚茶、滚汤及米汤必死，以助胃邪故也。

经曰：足太阴厥气上逆，则霍乱。又曰：不远热则热至，热至则身热，吐下霍乱。

干霍乱症　不得吐，下不得泻，最为危迫。心腹绞痛不可忍，痰壅腹胀，手足厥冷，六脉沉细或伏，死在须臾者，急用食盐一两，生姜五钱，捣碎，同盐炒黑色，水一大碗，煎数沸，温服。良久，以指探喉中或头发尖探吐之。或不吐即泻，便可得生。《幼幼集成》

又方，霍乱即绞肠痧，但有阴阳之辨，阴痧腹痛手足冷，看其身上有红点，即以灯火于红点上淬之；阳痧腹痛手足暖，以针刺其十指背近甲一韭叶许，血出即安，仍先自两臂捩两下，令恶血聚指尖，然后刺之。《幼幼集成》

又方，手足厥冷腹痛，用温水一碗，令病人伏卧凳上，以手蘸水，拍其两膝弯，名委中穴，看其有紫黑点现，以针刺出恶血即愈。盖脾肝肾三脉，皆从委中穴过。《幼幼集成》

又方，以香油拍两手曲池穴，即肘内弯处，以铜钱或妇人手镯，或苧麻蘸油刮之，刮起紫疹立愈。盖肺脉、心脉、心包络脉皆从曲池过。《幼幼集成》

又，有急痧一症与霍乱相似，一痛，只大叫几声痛、痛、痛，即抱胸晕死。急将病人面扑地，用冷水一盆，以病人膝着水上，于委中穴浇水频拍，粗筋肿起，用银针傍筋旁打入二针，针出血流即苏，随用冷水滚水各半，连吃一二碗，立愈。夏禹铸《幼科铁镜》

又方，于昆仑穴艾灸七壮，起死神效。昆仑即鞋带穴，在足后跟系鞋带处。《幼科铁镜》

又方，不吐不利，胀痛欲死者，地浆三五盏，服之即愈。大忌米汤。《千金方》

地浆，是于黄土地掘坑深三尺，以新汲水沃入，搅浊，少顷取清饮之，故曰地浆。

又方，心腹胀痛，不吐不利，烦闷欲死者，槟榔末五钱，童子小便半盏，水一盏煎，温服。《圣济总录》

又方，不吐不下，丁香十四枚，研末，以沸汤一升和之，温服。不瘥更作。《千金方》

又方，心腹胀痛，不吐不利，欲死者，巴豆一枚，去皮心，热水研服，得吐利即定。《纲目》

又方，乱发一团，烧灰，盐汤二升，和服取吐。《十便良方》

又方，用盐一大匙，炒黄，童便一升，合和，温服。少顷吐下即愈。昔唐柳柳州纂《救三死方》云：元和十一年十月，得霍乱，上不可吐，下不可利，出冷汗三大斗许，气即绝。河南房伟传此方，入口即吐，绝气复通。《纲目》

又方，以樟木屑煎浓汁温服吐之，甚良。《濒湖集简方》

又方，未得吐下者，用生紫苏捣汁饮之，佳。干者煎水温服之，亦可。《肘后方》

又方，不得吐下者，小蒜一升，水三升，煮一升，温服。《肘后方》

又方，不得吐下者，用生姜一斤，水七升，煮二升，分三服。《肘后方》

霍乱吐泻 先泻后吐者，乃脾胃虚寒，故先泻白水，而吐亦不多，口气缓而神色不慢，额上有汗，六脉沉细，此为虚冷，宜温之，用六君子汤，不愈，理中汤。二汤俱加藿香、木瓜各一钱。六君子汤，人参一钱，焦术二钱，茯苓一钱半，法夏五分，广皮五分，炙草一钱。理中汤，人参二钱，焦术二钱，干姜炒，一钱半，炙草一钱。《幼幼集成》

又方，先吐后泻者，乃脾胃有热。故喘促唇红，吐来面赤，渴欲饮水，脉洪而数，此为热也，宜和解之，用五苓散。焦术二钱，茯苓二钱，猪苓二钱，泽泻二钱，上桂一钱，加藿香一钱。《幼幼集成》

又方，风邪伤胃，阴阳不和，或吐，或泻，或吐泻兼作，用藿香正气散。藿香一钱半，紫苏一钱，腹皮一钱，桔梗一钱，茯苓一钱，法夏一钱半，厚朴一钱，白芷一钱，广皮一钱，炙草一钱，生姜三片，大枣三枚。《幼幼集成》

又方，呕吐，不能受纳药食，危甚者，急以新汲水和百沸汤各一盏，和匀，名阴阳汤，饮数口即定。

按：此症各方，俱宜温服，决不可以热服，皆此意也。《幼幼集成》

又方，吐泻诸药不效者，用绿豆、胡椒各二十一粒，研末，水煎沸，再兑冷水少许，如阴阳汤之意。服之如口渴甚者，勿煎，只以新汲水调服则安。如虚寒，胡椒加倍。《幼幼集成》

又方，饮冷水一碗，勿食热物，仍以水一盆浸两足，立止。《救急良方》

按：此乃热甚之症，故用纯凉之法。

又方，酸浆水，即今之米泔酸也，煎干姜屑，呷之。《兵部手集》

又方，以东壁土，用新汲水搅化，澄清，服之即止。盖脾主土，喜燥而恶湿，故取太阳真火所照之土引真火生发之气，补土而胜湿，则吐泻自止也。《濒湖集简方》

又方，锅底墨、灶额上墨各半钱，百沸汤一盏，急搅数千下，以碗覆之，通口服一二口立止。《经验方》

又方，屋下倒挂尘，滚水泡，澄清服，即止。《卫生易简方》

又方，枯矾末一钱，百沸汤调，温服。《华佗危病方》

又方，吐泻垂危者，服之回生。用藿香叶、陈皮各半两，以水二盏，煎至减半，温服。《百一选方》

又方，吐泻不止者，用附片四钱，盐五分，以水煎，温服，立止。《孙兆秘宝方》

按：此乃治虚寒症。

又方，山豆根研末，橘皮汤下三钱，效。《纲目》

又方，绿豆粉、白糖各二两，新汲水调服，即愈。《生生编》

又方，白扁豆、藿香各一升，水六升，煎二升，分服。《千金方》

又方，盐、醋，煎服，甚良。《如宜方》

又方，芥子捣细末，水和敷脐上。《圣济总录》

又方，盐梅煎汤，细细饮之。《如宜方》

又方，梨树枝，煮汁饮之。《圣惠方》

又方，陈橘皮研末二钱，汤点服。不省者灌之。仍烧砖渍醋，布裹砖

乘热安心下熨之，便活。《圣惠方》

按：此方与前《百一选方》用陈皮、藿香各五钱者，凡霍乱吐泻垂死，但有一点胃气存者，服之可以再生。

霍乱转筋 以器盛热汤熨之，仍令足蹋盛热水器，使足底热彻，冷则易之，自愈。《嘉祐本草》

又方，青铜钱四十九文，木瓜一两，乌梅炒，五枚，水二盏，煎温服。《圣济总录》

又方，身冷将死，心下微温者，用朱砂二两，研末，黄蜡三两和丸，放火笼中熏之，周围厚覆，勿令烟泄，兼床下着火。令腹暖和，良久，当汗出而苏。《外台秘要》

又方，转筋，欲死气绝，腹有暖气者，以盐填脐中，灸盐上七壮，即苏。《救急方》

又方，转筋腹痛，木香末一钱，木瓜汁一盏，入热酒调服，良。《圣济总录》

又方，转筋兼吐泄者，赤蓼即俗名辣蓼也，以茎叶切三合，水一盏，酒三合，煎服。《圣惠方》

又方，以白扁豆为末，醋调服。《普济方》

又方，转筋，入腹便杀人也。急以小蒜、盐各一两，捣为饼，敷脐中，艾灸饼上七壮，立止。《圣济总录》

又方，转筋，入腹欲死者，用生姜三两，捣，酒一升，煮二三沸，服之，又以姜（捣）贴痛处。《外台秘要》

又方，木瓜一两，酒一升，煎服，不饮酒者，煎汤亦可，仍另煎木瓜汤，浸青布裹其足。《圣惠方》

又方，柏叶捣烂，裹脚上，及煎汁淋之。《圣惠方》

又方，以暖物裹脚，后以柏木片煮汤淋之。《经验后方》

又方，皂角末吹少许入鼻，取嚏，即安。《深师方》

又方，转筋，入腹烦闷，桑叶一握，煎饮，一二服立定。《圣惠方》

又方，心腹胀满，未得吐下，栀子二七枚，烧研，热酒调服之，热症无

不愈者。《肘后方》

又方，转筋入腹，无可奈何者，以醋煮青布搽之，冷则易。《千金方》

又方，腹痛者，以苦酒煮丝绵裹之。《圣惠方》

又方，故麻鞋底烧赤，投酒中，煮取汁服。陈藏器《纲目》

又方，转筋入腹，痛者，用败小梳子一把，烧灰，酒调服，永除，断根不发。《千金方》

又方，垂死者，败蒲席一握，切段，浆水一盏煮汁，温服，效。《圣惠方》

又方，入腹痛者，车毂中脂涂足心。效。《千金方》

又方，釜底墨，和酒服一钱。《肘后方》

又方，吴茱萸炒，二两，酒二盏，煎一盏，分二服，得下即不痛。《圣济总录》

又方，其人臂脚直，其脉上下，微弦，用鸡屎为末，水六合和，方寸匕，温服。张仲景《金匮要略》

霍乱烦闷　向阳壁土，煮汁服。《圣济总录》

又方，人参五钱，桂心五分，水二盏，煎服。《圣惠方》

又方，芦根三钱，麦冬一钱，水煎服。《千金方》

又方，坐卧不安者，葱白二十茎，大枣二十枚，水三升，煎至二升，分数服。《梅师方》

又方，槐叶、桑叶各一钱，炙甘草三分，水煎服。《圣惠方》

霍乱燥渴　草豆蔻、黄连各一钱半，黑豆五十粒，生姜三片，水煎服之。《普济方》

又方，辣蓼子一两，香薷二两，每以二钱，水煎服。《普济方》

又方，大渴不止，多饮则杀人。用黄粱米五合，水一升，煮清汁三合，少少饮之。《肘后方》

按：黄粱米，疑即今之大颗黄粟也。此方用陈粳米亦可。

又方，藕汁、姜汁各一钟，和匀服。《圣济总录》

霍乱腹痛　炒盐一包，熨其心腹，令气透。又炒一包，熨其背。《救

急方》

又方，木瓜五钱，桑叶三片，枣肉一枚，水煎服。《圣惠方》

又方，厚朴汤，厚朴姜汁炙，四两，桂心二两，枳实五枚，生姜二两，水六升，煎取二升，分三服。此陶隐居方也。〔唐〕石泉公王方庆《广南方》云：此方不惟治霍乱，凡诸病皆治。又《圣惠方》用姜汁炙厚朴，研末，新汲水调服二钱，其效如神。

吐泄不止 四肢厥逆，虚风不省人事，服此则阳回，名回阳散。天南星为末，每服三钱，大枣三枚，水二钟，煎八分，温服。未省再服。《纲目》

又方，用醋调南星末，贴足心，效。《普济方》

霍乱困笃 水苏三两，水二升，煎一升，分三服。《圣惠方》

按：水苏即鸡苏，生水旁，方茎中虚，叶似紫苏而微长，密齿，面皱色青，对节而生，气甚辛烈。六七月开花，成穗，恰如苏穗，水红色者是。

霍乱成痢 刘寄奴草，煎汁饮之。《圣济总录》

霍乱及疟 滑石烧，四两，藿香一钱，丁香一钱，为末，米汤服二钱。《普济方》

干湿霍乱 转筋，用大蒜捣涂足心，立愈。《永类钤方》

霍乱不通 胀闷欲死，因伤饱取凉所致。用雄雀粪二十一粒，研末，温酒服。未效再服。《圣济总录》

风痰霍乱 食不消，大便涩者，诃子三枚，取皮，为末，和酒顿服，三五次妙。《外台秘要》

冒暑霍乱 小便不利，头晕引饮，用三白散。泽泻、白术、茯苓各三钱，水一盏，姜五片，灯心十茎，合煎温服。《纲目》

中恶霍乱 海桐皮，煮汁服之。《圣济总录》

按：海桐即刺桐也。

13. 伤寒门

伤寒门大意

伤寒虽属常病，然易病者惟此，难辨者惟此。其动关生死，误治而成他症者亦惟此。仲景《伤寒论》万法之祖也，后经兵燹，每多附会，斯道为之不明。西昌喻嘉言、进贤舒驰远二先生，起而论之，而后道乃炳于日星也。顾名为伤寒，实统伤风而成帙。盖风为阳邪，卫为阳道气行之路，寒为阴邪，营为阴道血行之路，故风则伤卫阳与阳亲也，寒则伤营阴与阴合也，有汗则为伤风，卫伤不能固其津液也，无汗则为伤寒，寒主闭藏也，此千古不易之法。虽传遍六经（太阳、少阳、阳明、太阴、少阴、厥阴），其寒邪终不犯卫，风邪终不犯营也。而六经之法及经症、腑症，尤宜辨之不爽，乃克有济耳。其仲景三百九十七法，一百一十三方，自有成书册简，不及备载。

喻、舒二先生六经法。

太阳经

喻嘉言曰：足太阳之经，病主表也，而表有营卫之不同，病有风寒之各异。风则伤卫，寒则伤营，风寒兼受，营卫两伤，三者之病，各分疆界。仲景立桂枝汤治风伤卫，麻黄汤治寒伤营，大青龙汤治风寒两伤营卫，此天然不易之法也。

舒驰远曰：风为阳邪，卫为阳道，寒为阴邪，营为阴道。风邪之所以但伤于卫而不伤于营者，阳与阳相亲也。寒邪之所以但伤于营而不伤于卫者，阴与阴相接也。故，邪虽由太阳而传遍六经，其风邪终不犯于营，而寒邪终不犯于卫。此阴阳之各从其类而不相混也。

太阳病，头项强痛，腰背骨节疼痛，恶寒发热，此为太阳经证。先君曰，太阳行身之背。时有微汗者，为风伤卫，法主桂枝汤，以驱卫分之风桂枝、白芍、甘草、生姜、大枣。壮热无汗者，为寒伤营，法主麻黄汤，以发营分之寒麻黄、桂枝、杏仁、甘草、生姜、大枣、石膏。若非烦躁，石膏不可用；非壮热无汗，麻黄不可用。太阳邪传膀胱，口渴而小便不利，此为太阳腑证，法主五苓散，以去腑邪猪苓、茯苓、白术、泽泻、肉桂。

按：小便不利，气化不行，病在气分，不可用猪苓；血分之药当以桔梗易之。太阳腑证有蓄尿蓄热二端。膀胱有尿，热邪入而搏之，则少腹满，而为蓄尿。若无尿，热邪入无所搏，则少腹不满，为蓄热。蓄尿者倍肉桂，蓄热者易滑石。有为蓄尿过多，膀胱满甚，胀翻出窍，尿不得，目窄胀异常者，名为癃闭，不可用五苓散，愈从下利，其胀愈加而窍愈塞，尿愈不得出。法宜白蔻宣畅胸膈，砂仁、半夏醒脾开胃，肉桂化气，桔梗开提，生姜升散，如壶吸盖揭起则出之意，使上焦得通，中枢得运，而后膀胱之气方能转运，斯窍自顺，而尿得出。若少腹硬满，小便自利者，为膀胱蓄血，法宜红花、小蓟、生地、归尾、万霜之内类，加入五苓散中，从小便以逐其邪，自无不当。

阳明经

喻嘉言曰：伤寒之症，无如太阳一经，风寒参错，表里差殊，难于辩认。昌分三篇，先列鄙语，以引其端，后随仲景原文，阐其立言精意，俾药医者得其门而入，庶足以窥其富美也。而阳明一经之病，治之尤难，盖胃为水谷之海，五脏六腑之大源，多气多血之冲，乃吉凶生死所攸关。仲景著论精详，后人读之愦愦，今请得而要言之也。夫阳明者胃也，阳明以胃实为正，胃实则皆下证也。然阳明之邪，其来路由太阳，其去路趋少阳，然必辨其在经在腑。在经则递传，入腑则不传。腑证则当下，经证则不下也。庸愚无识，妄守专门，必俟七日传经已尽，方敢言下。讵知太阳一经，早有十余日不解者，若不分经，而但计日，其中误下仍在太阳。至阳明二三日，下证即见者，反以计日，当面错过。其阳明已趋少阳者，又以计日，妄行攻下，而犯少阳所禁，甚至少阳复转阳明，更全不识其证为何证，坐令热邪在胃，烁尽津液，以致轻者重，而重者死矣。所关讵不大耶。

程郊倩曰：本气燥热，阳神素盛者，其人少水多火，虽他经受邪，无关于胃，而胃中素有燥热，自成郁遏，所以一经汗下，津液被夺，则在表之邪随燥热而内结，此之谓转属阳明。万物所归，无所复传，第视其在经之邪解与不解，而定其大腑之证实与不实。其来路可不审之又审耶。

阳明病前额连眼眶胀痛，鼻筑气而流清，发热不恶寒此为阳明经证，先君曰阳明行身之前，法宜葛根以解阳明之表。口燥心烦，汗出恶热，渴欲饮冷，此热邪渐入阳明之表，法主白虎汤以撤其热石膏、知母、甘草、粳米。张目不眠，声音响亮，口臭气粗，身轻恶寒而大便闭者，此热邪已归阳明之腑，法主小承气汤微荡其热，略开其闭，大黄、枳实、厚朴。加之胃实腹满，微发谵语者，可以调胃承气汤以荡其实而去其满大黄、芒硝、甘草。更加舌苔干燥，喷热如火，痞胸腹塞闷、满胃腹膨胀、实胃上按痛、燥便闭干结、坚按之石硬，与夫狂谵无伦者，法主大承气汤，急驱其阳以救其阴大黄、芒硝、枳实、厚朴。

少阳经

程郊倩曰：少阳在六经之中，典开合之枢机，太阳为开，阳明为合，少阳为枢。出则阳，入则阴，职守最重，非若他经之于表里截然不相管摄也。半表者，指在经之风寒而言，所云寒热往来，胸胁苦满等是也；半里者，指在腑之里热而言，所云口苦，咽干目眩是也。表为寒，里为热，寒热互拒，所以有和解一法，以柴胡解少阳在经之表寒，黄芩和少阳在腑之里热，犹恐阳神退而里气虚，阴邪乘虚而起，故用姜、枣、人参以壮其里气而御其表。三阳为尽，三阴不受邪，方成妙算。若腑热未具，误投黄芩，伐其里气，是为开门揖盗矣。盖里虚，万不能御表也。识透此诀，方可读仲景少阳篇之论，与夫条中之所示之所禁、之所加减，而为从表从里及一切斟酌之法。不然，汗吐下之禁未犯，而先犯本方之黄芩，则阳去入阴，此时即能救误，所失良多也。所贵图几于早也。予目击世人以小柴胡杀人不少，非其认症不真，盖亦得半而已止耳。

少阳头痛在侧，耳聋喜呕，不欲食，胸胁满，往来寒热此为少阳经证，先君曰少阳行身侧，法主柴胡汤以解少阳之表柴胡、半夏、人参、甘草、生姜、大枣；口苦咽干，目眩，此为少阳腑症，法主黄芩以泻少阳里热。

太阴经

喻嘉言曰：仲景《伤寒论》，六经中惟太阴经文止九条，方止二首，后人惜其非全书。昌细绎其所以约略之意，言中风即不言伤寒，言桂枝即不言麻黄，言当温者则曰宜四逆辈，全是引伸触类之妙。治法但清其风寒之原，以定发表之法，更于腹之或满或痛间，辨其虚实，以定当下当温，了无余义矣。自非深入阃奥者，孰能会其为全书哉。

胡章及曰：太阴篇之法，独略非略也，散见于六经耳。六经之证，未有能外太阴者，以脾为一身之主也。脾气强健，何病不愈。否则，诸法皆不验也矣。

太阴病，腹满而吐，食不下，时腹自痛，自利不渴，手足自温，法主理中汤加砂半人参、白术、干姜、甘草、砂仁、半夏；若胸膈不开，饮食无味，而兼咳嗽者，乃留饮为患，法宜理脾涤饮黄芪、白术、砂仁、白蔻、半夏、干姜；若由胃而下走肠间，沥沥有声，微痛作泄者，名曰水饮，即于前药内加桂、附；若由胃而上入胸膈，咳逆倚息，短气不得卧者，名曰支饮，即于前药内加故纸、益智，更用斩关丸以下痰自愈；若由胃而旁流入胁，咳引刺痛者，名曰悬饮，即于前药内加芫花、草果，搜出筋缝之痰，自愈；若由胃而溢出四肢，痹软酸痛者，名曰溢饮，即于前药内加虎骨、威灵仙，在手更加姜黄，在足更加附子；又有着痹、行痹二证，痛在一处者为着痹，流走无定者为行痹。与溢饮相似而证不同，乃为火旺阴亏，热结经隧，赤热肿痛，手不可近，溢饮不赤不热，法宜清热润燥人参、竹沥、生地、阿胶、天冬、玉竹，在手加桑枝，在足加桑根；若身目为黄而小便不利，不恶寒者，为阳黄，法宜茵陈五苓散猪苓、茯苓、白术、泽泻、肉桂、茵陈；若腹痛厥逆，身重嗜卧而发黄者，为阴黄，法宜茵陈附子汤人参、白术、茯苓、附子、干姜、茵陈。

少阴经

喻嘉言曰：传经热邪，先伤经中之阴，甚者邪未除而阴已竭，独是传入少阴。其清解之法反十之三，急温之法反十之七，而宜温之中，复有第不同，毫厘千里，粗工不解，必于会曾犯房劳之证，始敢用温，及遇一切当温之法，反不能用。讵知未病先劳其肾水者，不可因是遂认为当温也。必其人肾中真阳素亏，复因汗吐下，扰之外出不能内返，必藉温药以回其阳，方可得生。所以伤寒门中，亡阳之证最多，即在太阳已有种种危候，至传少阴，其辨证之际，仲景多少迟徊顾惜，不得从正治之法，清热夺邪，以存阴为先务也。今以温经之法疏为前篇，存阴之法疏为后篇，俾业医者免临岐之惑云。

舒驰远曰：少阴前后篇，寒热迥别，治法亦相悬殊。推其源头，标同而本不同也。盖肾中真阳素亏之人，阴寒是其本也，邪入少阴，则必挟水而动，而为前篇诸证，宜亟温之，固不待言，其在太阳发表药中，早宜加附子以助阳御阴，庶无逼汗亡阳之患也。若肾真阴素乏之人，阳亢是其本也，邪入少阴，则必挟火而动，而为后篇诸证，宜从养阴退阳，固不待言。其在太阳发表药中，亦早宜重加阿胶地黄等药，以回护真阴，方可得汗，否则，阴精被劫，汗亦无所酿矣。

少阴病，真阳素虚者，外邪则必协水而动，阳热变为阴寒，目瞑倦卧，声低息短，少气懒言，身重恶寒，四肢逆冷，腹痛作泄，法主温经散邪，回阳止泄附子、干姜、黄芪、白术、半夏、砂仁、故纸、益智；真阳素旺者，外邪则必协火而动，心烦不眠，肌肤熯燥，神气衰减，小便短而咽中干，法主黄连阿胶汤分解其热，润泽其枯黄连、黄芩、白芍、阿胶、鸡子黄。

厥阴经

舒驰远曰：经云两阳和明谓之阳明，两阴交尽谓之厥阴。究竟六经皆有阳明，六经交尽于厥阴也。嘉言不便分为二篇者，以厥阴中多有阴阳杂错不分之证。若据阴厥、阳厥分为二篇，则阴阳杂错又三篇矣，所以不便分也。至于阴厥、阳厥之辨，仍从外证辨之。凡阴厥证，必恶寒身重，下利不渴；阳厥证，必恶热身轻，烦渴不眠。顾阴阳之辨，虽曰甚微，以此而论，显而易见也。篇中用治，矩则虽多，然阴厥证重在温经止泄以回其阳，阳厥证重在破阳行阴以通其厥。其阴阳杂错不分之症，法当阴阳互治，寒热并投，纵或阴阳多寡不一，大概不出乎此。

厥阴病，有纯阳无阴之证，有纯阴无阳之证，有阴阳杂错之证。张目不眠，声音响亮，口臭气粗，身轻恶热，厥深，上攻而为喉痹，下攻而为脓血，此纯阳无阴之证也。法主破阳行阴，以通其厥。喉痹者，用玉竹、天冬、麦冬、石膏、鸡子白。便脓血者，用生地、阿胶、黄连、鸡子黄。鸡子甘寒润燥，其白象天，轻清上浮，用治上燥；其黄象地，重浊下降，以润下燥。四肢厥冷，爪甲青黑，腹痛拘急，下利清谷，呕吐酸苦，冷厥关元，此纯阴无阳之证也，法主驱阴止泄以回其阳附子、干姜、砂仁、半夏、黄芪、白术、吴萸、川椒。腹中急痛，吐利厥逆，心中烦热，频索冷饮，饮而即吐，烦渴转增，腹痛加剧，此阴阳杂错之证也，法主寒热互投，以去杂错之邪附子、干姜、黄芪、白术、砂仁、半夏、吴萸、川椒浓煎，另用黄连浸取轻清之汁，掺和温服。

伤寒门方依《本草纲目》收入。

风秘气秘 用萝卜子炒，一合，擂水，和皂荚末二钱，服之立通。《寿域神方》

伤风下痢 伤风久不已而下痢脓血，日数十度。用皂荚刺、枳实麸炒、槐花生用，各半两，为末，炼蜜丸梧子大，每服三十丸，米汤下，日二服。《袖珍方》

伤风流涕 白芷一两，荆芥穗一钱，为末，蜡茶点服二钱。《百一选方》

感冒风寒 神白散，又名圣僧散，治时行一切伤风、伤寒，不问阴阳轻重，老少男女，孕妇，皆可服之。用白芷一两，生甘草半两，姜三片，葱白三寸，枣一枚，豉五十粒，水二碗，煎服，取汗。不汗再服。病至十余日未得汗者，皆可服之。此药可卜人之吉凶也。如煎得黑色，或误打翻，病即难愈；如煎得黄色，无不愈者。煎时要至诚，忌妇人鸡犬见。《卫生家宝方》

初感风寒 头痛恶风者，用水七碗，烧锅令赤，投水于内，取起再烧再投，如此七次，名麻沸汤，乘热饮一碗，以衣被覆头取汗，神效。《伤寒蕴要》

又方，脂麻炒焦，乘热擂酒饮之，暖卧取微汗出，良。《纲目》

又方，初起即用葱白一握，淡豆豉半合，泡汤服之，被盖取汗，良。《濒湖集简方》

又方，不问阴阳，以皂角一挺，肥者，烧赤为末，水五合和，顿服之，阴病更效。《千金方》

伤寒咳逆 服药不效者，用雄黄二钱，酒一盏，煎七分，乘热嗅其气即止。《活人方》

又方，用好梨子一个，刺五十孔，每孔入椒一粒，面裹灰火煨熟，停冷，去椒食之。不可热服。《孟诜》

又方，咳逆兼呃噫，日夜不定者，用毕澄茄、高良姜各等分，为末，每服二钱，水六分，煎十沸，入醋少许，服之。苏颂《图经》

又方，呃逆及哕逆不定，用丁香一两，干柿蒂焙，一两，为末，每服一钱，煎人参汤下。《简要济众方》

按：以上二方皆虚寒之症，呃势缓。

又方，乳香同硫黄烧烟，嗅之。《伤寒蕴要》

按：此方亦皆虚寒之症。

伤寒呃逆 声闻四邻者，用四花青皮全者，研末，每服二钱，白汤下。《医林集要》

又方，伤寒汗吐下后，心下痞鞕，噫气不除者，旋覆代赭汤主之。用旋覆花三两，代赭石一两，人参三两，生姜五两，甘草三两，半夏半斤，大枣十二枚，水一斗，煮六升，去渣，再煎三升，温服一升，日三服，效。《伤寒论》

舒驰远曰：打呃一证，有实热，有虚寒。若胃实闭结，阳火上冲而打呃者，真阴立尽之候也，其证必张目不眠，身轻恶热，法宜承气诸法急下，以救其阴；若脾气虚寒，健运无权，气不调达而打呃者，其势缓，非死症，其证必目瞑倦卧，身重恶寒，法宜人参、白术、附子、炮姜、甘草、半夏、丁香、白蔻温中散逆。

伤寒狐惑 乃虫蚀下部，痛痒不止。用雄黄半两，烧于瓶中，熏其下部，甚效。《圣惠方》

又方，蚀肛者，蕙草、黄连各四两，锉碎，以白酸浆一斗，泡一宿，煮取二升，分三服。《范汪方》

按：蕙草，今皆用零陵香。

张仲景曰：狐惑病，脉数，无热，微烦，默默但欲卧，汗出。初得三四日，目赤如鸠，七八日，目四眦黄黑，若能食者，脓已成也，赤豆当归散主之。赤小豆三升，水浸令芽出，当归三两，为末，浆水服方寸匙，日

三服。《金匮要略》

伤寒坏症 凡伤时疫，不问阴阳，老少妊妇，误服药饵，困重垂死，脉沉伏，不省人事，七日以后皆可服之，百不失一。此名夺命散，又名复脉汤。人参一两，水二钟，紧火煎一钟，以井水浸冷服之。少顷，鼻梁汗出，脉复立瘥。苏韬光侍郎云用此救数十人。予作清流宰，县倅申屠行辅之子妇患时疫三十余日，已成坏病，令服此药而安。《百一选方》

伤寒发狂 踰垣上屋者，寒水石二钱，黄连一钱，为末，甘草一钱，煎，冷服，名鹊石散。《本事方》

又，元明粉二钱，朱砂一钱，为末，冷水服。《伤寒蕴要》

又，伤寒六七日，热极狂言，见鬼欲走，取白桐皮，即俗名大脚桐，以皮削去黑，擘断，四寸一束，以酒五合，水一升，煮半升，去渣，顿服。当吐下青黄汗数升，即瘥。《肘后方》

伤寒阳毒 狂乱甚者，用青布一尺浸冷水，贴其胸前。《活人书》

伤寒衄血 滑石末，饭丸梧子大，每服十丸，微嚼破，新水咽下，立止。汤晦叔云：鼻衄，乃当汗不汗所致，其血紫黑时，不以多少不可止之，且服温和药调其营卫，待血鲜时，急服此药止之也。《本事方》

伤寒咽痛 乃少阴证。用炙甘草二两，水二升，煮一升半，服五合，日二服，必愈。张仲景《伤寒论》

又方，用生射干、猪脂各四两，合煎令焦，去渣，每噙枣许大，取瘥。《伤寒论》

伤寒腹胀 阴阳不和也。用桔梗、法夏、陈皮各三钱，姜五片，水二钟，煎一钟服。《南阳活人书》

伤寒目翳 烧淡豆豉二七枚，研末吹之。《肘后方》

伤寒，舌出过寸者，梅花片脑半分，为末掺之，随手即愈。洪迈《夷坚志》

又方，巴豆一粒，以纸包，捶去油，取霜，以纸卷作条，纳入鼻中，舌即收上。《普济方》

伤寒结热 六七日狂乱，见鬼欲走，以蚯蚓半斤，去泥，用人溺煮汁

饮，或生绞汁亦可。《肘后方》

伤寒结胸 天行病四五日，结胸满痛，壮热，用苦参一两，以醋三升，煮取一升二合，饮之，取吐即愈。天行毒病，非苦参醋药不解，乃温覆取汗，良。《外台秘要》

按：满痛处必不可以手按。

又方，正在心下，按之则痛，脉浮滑者，小陷胸汤主之。法夏半升，黄连一两，栝蒌实大者一枚，水六升，先煮栝蒌至三升，去渣，纳前二味，煮取二升，分三服。仲景《伤寒论》

又方，已经汗、下后者，槟榔二两，酒二盏，煎一盏，分二服。庞安时《伤寒论》

又方，按之极痛，或通而复结，喘促，大躁狂乱，此阳毒结胸。取生蚯蚓四条，洗净，研如泥，入生姜汁少许，蜜一匙，薄荷汁少许，新汲水调服。若热炽者，加片脑少许，均随与揉心下，片时自然汗出而解。不应，再服一次，神效。《伤寒蕴要》

伤寒血结 胸胀痛不可近，仲景无方。宜海蛤散主之，并刺期门穴。用海蛤、石膏、甘草各一两，芒硝半两，为末，每服二钱，鸡蛋清调服。更服桂枝红花汤，发其汗则愈。盖膻中血聚，则小肠必壅，小肠壅则血不行。服此则小肠通，而血亦行，胸膈必自利矣。《活人方》

伤寒余热 伤寒之后，邪入经络，体瘦肌热，推陈致新，解利伤寒，时气伏暑，仓卒并治，不论老少。柴胡四两，甘草一两，每用三钱，水一盏，煎服。许学士《本事方》

又方，口干，咽痛，喜唾者，大枣二十枚，乌梅十枚，入蜜少许，捣为丸，大豆大，含一枚于口中，咽汁，甚效。《千金方》

伤寒气喘不止 防已、人参等分，为末，桑白汤服二钱，不拘老少，皆宜。《纲目》

又方，用紫苏一把，水三升，煮一升，稍稍饮之。《肘后方》

伤寒干啘 法夏研末，生姜汤服一钱。《梅师方》

伤寒搐搦 伤寒出汗不彻，或盖覆不密，手足搐者，用海蛤、川乌头各一两，穿山甲炒，二两，为末，酒丸弹子大，捏扁，贴患处足心下。另捣葱白盖药，以布裹定，于暖室中热水浸脚至膝上，水冷又添换，候遍身出汗为度。凡三日一作，以知为度。宗奭方

伤寒懊侬 吐下后，心中懊侬。大下后，身热不去，心中痛者。并用栀子豉汤吐之。肥栀子十四枚，炒，用水二盏，煮至一盏，入豉半两，同煮至七分，去渣服。得吐止后服。《伤寒论》

伤寒呃噫 声闻四邻者，四花青皮全者，研末，每服二钱，白汤下。《医林集要》

又方，枳壳半两，木香一钱，为末，每白汤服一钱，未止，再服。《本事方》

下早成痞 伤寒阴证，下早成痞，心下满而不痛，按之虚软。枳壳、槟榔等分，为末，每服三钱，黄连汤调下。《本事方》

伤寒赤斑 青黛二钱，水研服。《类证活人书》

又方，猪胆鸡子汤，用猪胆汁、苦酒各二合，鸡蛋一个，合煎三沸，分服，汗出即愈。《张文仲方》

伤寒下痢 便脓血不止，桃花汤主之。赤石脂一斤，一半全用，一半研末，干姜一两，粳米半斤，水七升，煮米熟去渣，每服七合，纳末一方寸匙，日三服，愈乃止。《伤寒论》

又方，痢不止，心下痞，利在下焦者，赤石脂禹余粮汤主之。二味各二斤，研末，水六升，煮取二升，去渣，分再服。仲景《伤寒论》

又方，不能食者。黄连一升，乌梅二十枚，去核，炙燥，为末，蜡如棋子大，蜜一升，合煎，和丸梧子大，一服二十丸，日三服。《肘后方》

又方，黄连二两，熟艾如鸭子大一团，水三升，煮取一升，顿服立止。《肘后方》

伤寒䘌疮 四肢烦疼，不食多睡。羊桃十斤，捣熟，浸热汤三斗，正午时入坐一炊久，不过三次愈。《千金方》

又方，生下部者。乌梅肉三两，炒，为末，炼蜜为丸梧子大，以石榴根皮煎汤，食前下三十丸。《圣惠方》

伤寒脱阳 小便不通。用茴香末，以生姜自然汁调敷腹上。又，用茴香末，入益元散中，服之效。《摘玄方》

伤寒毒攻 手足肿痛。羊桃煮汁，入盐少许，渍之。《肘后方》

又方，毒气攻手足，及身体虚肿。用豉五合，微炒，以酒一升半，同煎七沸，任性饮之。《简要济众》

又方，遗毒，手足肿痛欲断。黄柏五斤，水三升，煮渍之。《肘后方》

伤寒痞满 伤寒汗、吐、下后，心下痞鞕，噫气不除者，旋覆代赭汤主之。用旋覆花三两，代赭石一两，人参三两，生姜五两，甘草三两，法夏半斤，大枣十二枚，水一斗，煮六升，去渣，再煎至三升，温服一升，日三服。《伤寒论》

又方，阴病下早成痞，按之虚软而不痛。槟榔、枳实等分，为末，每服二钱，黄连煎汤下。《宣明方》

伤寒发躁 伤寒下后，又发其汗，昼日烦躁不得眠，夜而安静，不呕，不渴，无表证，脉沉微，身无大热者，干姜附子汤温之。干姜一两，生附子一枚，去皮脐，破作八片，水三升，煮取一升，顿服。《伤寒论》

阴证伤寒 极冷，厥逆烦躁，腹痛无脉，危甚者。石硫黄为末，艾叶煎汤服三钱，便得睡，汗出而愈。《本事方》

又方，伤寒，厥逆腹痛。以芥菜子研末，熟水调，贴脐上。《生生编》

阴毒伤寒 房后受寒，少腹疼痛，头痛腰重，手足厥逆，脉息沉细，或作呕逆者，并宜退阴散。用川乌头、干姜等分，切炒，放冷为散，每服一钱，水一盏，盐一撮，煎取半盏，调散温服，得汗而解。孙兆《口诀》

又方，玉女散，治阴毒心腹痛厥逆恶候。用川乌头去皮脐，冷水浸七日，切晒，纸裹收之。用时为末，一钱，入盐八分，水一盏，煎八分，服之，压下阴毒如猪血状，再进一服。《本事方》

又方，回阳散，治阴毒伤寒，面青，四肢厥逆，腹痛身冷，一切气冷。用大附子三枚，炮裂，去皮脐，为末，每服三钱，姜汁半盏，冷酒半盏，调服。良久，脐下如火暖为度。《济生方》

又方，生草乌头为末，以葱头醮药，纳谷道中，愈。方名提盆散。王

海藏《阴证略例》

又方，危笃者，用黑豆炒干，投酒，热饮或灌之。吐则复饮之。《居家必用》

又方，百合煮浓汁，服一升，良。《孙真人食忌》

又方，四肢逆冷。用吴萸一升，酒拌湿，绢袋二个，包蒸极热，更互熨足心，候气透，痛即止，屡效。《圣惠方》

又方，或心结，按之极痛，大小便闭，但出气稍暖者。急取巴豆十粒，研细，入面一钱，捻作饼，安脐内，以小艾炷灸五壮，气达即通。此太师陈北出方也。《仁齐直指方》

阴盛格阳　其人必躁热而不饮水，脉沉，手足厥逆者，是此证也，霹雳散主之。大附子一枚，烧存性，为末，蜜水调服。逼散寒气，然后热气上行而汗出乃愈。《孙兆口诀》

阴症呃逆　乳香同硫黄烧烟嗅之。《伤寒蕴要》

少阴伤寒　初得二三日，脉微细，但欲寐，小便色白者，麻黄附子甘草汤发其汗。麻黄去节，二两，甘草炙，二两，附子炮去皮脐，一枚，水七升，先煮麻黄去沫，纳二味，煮取三升，分作三服，取微汗。张仲景《伤寒论》

又方，少阴病，始得反发热，脉沉者，麻黄附子细辛汤发其汗。麻黄去节，二两，附子炮去皮，一枚，细辛二两，水一斗，先煮麻黄去沫，乃纳二味同煮，至三升，分三服。《伤寒论》

少阴下痢　少阴病，下利清谷，里寒外热，手足厥逆，脉微欲绝，身反不恶寒，其人面赤色，或腹痛，或干呕，或咽痛，或利止脉不出者，通脉四逆汤主之。大附子一个，去皮，生破作八片，甘草炙，二两，干姜三两，水三升，煮一升，取温分再服，其脉即出者愈。面赤加葱九茎，腹痛加芍药二两，呕加生姜二两，咽痛加桔梗一两，利止脉不出，加人参二两，无不愈者。《伤寒论》

又方，下利不止，厥逆无脉，干呕者，白通汤加猪胆汁主之。葱白四茎，干姜一两，生附子一枚，泡去皮，水三升，煮一升，入人尿五合、猪胆汁一

合，分服。《伤寒论》

伤寒劳复 及食复欲死者，水服胡粉少许。《肘后方》

又方，劳复身热，大小便赤如血色，用胡黄连一两，栀子二两，去壳，入蜜半两拌和，炒令微焦，为末，用猪胆汁和丸梧子大，每服十丸。另用生姜二片，乌梅一个，童便三合，浸半日，去渣。食后，暖小便，令温吞之，卧时再服，甚效。苏颂《图经本草》

又方，劳复及食复欲死者，苏叶煮汁饮之，亦可入生姜、豆豉同煮饮之。《肘后方》

又方，劳复及食复欲死，并以芦根煎浓汁饮之。《肘后方》

又方，葵子二升，粱米一升，煮粥食，取汗立安。《圣惠方》

又方，因交后卵肿，或缩入腹痛，用或青或紫辣蓼子一把，水挼汁，饮一升。《肘后方》

又方，因交接者，腹痛卵肿，用葱白捣烂，苦酒一盏，和服之。《千金方》

又方，伤寒后交接劳复，阴肿股痛。用淡竹茹一升，水三升，煮五沸服之。《活人书》

又方，笃病初起，受劳伤食，致腹痛欲死者。鳖甲烧，研末，以水调服方寸匙，效。《肘后方》

伤寒食复 方多见上。

又方，伤寒饮食劳复者，浓煎柑子皮汁，服之。《纲目》

又方，酒曲一枚，分作两边，一边生用，一边火炙焦用，粳米饭如曲大一团，一半随用，一半火炙焦用，四味同捶，放碗内，上以小盏盖之，以滚水冲入，浸片时，服之。自制

伤寒黄疸 用茵陈、栀子各三钱，秦艽、升麻各四钱，为散，每用三钱，水四合，煎二合，去渣，食后温服，以知为度。宗奭方

又方，茵陈栀子大黄汤，治湿热也。栀子黄柏汤，治燥热也。如苗涝则湿黄，苗旱则燥黄，湿则泻之，旱则润之可也。此药治阳黄也。韩祗和、李思训治阴黄用茵陈附子汤，大抵以茵陈为君，而佐以大黄、附子，

各随其寒热也。《王好古论药》

又方，小便不利，不恶寒者，为阳黄，法宜茵陈五苓散；若腹痛厥逆，身重嗜卧而发黄者，为阴黄，法宜茵陈附子汤。《伤寒集注》

又方，萹蓄捣汁，顿服一升，多年者，日再服之。《药性论》

四时伤寒 皆不正之气。用香茹为末，以常酒调服一二钱，取汗。《简便方》

热病吐下 及下利，身冷脉微，发躁不止者，附子炮，一枚，去皮脐，分作八片，入盐一钱，水一升，煎半升，温服立效。《经验良方》

伤寒温疫 头痛，壮热脉盛。以干艾叶三升，水一斗，煮一升，顿服，取汗。《肘后方》

又方，已发未发。用梨树皮、大甘草各一两，黄秫谷一合，锅底墨一钱，共为末，每服三钱，白汤下，日二服，取愈。此蔡医博传方也。黎居士《简易方》

百合病发 百合知母汤，治伤寒后百合病痛，行住坐卧不定，如有鬼神状，已发汗者。用百合七枚，以泉水浸一宿，明旦更以泉煮之，又以知母三两，用泉水二升，煮取一升，同百合汁一升，再煮至一升半，分服。百合鸡子汤，治百合病已经吐后者，用百合七枚，用泉水浸一宿，明旦更以泉水二升，煮取一升，入鸡子黄一个，分再服。百代赭石汤，治百合病已经下后者，用百合七枚，泉水浸一宿，明旦更以泉水二升，煮取一升，又以代赭石一两，滑石三两，水二升，煮取一升，同百合汁再煮取一升半，分服。百合地黄汤，治百合病未经汗、吐、下者。用百合七枚，泉水浸一宿，明旦更以泉水二升，煮取一升，入生地汁一升，同煎取一升，分再服。《金匮要略》

百合变渴 病已经月，变成消渴者，百合一升，水一斗，渍一宿，取汁温浴。病人浴毕，食白汤饼以助之，屡效。陈廷之《小品方》

又方，伤寒传成百合病，如寒无寒，如热无热，欲卧不卧，欲行不行，欲食不食，口苦，小便赤色，得药则吐利，变成渴疾，久不瘥者。用牡蛎煅，二两，花粉二两，为细末，每服方寸匙，用米饮调下，日三服取效。

《金匮玉函方》

百合变热 用百合一两，滑石三两，为末，米饮服方寸匙，微利乃良。《小品方》

百合腹满 作痛者，用百合炒，为末，每米饮服方寸匙，日二服。《小品方》

一切伤寒 神白散，又名圣僧散，治时行一切伤寒，不问阴阳轻重，老少男女孕妇，皆可服之。用白芷一两，生甘草半两，姜三片，葱白三寸，枣一枚，豉五十粒，水二碗，煎服取汗。不汗再服。病至十一日未得汗者，皆可服之。此药可卜人之吉凶也，如煎得黑色，或误打翻，病即难愈；如煎得黄色，无不愈者。煎时要至诚，忌妇人鸡犬见。《卫生家宝方》

热病发狂 伤寒时气，温病六七日，热极发狂，见鬼欲走者，取白狗，从背破取血，乘热摊胸上，冷乃去之。此治垂死者亦活。无白犬，但纯色者亦可。《肘后方》

橘皮汤 治男女伤寒并一切杂症呕哕，手足逆冷者，用橘皮四两，生姜一两，水二升，煎一升，徐徐呷之，即止。仲景方

文蛤散 病在阳，当以汗解，反以冷水潠之，或以灌之，更益烦热欲水不渴者，此散主之。文蛤五两，为末，每服方寸匙，七沸汤下，甚效。仲景方

『群方备要』卷之三

靖州唐大中极三氏辑

通治部

1. 中寒门

中寒门大意

经曰阴盛生内寒，又言故中寒者，岂非内寒先生，外寒后中耶？经言血凝脉不通，又言脉盛大以涩，岂非以外寒中，故脉盛大？血脉闭，故脉涩耶？此中复有大疑，请先明之。一者，人身卫外之阳最固，太阳卫身之背，阳明卫身之前，少阳卫身之两侧。今不由三阳，而直中少阴，是岂从天而下哉？盖厥气上逆，积于胸中则胃寒，胃寒则口食寒物，鼻吸寒气，皆得入胃。肾者胃之关也，外寒斩关，直入少阴肾藏，故曰中寒也。此《内经》所隐而未言者也。一者，其脉盛大以涩，虽曰中寒，尚非卒病，卒病中寒，其脉必微。盖《内经》统言伤寒中寒之脉，故曰盛大涩。仲景以伤寒为热病，中寒为寒病，分别言之。伤寒之脉，大要以大、浮、数、动、滑为阳，沉、涩、弱、弦、微为阴。阳病而见阴脉且主死，况阴病卒病必无反见阳脉之理。若只盛大以涩，二阳一阴，亦何卒急之有哉？此亦《内经》所隐而难窥者也。喻嘉言曰：昌每见病者，阴邪横发，上干清道，必显畏寒腹痛，下利上呕、自汗淋漓，肉瞤筋惕等证，即忙把住关门，行直武坐镇之法，不使龙雷升腾霄汉。一遵仲景已传之秘，其人获安。倘失此不治，顷之，浊阴之从胸而上入者，咽喉肿痹，舌胀睛哭；浊阴之从背而上入者，颈筋粗大，头项若冰，转盼浑身青紫而死，谓非地气加天之劫厄乎？惟是陡进附子、干姜纯阳之药，亟驱阴邪下从阴窍而出，非与迅扫浊阴之气还返地界同义乎？然必尽驱阳隙之阴，不使少留，乃得功收再造，非与一洗天界余氛，俾返冲和同义乎？行之三十年，治经百余人，凡遇药到，莫不生全，虽属权宜，即拟之为正法可也。

寒中少阴，微阳埋没，肌肤冻裂，无汗而丧宰守者，急用附子、干姜，加葱白以散寒，又加猪胆汁引入阴分。然恐药力不胜，故以葱白捣烂炒热熨之，艾火灸之，内外夹攻，乃足破其坚凝，少缓恐不及矣。

若其人系有汗，此真阳素扰，腠理素疏，魄汗淋漓，脊项强硬，即用附子、干姜、猪胆汁，不可又用葱、艾熨灸，致气随汗脱，而阳无由内返也。用附子、干姜以胜阴复阳者，取其飞骑突入，不可再加别味和合成汤，反牵姜、附，难入其势。

又法，姜、附中或加当归、肉桂兼理其营，以寒邪中入，先伤营血故也。

又法，姜、附中宜加人参、炙草，调元转饷，收功帷幄。

又法，前药二三剂后，阳已来复，运动精神爽健，更加黄芪、焦术、五味、白芍，阳平补不可歇手。

又法，用前药以培阴护阳，其人即素有热痰，已因阳出而从阴以变为寒也，姜、附可不施，而牛黄、竹沥一切寒凉亦决不可用，不然阴复用事，阳即躁扰，前功尽弃也。

又法，平补后，纵有顽痰留积经络，只宜甘寒助气以通之，不宜辛辣助热而壅塞也。

以上所论各方，俱详《医门法律》，兹不复赘，谨将简便良方备录于下。

中寒昏困 姜附汤，治体虚中寒，昏不知人，及脐腹冷痛，霍乱转筋，一切虚寒之病。用生附子一两，去皮脐，干姜炮，一两，每服三钱，水二钟，煎一钟，温服。《和剂局方》

感寒无汗 水调芥子末，填脐内，以热物隔衣熨之，取汗出妙。《简便单方》

腹中痞硬 夏秋之交，露坐夜久，腹中痞，如群石在腹。用黑大豆半升，生姜八分，水三升，煎一升，顿服瘥。《经验方》

发散寒邪 胡椒、丁香各七粒，碾末，以葱白捣成膏，和涂两手心，合掌握定，夹于大腿内侧，温覆取汗即愈。《伤寒蕴要》

冬月感寒 吴茱萸五钱，煎汤服之，取汗。《千金方》

大便寒闭 宿食不消，大便闭塞。巴豆仁一升，清酒五升，煮三日三

夜，研熟，合酒微火煎焙可，丸如豌豆大，每服一丸，水下。欲吐者，服二丸。《千金方》

三建汤 治元阳素虚，寒邪外攻，手足厥冷，大小便滑数，小便白浑，六脉沉微，除痼冷，扶元气及伤寒阴毒。用附子、天雄并泡制去皮脐，各等分，㕮咀，每服四钱，水二钟，姜五片，煎八分，温服。《肘后方》

2. 消渴门

消渴门大意

三消之证，实热者少，虚热者多，不足症也。若作有余治之，误矣。始而心肺消渴，或脾胃消中，或肾水消浊，传染日久，则肠胃合消，五脏干燥，精神倦怠，以致消瘦四肢。

上曰消喝 心炎动而消上，上消乎心，移热于肺，汤饮茶水，饮之又渴，治宜莲花饮。甘草、知母、莲花须、川莲仁、花粉、五味、人参、干葛、茯苓、生地各味，看病用分量。次以生津四物汤川芎八分，归身一钱，生地一钱，酒洗，知母一钱，白芍一钱，麦冬一钱，去心，川连八分，乌梅肉五分，花粉七分，薄荷五分，石莲五分，黄柏五分，蜜炒，炙甘草五分。《幼科铁镜》

中曰消肌 脾火动而消中，中消于脾，移热于胃，喜多食，食无足时，小便色黄。治宜石膏、贝母、甘草、人参，倍加石膏，外加粳米，次宜生津养脾。《幼科铁镜》

下曰消浊 火动消肾，移热于膀胱，小便浑浊，色如膏脂，用莲子、知母、芡实、麦冬，入四物汤中服之。《幼科铁镜》

总治三消 以生血为主，用黄连、花粉二味为末，藕汁、生地汁、生姜汁、人乳、蜂蜜共调二味为糊，每次一指面大，白汤送下。凡治消证，务要养脾，生肺，降火滋阴，病自除矣。《幼科铁镜》

消渴引饮 烧瓦窑突上黑煤干如铁屎者半斤，为末，入生姜四两，同捣，绢袋盛之，水五升浸汁，每饮五合。《圣济录》

又方，神效丸，用密陀僧一两，为末，汤浸蒸饼丸梧子大，浓煎蚕茧盐汤，或茄根汤，或酒下，日五丸，渐增五丸，至三十丸，不可多服。五六服后，以见水恶心为度，恶心时，以干物食而压之，日后自定，甚奇。《选奇方》

又方，无名异一两，黄连二两，为末，蒸饼丸绿豆大，每服百丸，以茄根、蚕茧煎汤下之。《圣济录》

又方，用浮石、蛤粉、蝉壳等分，研末，鲫鱼胆汁七个，调服三钱，神效。《纲目》

按： 浮石，乃江海间细砂、水沫凝聚，日久结成者，状如水沫及钟乳石，有细孔如蛀窠，色白，体虚而轻。海中者味咸，更妙。

又方，汤瓶内碱、葛根、浮萍等分，每服五钱，水煎服。《圣济录》

又方，汤瓶内碱、菝葜根各一两，乌梅二两，焙研为散，每服二钱，水一盏，石器煎七分，温呷，一日一次。《圣济录》

又方，人参为末，鸡子清调服一钱，日三四服。

又方，人参、花粉等分，生研为末，炼蜜丸梧子大，每服百丸，食前麦冬汤下，日二服，以愈为度，名玉壶丸。忌酒面炙煿。《集验方》

又方，白芍药、甘草等分，为末，每用一钱，水煎，日三服。鄂渚辛祐之患此九年，服药止而复作，苏朴授此方，七日顿愈。古人治方，殆不可晓，不可以平易而忽之。《经验方》

又方，消渴而加骨节烦热者，用生芭蕉根捣汁，时饮一二合。《圣惠方》

又方，兼小便不利者，葵根五两，水二大盏，煮汁，平旦日一服。《圣惠方》

又方，甘遂面炒，半两，黄连一两，为末，蒸饼绿豆大，每薄荷汤下三丸，忌甘草。《纲目》

又方，日饮水至一石者，以浮萍捣汁服之，或用干浮萍、天花粉等分，研末，人人乳汁，和丸梧子大，空心服二十丸，病三年者，数日可愈。《千金方》

又方，日饮数斗，小便赤涩。秋麻仁一升，水三升，煮数沸，饮不过

五升愈。《肘后方》

又方，梅花汤，用糯谷炒出白花，桑根白皮等分，每用一两，水二碗，煎汁饮。《三因方》

又方，用糯谷草心烧灰，每以汤浸一合，澄清饮之。《世医得效方》

又方，薏苡仁煮粥饮，当茶并煮粥食之，良。《纲目》

又方，黑豆置牛胆中，阴干百日，吞尽即瘥。《肘后方》

又方，绿豆煮汁饮，并作粥食。《普济方》

又方，金豆丸，用白扁豆浸去皮，为末，以天花粉汁用蜜和丸梧子大，金箔为衣，每服二三十丸，天花粉汁下，日二服。忌炙煿酒色。次服滋肾药。《仁存堂经验方》

又方，韭菜日用三五两，或炒或作羹，勿入盐，入酱无妨，吃至十斤即住，极效。《秦宪副方》

又方，独胜散，用结了子萝卜三枚，洗净切片，日干为末，每服二钱，以猪肉汤清调下，日三服，渐至三钱。生者捣汁亦可，或以汁煮粥食之亦可。《图经本草》

又方，干生姜末一两，以鲫鱼胆汁和丸梧子大，每服七丸，米饮下。《圣惠方》

又方，日饮至一石者，菠菜根、鸡内金等分，为末，米饮服一钱，日三服。《经验方》

又方，冬瓜去皮，每食后吃二三两，五七度良。孟诜《食疗》

又法，冬瓜一枚，削皮，埋湿土中，一月取出，破开取清水饮之，或烧热绞汁饮之。《圣济总录》

又法，冬瓜瓤干者一两，水煎服。《圣惠方》

又方，用香水梨，或鹅梨，或江南雪梨，皆可，取汁，同蜜汤熬成瓶收，以热水或冷水调服，愈乃止。《普济方》

又方，桑叶煮汁代茶，能止消渴。《纲目》

又方，取七家井索，近瓶口结处，烧灰，新汲水服二钱，三五度效。《圣惠方》

又方，五倍子为末，水服方寸匕，日三服。危氏《得效方》

又方，晚蚕沙焙干，为末，每用冷水下二钱，不过数服，愈。《斗门方》

又方，用鲫鱼去肠留鳞，以茶叶填满，纸包煨熟食之，不过数枚，愈。《吴氏心镜》

又方，用泥鳅十个，阴干，去头尾，烧灰，干荷叶各等分，为末，每以新汲水调服三钱，日三服，名沃焦散。《普济方》

又方，日夜饮水不止，小便数者，《心镜》：用田螺五升，水一斗，浸一夜，渴即饮之。每日换新螺及水，或煮食饮汁亦妙。《圣惠》：用糯米二升，煮稀粥一斗，冷定，入田中活螺三升在内，待食粥尽，出吐沫，乃收饮之，立效。

又方，用雄鸡水，滤过澄清服之，不过二鸡之水，愈，神效。《杨氏经验方》

又方，消渴而小便数者，用野鸡一只，五味煮取三升，以来汁饮之，肉亦可食，甚效。《杨氏经验方》

又方，竹箭散，用五灵脂、黑豆去皮，各等分，为末，每服三钱，冬瓜皮或叶煎汤下，不可更服热药。宜八味丸去附子，加五味子。若小渴者，二三服即止。《保命集》

又方，日夜饮水数斗者，《心镜》：用雄猪肚一枚，煮汁，入豉少许，渴即饮之，肚亦可食。煮粥亦可。仲景猪肚黄连丸：治消渴，用雄猪肚一枚，入黄连末五两，天花粉、白粱米各四两，知母三两，麦冬二两，缝定蒸熟，捣为丸梧子大，每服三十丸，米饮下。《食医心镜》

又方，猪脊汤：用猪脊骨一尺二寸，大枣四十九粒，新莲肉四十九粒，炙甘草二两，西木香一钱，水五碗，同煎汁，渴则饮之。《三因方》

又方，因饮酒或食果实过度，虽能食而口渴饮水，数尿。以麝香当门子，酒和作丸，枳椇汤下十余丸。二味皆败酒也。《济生方》

消渴烦乱，瓜蒌一个，酒一杯，洗去皮子，取瓤煎成膏，入白矾末一两，丸梧子大，每米饮下十丸。《圣惠方》

又方，用小麦作饭及粥食。《心镜》

又方，乌梅肉二两，微炒，为末，每服二钱，以水二盏煎至一盏，去渣，入豉二百粒，再煎至半，温服。《简要济众方》

消渴不止 下元虚损。牛膝五两，为末，生地汁五升浸之，日曝夜浸，汁尽，蜜为丸梧子大，每空心酒下三十丸。久服壮筋骨，驻颜黑发，生津液。《经验后方》

又方，菝葜㕮咀，半两，水三盏，乌梅一个，煎至一盏，温服。《普济方》

按：菝葜俗名金刚藤。

又方，兔丝子煎汁，任饮之，以止为度。《事林广记》

又方，用干冬瓜子、麦冬、黄连各二两，水煎饮之。冬瓜苗叶新干，皆治消渴。《摘玄方》

乳石发渴 寒水石一块，含之，以瘥为度。《圣济总录》

又方，蔷薇根一把，水煎，日服之。《千金方》

又方，小便不利者，葵根五斤，汁煎之，口服之，日一次。《圣惠方》

又方，凡能食者，黄柏一斤，水煮三五沸，任意饮之，数日即止。《独行方》

又方，渴而尿多，非淋也。用榆皮去黑皮，水煮，日三服。《外台秘要》

又方，入地三尺桑根白皮炙黄黑，水煮，随意饮之。《肘后方》

又方，竹沥恣饮，数日愈。《肘后方》

消渴烦躁 糯米泔，任意饮之，即定。研汁亦可。《外台秘要》

肾虚消渴 难治者，黑豆炒，天花粉各等分，为末，糊丸梧子大，每黑豆汤下七十丸，日二服。他名救活丸。《普济方》

消渴便闭 脉浮，小便不利，微热者，猪苓散发其汗，病自愈，即五苓也。猪苓、茯苓、焦术各三两，泽泻五分、上桂二分，共为极细末，水服方寸匙，日三服，汗出愈，如无汗，多饮暖水则必汗。张仲景方

下虚消渴 上盛下虚，心火炎燥，肾水枯涸，不能交济而成渴症者，白茯苓一斤，黄连一斤，为末，将天花粉熬作糊入药末，为丸梧子大，每温

汤下五十丸，甚效。《德生堂经验方》

又方，心脾中热，下焦虚冷，小便多者，牛羊乳，每饮三四合，妙。《广利方》

胃虚消渴 羊肚烂煮，空腹食之。《古今录验方》

胃热消渴 陈粟米炊饭，干食之良。《食医心镜》

强中消渴 猪肾荠苨汤，治强中之病，茎长兴盛，不交液自出，消渴之后，即发痈疽。皆由恣意色欲，或饵金石所致，宜此以制肾热也。用猪肾一具，荠苨、石膏各三两，人参、茯苓、磁石、知母、葛根、黄芩、花粉、甘草各二两，黑大豆一升，水一斗半，先煮猪肾、大豆，取汁一斗，去渣下药，再煮至三升，分三服。后人名石子荠苨汤，又荠苨丸，与此略同，不另录。《千金方》

消渴羸瘦 用兔一只，去皮、爪、肚腹，以水煮汤，澄冷去渣，渴即饮之。极重者不过二兔。《海上方》

消渴有虫 苦楝根白皮一握，切焙，入麝香少许，水二碗，煎至一碗，空心饮之，虽困顿不妨。下虫如蛔，面红色，其渴自止。消渴有虫，人所不知，须再验其他症则可。洪迈《夷圣志》。

老人烦渴 寒食大麦一升，水七升，煎至五升，入饴糖二合，渴即饮，良。《奉亲书》

消渴变水 服此令水从小便出。用苏子、萝卜子俱炒，各三两，研末，桑皮汤调下。《圣济总录》

虚劳苦渴 骨节烦热，或寒。用枸杞根白皮，切，五升，麦冬三升，小麦二升，水二升，煮至麦热，去渣，每服一升，口渴饮。《千金方》

止渴急方 黑豆苗嫩者三五十茎，涂酥炙黄，为末，每服二钱，人参汤送下。《圣济总录》

治渴补虚 男妇诸虚不足，烦悸焦渴，面色萎黄，不能饮食，或先渴而后发疮疖，或先痓而后发渴，并宜此药。平补气血，安和脏腑，终身可免疽之患。用箭竿簳北黄芪六两，一半生焙，一半以盐水浸湿，饭上蒸三次，炒、切为末，粉甘草一两，一半生用，一半炙黄，为末，和合，每服

二钱，白汤点服，早午各一次。亦可煎服，名黄芪六一汤。《外科精要》

又方，麻子仁一升，水三升，煮四五沸，去渣，冷服半升，日二。《药性论》

除烦止渴 生葡萄捣滤取汁，以瓦器熬稠，入熟蜜少许，点汤饮之，以愈为度。《居家必用事类全集》

三黄丸：《千金方》云，巴郡太守奏加减三黄丸，疗男子五痨七伤，消渴，不生肌肉，妇人带下，手足寒热，泻五脏火。春三月，黄芩四两，大黄三两，黄连四两；夏三月，黄芩六两，大黄三两，黄连七两；秋三月，黄芩六两，大黄三两，黄连三两；冬三月，黄芩三两，大黄五两，黄连二两。三物随时为极细末，蜜丸黑豆大，每饮下五丸，日三次，渐增至七丸，服一日，行及奔马。《图经本草》

忍冬丸：金银藤、根、茎、花、叶皆可治消渴，愈后预防发疽，先须服此。用忍冬，不拘多少，入瓶内，以无灰酒浸，糠火煨一宿，取出晒干，入甘草少许，研末，以浸药酒打面糊，丸梧子大，每服五十丸至百丸，汤酒任下。此药不特预防疽，亦大能止渴。《外科精要》

3. 咳嗽

咳嗽大意

岐伯曰：五脏六腑皆令人咳。又曰：皮毛者，肺之合也。则所重仍在于肺。盖咳有外邪，有内邪，有外内合邪，有外邪已去而内邪不解，有内邪已除而外邪未尽诸证。总不外夫风、火、热、湿、燥、寒之端。而湿痰又分属于风、火、热、燥、寒之五气中也。故风乘肺咳证，必汗出头痛，痰涎不利；火乘肺咳证，必喘急壅逆，涕吐见血；热乘肺咳证，必喘急，面赤潮热，甚者热甚于中，四末反寒，热移于下，便泄无度；燥乘肺咳，皮毛干枯，细疮搔痒，痰胶便秘；寒乘肺咳证，必恶寒无汗，鼻塞身疼，发热烦躁。然则，温痰所因，或风，或火，或热，或燥，或寒所挟，虽有不同，至其乘肺则一也。节录《医门法律》

汤散诸方，散见各书如《医门法律》《幼科铁镜》《辩症奇闻》等书甚详，不及备载，录便方于下。

卒暴咳嗽 张文仲方：用百部根渍酒，每温服一升，日三服。葛洪方：用百部、生姜各捣汁，等分，煎服二合。《续十全方》：用百部藤、根捣自然汁，和蜜等分，沸汤煎膏，噙咽。

又方，孟诜：用梨一枚，刺五十孔，每孔纳椒一粒，面裹灰火煨熟，停冷去椒食之。又方，以梨切片，酥煎食之。凡以梨治嗽，须喘定时冷食之，若热食反伤肺，令咳更甚，不可救也。若反，可作羊肉汤饼食之，佳。

又，皂荚烧，研末，豉汤服二钱。《千金方》

又方，猪肾二枚，干姜三两，水七升，煮二升，稍服取汗，愈。《肘后方》

久近痰嗽 自胸膈下停饮至于脏腑，用知母、贝母各一两，为末，巴豆三十枚去油，研匀。每服二分半，用姜三片，二面蘸药，细嚼咽下便睡，次早必泻一次，其嗽即止。壮人乃可用之。一方不用巴豆。《医学集成》

久咳 知母去毛切，五钱，隔纸炒，杏仁五钱，姜水泡去皮尖，以水二钟半，煎一钟，温服。次以萝卜子、杏仁等分，为末，米糊丸，服五十丸，以绝病根，以姜汤下之。《杂兴方》

凡用杏仁，忌用一核中有双仁者，犯之恐害人。

又方，紫菀、款冬花各一两，百部半两，捣罗为末，每服三钱，姜三片、乌梅一个，煎汤调下，日二服，甚佳。《图经本草》

又方，久嗽出脓血，贯众、苏方木各等分，每服三钱，生姜三片，水煎服，日一次。《圣惠方》

又方，久嗽渐成痨瘵者，贯众为末，以鱼鲊蘸食之。《圣惠方》

又方，咳三十年者，百部根二十斤，捣取汁，煎如饴，每服方寸匙，日三次。《深师》加蜜二斤，《外台》加饴一斤。《千金方》

又方，马勃为末，蜜丸梧子大，每服二十丸，白汤下，即愈。《普济方》

又，粟壳去筋，蜜炙，为末，每蜜汤下五分。谷气壮人用之即效。《危

氏方》

又方，萝卜子炒、杏仁去皮尖，炒等分，蒸饼丸麻子大，每服三五丸，时时津咽。《医学集成》

又方，咳十年或二十年者，生龟三个去肠，治如食法，以水五升，煮取三升，浸曲，酿秫米四升，如常饮之，令尽，永不发。《普济方》

又方，鸡蛋壳中白皮炒，十四枚，麻黄三两，焙，为末，每白汤下方寸匙。《必效方》

又方，猪肾三枚，入椒四十粒，水煮食。张文仲方

又方，猪胰三具，大枣百枚，酒渍之，秋冬七日，春夏五日，绞去渣，七日服尽，忌盐。《纲目》

又方，瓜蒌仁一两，文蛤七分，为末，以姜汁澄浓脚，为丸弹子大，噙之。《摘玄方》

又方，生姜五两，饴糖半斤，火熨，热食尽。《秘效方》

又方，五味子五钱，甘草一钱半，五倍子、风化硝各二钱，为末，干噙。《丹溪心法》

又方，五味子一两，真茶四钱，晒研为末，以甘草煎膏，丸绿豆大，每以沸汤下三十丸，数日即愈。《纲目》

又方，乌梅肉微炒、罂粟壳去筋膜，蜜炒，各等分，为末，每服二钱，睡时蜜汤下。《纲目》

又方，晚桑叶为末，以鱼鲜蘸食，屡效。《危氏得效方》

肺痈久嗽 胸满，振寒，脉数，咽干不渴，时出浊吐腥臭，久久吐脓如粳米粥者，桔梗汤主之。桔梗一两，甘草二两，水三升，煮一升，分温再服。朝暮吐脓血则瘥。《金匮玉函方》

又方，烦满，微热，心胸甲错，苇茎汤主之。芦茎切，二升，水二斗，煮五升，入桃仁五十枚，薏苡仁、瓜瓣各半升，煮取二升，服。吐出脓血而愈。《金匮玉函方》

又方，用薏苡仁，酒煮令浓，微温顿服。肺有血，当吐出即愈。《范汪方》

又方，久咳不愈，肺积虚热成，咳出脓血，朝夕不止，喉中气塞，胸膈噎痛。用蛤蚧、阿胶、鹿角胶、生犀角、羚羊角各二钱半，以河水三升，银石器内文火熬至半升，滤汁，时时仰卧细呷，日一服，遂愈。宗奭方

肺痿久咳 木鳖子、款冬花各一两，为末，每用三钱，焚之吸烟，良久，吐涎沫，以茶润喉，如此五六次后，服补肺药。《圣济总录》

又方，吐涎沫，心中温温，咽燥而不渴。生天门冬捣汁，一斗，酒一斗，饴一升，紫菀四合，铜器煎至可丸，每服杏仁大一粒，日三服。《肘后方》

又方，汉防已末二钱，浆水一盏，煎七分，细呷。《儒门事亲》

又方，大人小儿咳逆短气，胸中吸吸，咳出涕唾臭浓。用淡竹沥一合，服之，日三五次，以愈为度。李绛《兵部手集方》

又方，立效丸，治肺虚膈热，咳嗽气急，胸中烦满，咽干，渴欲饮冷，体倦肌瘦，发热减食，音嘶不出。用黄蜡溶滤令净，浆水煮过，八两，再化作一百二十丸，以蛤粉四两为衣养药，每服一丸，胡桃半个，细嚼温水下，即卧，闭口不语，日二服。《普济方》

又，羊肺汤，用羊肺一具，洗净，以杏仁、柿霜、真粉、真酥各一两，白蜜二两，和匀，灌肺中，白水煮食之。葛可久方

肺痿咳血 不止，用瓜蒌五十个，连瓤焙，乌梅五十个，焙，杏仁二十一粒，去皮、尖，炒，俱为末，每用一捻，以猪肺一具切薄，掺末入内，炙热，冷嚼咽之，日二服。《圣济录》

又方，猪肺煮熟，蘸薏苡仁末食之。《济生方》

又方，萝卜和羊肉或鲫鱼，煮熟顿食。《普济方》

肺热痰咳 胸膈塞满者，用瓜蒌仁、法半夏焙研，各一两，为末，姜汁打面糊为丸，梧子大，每服五十丸，姜汤下。《济生方》

又方，萝卜子一合，研末，煎汤，食后服。《食医心镜》

又方，沙参半两，水煎服。《易简方》

又方，肺热久咳，身如火炙，肌瘦，将成痨者，用枇杷叶、木通、款冬花、紫菀、杏仁、桑白皮各等分，大黄减半，如常治讫为末，蜜丸樱桃大，食后、夜卧各含化一枚，甚效。宗奭方

又方，苏游凤髓汤，用松子仁一两，胡桃仁二两，研膏，和熟蜜半两收之，每服二钱，食后沸汤点服。《外台秘要》

又方，肺气热盛，咳而后喘，面肿身热，泻白散主之。用桑白皮一两，炒，地骨皮焙，一两，甘草炒，半两，每服二钱，入粳米百粒，水煎，食后温服。桑皮、骨皮皆能泻火从小便去，甘草泻火而缓中，粳米清肺而养血，此乃泻肺诸方之准绳也。若肺虚而小便利者，不宜之。钱乙方

肺痿多涎　头眩，小便数而微咳者，肺中冷，用甘草干姜汤温之。甘草炙，四两，干姜炮，二两，水三升，煮取一升，半分服。《金匮要略》

老人痰咳　气促，不能睡卧，服此立定。用胡桃肉去皮、杏仁去皮尖、生姜各一两，研膏，入肉去皮，杵和丸弹子大，每卧时嚼一丸，姜汤下。《普济方》

按： 杏仁不可用一核双仁者。

又方，凡老人苦于痰气喘嗽，胸满懒食，不可妄投燥利之药，反耗真气，宜三子养亲汤治之。用萝卜子、白芥子、紫苏子三味，各微炒研，看所主为君，每剂不过三四钱，用新绢袋盛好，入汤中煮汁饮之。煎法不可太过，过则味苦辣。若大便素实者，加蜜一匙，冬月加姜一片，尤良。此法随试随效。盖白芥子白色，主化痰，下气宽中；紫苏子紫色，主平气，定喘止嗽；萝卜子白种者，主进食，开痞降气，故神。《韩氏医通》

上气咳逆　砂仁炒研、生姜连皮，等分，捣烂，熟酒泡，食远服。《简便方》

又方，呷呀息气，喉中作声，唾黏涎者，以蓝叶水浸捣汁一升，空腹频服。须臾以杏仁研汁，煮粥食之，一两日将息，依前法更服，吐痰尽方瘥。《梅师方》

又方，荞麦粉四两，茶末二钱，生蜜二两，水一碗，顺手搅千下，饮之，良久下气不止，愈。《儒门事亲》

又方，用干姜炮、皂荚炮，去皮、子及蛀者，桂心紫色者，去皮，捣筛，等分，蜜和捣三千杵，丸梧子大，每饮服三丸，嗽发即服。忌食葱、面、油腻，其效如神。《传信方》

又方，不拘大人小儿，以杏仁三升，去皮尖及双仁，炒黄，研膏，入蜜一升，杵熟，每食前含之，咽汁。《千金方》

又方，胸满气喘者，桃仁三两，去皮、尖，以水一大升，研汁，合粳米合煮粥食之。《食医心镜》

又方，唾浊不得卧，皂荚丸主之。皂荚刮去皮，酥炙，研末，蜜丸梧子大，每服一丸，枣膏汤下，日三次，夜一次。《金匮要略》

又方，烦满甚者，用猪肉切作子，仍以猪板油煎熟食之。《食医心镜》

又方，猪脂肪四两，煮百沸以来，切片，和酱醋食之。《食医心镜》

又方，十年、二十年诸药不效者，用蝙蝠除翅、足，烧焦，研末，米饮服之。《百一方》

肺伤咳嗽 紫菀五钱，水一盏，煎七分，温服，日三次。《卫生易简方》

苦嗽不效 用南向柔桑条一束，每条寸折纳锅中，以水五碗，煮至一碗，盛瓦器中，渴即饮之，服一月而愈。赵溍《养疴漫笔》

化痰止嗽 《定西候方》：明矾末，醋糊丸梧子大，每睡时茶下二三十丸。《摘要方》：用明矾半生半烧，山栀子炒黑，等分，为末，姜汁糊为丸，如上服。《杂兴方》：用明矾、建茶等分，为末，糊丸服。

又方，三仙丸，治中脘气滞，胸膈烦满，痰涎不利，头目不清。生南星去皮，五钱，半夏沸汤泡七次，五钱，研末，生姜自然汁和作饼，铺竹筛内，以楮叶包覆，待生黄成曲，晒干，每用二两，入香附末一两，糊丸梧子大，每服四十丸，食后姜汤下。《百一选方》

又方，丝瓜烧存性，研末，枣肉和丸弹子大，每服一丸，温酒化下。《摄生众妙方》

又方，百药煎，片黄芩、橘皮、甘草各一两，荆芥五钱，海螵蛸一钱，研末，蜜丸芡子大，时时干咽数丸，佳。《濒湖医案》百药煎，即五倍子修治而成者，《笔峰杂兴方》亦同。

咳嗽遗屎 此大肠咳也，赤石脂禹余粮汤主之。禹余粮用火煅，醋淬，共为末，醋糊丸梧子大，每食前温水下五丸。《洁古家珍》

咳嗽脓血 咽中干者，乃虚中有热，不可服凉药。以好黄芪炙，四两，甘草炙，一两，为末，每服二钱，点汤服。《席延赏方》

又方，上气喘急，咳血吐血，脉无力者，人参为末，每服三钱，鸡子清调之，五更初服便睡，去枕仰卧，只一服愈，年深者再服。咯血者服至一两甚好。一方以乌鸡子水磨千遍，自然化作水，调药尤妙。忌醋、咸、腥、酱、面、鲊、醉饱，将息乃佳。《灵苑方》

吐血咳嗽 吐血后咳者，紫菀、五味各等分，炒，为末，蜜丸梧子大，每含化一丸，甚妙。《指南方》

又方，新桑根白皮一斤，米泔浸三宿，刮去黄皮，剉细，入糯米四两，焙干为末，每服一钱，米饮下。《经验方》

又方，小儿胎发烧灰，入麝香少许，酒下，每个作一服，男用女，女用男。《朱氏集验》

痰嗽喘急 白果七个，煨熟，以熟艾作七丸，每果入艾一丸，纸包再煨香，去艾吃果。《秘韫》方

又方，鸭掌散，用白果五个，麻黄二钱半，甘草炙，二钱，水一钟半，煎八分，卧时服。又，金陵一铺治哮喘，用白果定喘，汤服之，无不效者，其人以此起家巨富。其方用白果二十一个，炒黄，麻黄三钱，苏子二钱，款冬花、法制半夏、桑白皮蜜炙，各二钱，杏仁去皮、尖及双仁、黄芩微炒，各一钱半，甘草一钱，水三钟，煎二钟，作二服。《摄生方》

又方，胡桃三颗，生姜三片，卧时嚼服，即饮汤两三呷，又再嚼桃、姜如前数，即静卧，必愈。观音大士救洪辑幼子，用人参、胡桃二味，煎汁服之，但胡桃必连皮用。《纲目》

又方，好茶叶，白僵蚕各一两，为末，放碗沸汤泡，临卧再添汤点服。《瑞竹堂方》

又方，用鲤鱼一个，去鳞，纸裹炮熟，去刺研末，同糯米煮粥，空心食之。《活人心镜》

气痰咳嗽 苧麻根煅存性，研末，生豆腐蘸之食，甚妙。《医学正传》

又方，玉粉丸，南星曲、半夏曲、陈橘皮各一两，为末，自然姜汁打

糊，丸梧子大，每服四十丸，姜汤下。寒痰去陈皮，加官桂。东垣方

又方，用厚皮柑去核，切片，砂罐装内，浸酒，封固一夜，煮烂，蜜拌匀，时时含咽。《纲目》

湿痰咳嗽 面黄体重，嗜卧惊悸，兼食不消，脉缓者，白术丸主之。白术土炒，一两半，法半夏、制南星各一两，为末，薄糊丸梧子大，每以姜汤下五七十丸。《活法机要》

痰饮咳嗽 用真蚌粉新瓦炒红，入青黛少许，用淡齑水滴麻油数点，调服二钱。《类编》云，徽宗时，李防御为大内医官时，有宠妃病痰嗽，终夕不寐，面浮如盘。徽宗呼李治之，诏令供状，三日不效当诛。李忧惶技穷，与妻泣别，忽外叫卖咳嗽药，一文一贴，吃了即得睡。李市十视之，其色浅碧，药性犷悍，并三服自试之，无他。乃取三贴合为一，入内授妃服之。是夕嗽止，至晓面消。内侍走报，天颜大喜，赏金帛无数。李恐索方，乃寻访前卖药人，饮以酒，厚价求之，则此方也。云自少时从军，见主帅有此方，剽得以庆余生耳。《纲目》

寒热痰嗽 初起者，烧姜一块，含咽之。《本草衍义》

酒痰咳嗽 急救肺，瓜蒌仁捶去油、青黛各等分，为末，姜汁蜜丸芡子大，每噙一丸。《丹溪心法》

喉痹痰嗽 杏仁去皮尖、双仁，炒黄，三分，和桂末一分，研如泥，丸含化之，咽汁。《陈藏器本草》

痰咳带血 款冬花、百合蒸焙，等分，为末，蜜丸龙眼大，每卧时嚼一丸，姜汤送下，妙。《济生方》

又方，大柿饼饭上蒸熟，批开，每用一枚，掺青黛一钱，卧时食之，薄荷汤送下。《丹溪纂要》

冷气咳嗽 结胀者，干姜末，热酒调服半钱，或饴糖为丸噙化。姚僧垣《集验方》

经年气咳 橘皮、神曲、生姜焙干，等分，为末，蒸饼为丸梧子大，每服三五十丸，食后、夜卧各一服。有人患此服之，兼旧患膀胱气皆愈也。《本草衍义》

酒后咳嗽 白僵蚕焙，研末，每用茶服一钱。《怪证奇方》

干咳无痰 熟瓜蒌捣烂绞汁，入蜜等分，加白矾一钱，熬膏，频含咽汁。杨起《简便方》

久患肺气 喘急咳甚者，不过二剂，永瘥。杏仁去皮尖、双仁，二两，童子小便浸，每日一换，至半月取出，焙干研末，每服一枣大，薄荷一叶，蜜一匙，水煎，食后温服。忌腥物。《胜金方》

虚热咳嗽 口干，涕唾，用甘蔗汁一升半，青粱四合，煮粥，日食二次，极润心肺。《董氏方》

急劳咳嗽 烦热，用桃仁三两，皮尖去尽，猪肝一枚，童子小便五升，同煮干，入木臼内捣烂，蒸饼和丸梧子大，每温水下三十丸。《圣惠方》

老小咳嗽 元胡索一两，枯矾二钱半，为末，每服二钱，软饧一块和，含之。《仁存堂方》

心虚嗽血 沉香末一钱，法半夏七枚，入猪心中，以湿纸包煨熟，去半夏，食之。《证治要诀》

咳嗽失音 白果仁四两，白茯苓、桑白皮各二两，黑豆半升，炒，蜜半斤，煮熟，晒干为末，以乳汁半碗拌湿，九蒸九晒，丸绿豆大，每服三五十丸，白汤下，神效。余居士方

久嗽暇呷 咳嗽，喉中作声，不得眠，用白前焙，捣为末，每温酒送下二钱，以止为度。《梅师集验方》

4. 痨瘵

痨瘵大意

痨瘵起于内伤者十之九，得之外伤者十之一。而内伤中，起于色欲者十之七，得之忧思抑郁者十之三。其外伤，则醇酒厚味，惯食生冷，作苦伤力，风寒袭表，抑或传尸鬼蛀，或风水所遭，其原本非一致。汤散则散见于方脉诸书，然或迂缓而鲜效，兹又将简之方录之于下。

痨瘵有虫 硼砂、硇砂、兔屎各等分，为末，蜜丸梧子大，每服七丸，生甘草一分，新水一钟，揉汁送下。自朔至望，五更时，令病人勿言，服

之。《乾坤秘韫》

又方，用啄木鸟一只，朱砂四两，猪肉四两，将鸟饿一昼夜，以二物和而饲之至尽，以盐泥固济，煅一夜，五更取出，勿打破，连泥埋入土中三尺，次日取出，破开，入银、石器内研末，以无灰酒入麝香少许，作一服。须谨候安排，待虫出，速钳入油锅煎之，后服《局方》嘉禾散一剂，甚佳。《胡云翱经验方》

骨蒸劳病 外寒内热，附骨而蒸也，其根在五脏六腑之中，必因患后得之。骨肉日消，饮食无味，或皮燥而无光。蒸盛之时，四肢渐细，足趺肿起。以石膏十两，研如乳粉，水和服方寸匙，日再服，以身凉为度。《外台秘要》

又方，以猪脊髓一条，猪胆汁一枚，童便一盏，柴胡、前胡、黄连、乌梅各一钱，韭白七根，同煎七分，温服，不过三服，其效如神。《瑞竹堂方》

烧香治痨 《经验方》：用元参一斤，甘松六两，为末，炼蜜一斤，合匀，入瓶中封闭，地中埋十日取出。更用灰末六两，炼蜜六两，同和入瓶，更五日，取出烧之，常令闻香，疾自愈。又，颂曰：初八瓶中封固，煮一伏时，破瓶取捣，入蜜，别以瓶盛，埋地中过，用亦可熏衣。

又，只用甘松六两，元参一斤，为末，每日烧烟闻之。《奇效良方》

骨蒸久冷 羊肉一斤，山药一斤，各烂煮研如泥，复以粳米煮粥食之。《饮膳正要》

骨蒸传尸 用羊肉一拳大，煮熟，皂荚一尺，炙，以无灰酒一升，铜锅煮三五沸，去渣，入黑锡一两，令病人先啜肉汁，服一合，当吐虫如马尾，是其效也。《外台秘要》

又方，赤雹儿俗名王瓜，以其子焙为末，每酒服一钱。《十药神书》

又方，鳗鲡鱼又名白鳝，以酒煮熟，入盐醋食之。《圣惠方》

又方，猪腰子一对，童子小便二盏，无灰酒一盏，新瓷瓶盛之，泥封，炭火温养，自戌至子时止，五更初，温热取开，饮酒，食腰子。病笃者吃至一月必效，平日瘦怯者亦可用之。盖以之养血，绝胜金石草木之药也。《邵真人经验方》

五劳七伤 精败面黑者，用肉苁蓉四两，以水煮烂，薄细切研，精羊肉，分为四度，下五味，以米煮粥，空心食之。《药性论》

又方，用干漆、柏子仁、山茱萸、酸枣仁各等分，为末，蜜丸梧子大，每服二七丸，温酒下，日二服。《千金方》

又方，房事衰弱，枸杞叶半斤，切细，粳米二合，以淡豉汁和，煮作粥，日食之。《经验方》

又方，常虚冷者，以肥羊肉煮极烂，并汤肉食之。《饮膳正要》

又方，白羊头足一俱全，更以稻草烧烟熏，令黄色，水煮半熟，又加胡椒、毕拨、干姜各一两，葱豉各一撮，再煮烂，去药，日食一具，七日愈。《千金方》

又方，阳虚无力者，《经验方》：用羊腰子一对，去脂，切片，肉苁蓉一两，酒浸一夕，去皮，和作羹，下葱、盐食。《饮膳正要》：治阳气衰败，腰脚疼痛，五劳七伤，用羊腰子三对半，肉半斤，葱白数茎，枸杞叶一斤，同煮成汁，下米煮粥食之。

吐血劳瘵 咳嗽者，乌鸦（俗名老鸦）一个，瓜瓤一枚，白矾少许，入鸦腹中，缝扎煮熟，分作四次服。《寿域神方》

又方，龟肉煮熟，和葱、椒、酱油食之，补阴降火，治虚劳失血咯血，咳嗽寒热，累用。吴球《便民食疗方》

按：瘵，载之甚悉，勿轻视之。

男妇劳瘦 青蒿细锉，水三升，童子小便五升，同煎取一升半，去渣，入器中煎成膏，丸如梧子大，每空心及卧时，温水下十丸。《斗门方》

又方，寒热交作，肢体倦疼，不拘男妇。八、九月青蒿成实时采之，去枝梗，以童子小便浸三日，晒干为末，每服二钱，乌梅一个，煎汤调服。《灵苑方》

虚劳口干 《千金方》：用羊脂如鸡子大一颗，淳酒半升，枣七枚，渍七日，食立愈。《外台秘要》：用羊脂鸡子大一枚，纳于半斤酢中一宿，次日将二物绞汁，点饮之。

急劳烦热 体瘦者，三皂丸主之。用皂荚、皂荚树皮、皂荚刺各一斤，同烧灰，以水三斗淋汁，再淋，如此三五度，煎之，候稍凝，入麝香一分，以童子小便浸，蒸饼为丸小豆大，每空心温水下七丸。《圣惠方》

急劳疾悴 日晚即寒热、惊悸、烦渴者，用猜猪肝一具，切丝，生甘草末十五两，于锅中布肝一层，掺甘草末一层，以尽为度，取童便五升，文武火煮干，捣烂，众手丸梧子大，每空心米饮下二十丸，渐三十丸，甚佳。《圣惠方》

筋骨疼痛 用乌龟一个，分作四脚，每用一脚，入天花粉、枸杞子各一钱二分，明雄黄五分，麝香五钱，槐花二钱，水一碗，煎服。《篡要奇方》

又方，虎骨、通草各等分，煮汁，空肚服半升，覆卧少时，汗出为效。切忌热食，损齿。小儿不可与食，恐齿不生。《食疗本草》

又方，鹿角烧存性，为末，酒服二钱，日二次。《肘后方》

心气劳伤 朱雀汤治心气劳伤，因变诸疾，用雄麻雀一只，取肉炙，赤小豆一合，人参、赤茯苓、大枣肉、紫石英、小麦各一两，紫菀、远志肉、丹参各半两，甘草炙，二两半，细锉，拌匀匀，每服三钱，以水一盏，煎六分，去渣，食远温服。《奇效方》

万病丸 治男妇五劳七伤，一切诸疾。杏仁一斗二升，童子小便煮七次，以蜜拌匀，再以童便五升于碗内重蒸，取出，日晒夜露数日，任意嚼食，即愈。《纲目》

明目丹 治痨瘵追虫，用兔屎四十九粒，砂如兔屎大四十九粒，为末，生蜜丸梧子大，朔后望前，以水浸甘草一夜，五更初取汁送下七丸。有虫下，即钳入油锅内煎杀，三日不下，再服。《苏沈良方》

河车丸 治妇人瘵疾痨嗽，虚损骨蒸等证。用紫河车初生男子者，一具，以长流水中洗净，熟煮擘细，焙干研末，淮山药二两，人参一两，白茯苓半两，为末，酒糊丸梧子大，麝香养七日，每服三五十丸，盐汤下。《永类钤方》

麋角丸 治五痿，皮缓毛瘁，血脉枯槁，肌肤薄着，筋骨羸弱，饮食不进，四肢无力，爪枯发落，眼昏唇燥。用麋角屑一斤，酒浸一宿，大附子生，去皮脐，一两半，熟地黄四两，用大麦米一升，以一半藉底，以一半在上，以布包药安放在中，炊一日，取出药、麦，各焙为末，以浸药酒，添清酒煮麦粉为糊，和药杵三千下，丸如梧子大，每服五十丸，食前用温酒或米汤送下，日三服。了一方　只用麋角镑屑，酥炒黄色，五两，熟附子末一两，酒糊为丸，服。《本草纲目》

5. 翻胃隔食

翻胃隔食大意

翻胃隔食，有朝食暮吐者，有暮食朝吐者，有越一二日而吐者，有阴滞隔塞，颗粒不进者。汤散诸方，备于方脉诸书者不一，要惟《医门法律》所制进退黄连汤，称妙技焉，其次则《辨证奇闻》中汤散治法，亦颇尽善。策简不及备载，学者可随处求之，兹特备录便方于下，仍宜相其寒热而用之。

反胃吐食　蚯蚓粪一两，木香三钱，大黄七钱，每服五钱，无根水调。忌煎炒、酒醋、椒姜热物。一二服，其效如神。《邵真人经验方》

按：无根水疑即道上行潦水也。

又方，梁上尘、黑驴屎调服之。《集简方》

按：梁上尘，乃梁高处倒挂成条者，须烧令烟尽，筛末用之，非梁上灰也。

又方，绝好赤石脂为末，蜜丸梧子大，每空心姜汤下一二十丸，先以巴豆仁一枚，勿令破，以津吞之，后乃服药。《圣惠方》

又方，白矾、硫黄各二两，铫内烧过，入朱砂一分，为末，面糊丸小豆大，每姜汤下五十丸。《圣惠方》

又方，枯矾三两，蒸饼丸梧子大，每空心米饮服五十丸。《普济方》

又方，白面二斤半，蒸作大馒头一个，顶上开口，剜空，将皂矾填满，以新瓦围住，盐泥封固，挖一土窑，将封药安放窑内，文武火烧一日夜，取出研末，枣肉为丸梧子大，每服二十丸，空心酒汤任下。忌酒色。《医方摘要》

又方，食入即吐者，困弱无力垂死者，上党人参三两，拍破，水一升，煮取四合，热服，日二次。兼以人参汁入粟米、鸡子白、薤白，煮粥食之。李直方司勋，于汉南患此两月余，诸方不瘥，得此方，当时便定。后十余日，入京与名医论此药，难可为俦也。李绛《兵部手集》

又方，赤雹儿俗名王瓜，灯上烧存性一钱，入好枣肉、平胃散二钱，酒服。《丹溪纂要》

又方，脾胃气弱，食不消化，汤饮不下，用粟米半升，杵为粉，水丸梧子大，每以七枚，水煮熟，入盐少许，空心和汁吞下，或云纳醋中吞之，得下便已。《食医心镜》

又方，芥子研末，酒服方寸匙，日三服，至便。《千金方》

又方，大枣一枚，去核，用斑蝥一枚，去头翅入枣内，煨熟，去蝥，空心白汤下。《直指方》

又方，棠梨叶，油炒去刺，为末，每旦酒服一钱。《山居四要》

又方，昔有人三世死于反胃病，至其孙得一方，用柿饼同干饭，日日食之，绝不用水饮，如法食之，其病遂愈。《经验方》

又方，干柿三枚，连蒂捣烂，酒服，甚效，切勿以他药杂之。《食疗》

又方，真橘皮，以日照西壁土炒香，为末，每服二钱，生姜三片，枣肉一枚，煎汤送下。《仁斋直指方》

又方，戴原礼方：用胡椒醋浸，晒干，如此七次，为末，酒糊为丸梧子大，每服三四十，醋汤下。《圣惠方》：用胡椒七钱半，煨姜一两，水煎服。《百一方》：用胡椒，半夏制，等分，为末，姜汁糊丸梧子大，每姜汤下二三十丸。

又方，或吐黑汁，治不愈者，用毕澄茄为末，米糊丸梧子大，每姜汤下三四十丸，日一服。愈后服平胃散三百帖。《永类钤方》

又方，朝食暮吐，暮食朝吐，旋旋吐者，用甘蔗汁七开，生姜汁一升，和匀，日日细呷之。《梅师方》

又方，石莲肉为末，少加肉豆蔻末，米汤调服之。《直指方》

又方，松节煎酒，细饮之。《百一方》

又方，《袖珍方》：用母丁香一两，为末，以盐梅入，捣为丸芡子大，每噙一丸。《圣惠方》：用母丁香，神曲炒，等分，为末，米饮服一钱。《摘玄方》：或朝食暮吐，用丁香十五粒，研末，甘蔗汁、生姜汁和丸莲子大，噙咽之。

又方，千叶白木槿花，阴干为末，陈糯米汤调送，三五口不转，再服。《袖珍方》

又方，用凿柄木，即木工凿子木柄，因斧打卷成花者，以一枝烧研，酒服。《易简方》

又方，蚕茧十个，煮汁烹鸡蛋三枚，食之，以无灰酒下，日二服，神效。或以缫丝汤煮粟米粥食之，亦妙。《圣济方》

按： 蚕茧是已出蛾者。

又方，用鲤鱼一个，童子小便浸一夜，炮焦研末，同米煮粥食之。《寿域神方》

又方，大鲫鱼一尾，留鳞去肠，入皂矾末，令满，泥固，煅存性，研末，每米饮服一钱，日二服。《本事方》

又方，用真正蛤粉，每服称约二钱，生姜汁一盏，再入米醋同调送下。《急救良方》

又方，用黄蚬壳及田螺壳，并取久在泥中者，各等分，炒成白灰，每灰二两，入白梅肉四个，捣和为丸，再入砂罐内盖定，泥固，煅存性，研细末，每服二钱，人参、砂仁汤下。无人参，即以陈米饮调服亦可。凡觉心腹胀痛，将发反胃，即以此药治之。《百一方》

又方，用乌雄鸡一只，治如食法，入胡荽子半斤在腹内，烹食二只，愈。

按： 胡荽子即俗名芫荽者是。《纲目》

又方，用反毛鸡一只，煮烂去骨，入人参、当归、食盐各半两，再同煮食至尽，极效。《乾坤生意》

又方，用鸡肫一个，烧存性，研末，酒调服，男用雌，女用雄，止用肫内黄皮。《千金方》

又方，不拘男女老少，远年近日，用五灵脂研末，黄狗胆汁和，丸龙

眼大，每服一丸，用好酒半盏磨化服，不过三服即效。《本事方》

又方，虎脂半斤，切，清油一斤，瓦瓶浸一月，密封勿泄气，每以油一两入无灰酒一杯，温服，以瘥为度。油尽再添。《寿域神方》

又方，反胃至结肠，甚者难治，食兔肉则便自行，盖其性主寒利也。《濒湖集简方》

又方，刺猬皮，无灰酒服，或煮汁，或五味腌炙食之。《普济方》

脾虚反胃 白豆蔻、缩砂仁各二两，丁香一两，陈廪米一升，黄土炒焦，去土研细，姜汁和丸梧子大，每服百丸，姜汤下。名太仓丸。《济生方》

食入即吐 名反胃上气，用茅根、芦根各二两，水四升，煮二升，顿温服下，良。《圣济总录》

又方，芥子末，服一二钱。《普济方》

呕吐反胃 甘露汤，反胃呕吐不止，服此利胸膈，养脾胃。用干饧糟六两，生姜四两，二味同捣作饼，或焙或晒，入炙甘草末二两，盐少许，点汤服之，屡用屡效，慎勿忽视。甘露寺

又方，干枣叶一两，藿香半两，丁香二钱半，每服二钱，姜三片煎水送下。《圣惠方》

又方，枇杷叶火上去毛，粗布擦净，再以姜汁涂炙一两，丁香一两，人参一两，每服三钱，水一盏，姜三片，煎服。《圣惠方》

反胃恶心 药食不下者，京三棱炮，一两半，丁香三分，为末，每服一钱，沸汤点服。《圣济总录》

久冷反胃 《经验方》：用大附子一个，生姜二两，锉细同煮，研如面糊，每米饮化服一钱。《卫生家宝方》：用姜汁打糊，和熟附子末为丸，大黄为衣，每温水服十丸。《斗门方》：用最大附子一个，坐于砖上，四面着火渐逼，以生姜自然汁淬之，再逼再淬，以姜尽半碗乃止，研末，每服一钱，粟米饮下，不过三服，瘥。或以猪腰子切片，炙熟蘸食。《方便集》：用大附子一个，切下头子，剜一窍，安丁香四十九个在内，仍合定，线扎，入砂罐内，以姜汁浸过，文武火熬干，为末，每挑少许置掌心舐吃，日十次。忌毒物生冷。

反胃膈气 食不下者，大仓散。用仓米或白米，日晒时，以水微拌湿，自想日气如在米中，次日晒干，袋盛挂风处。每以一撮，水煮，和汁服之，即时便下。一法，陈米炊饭焙研，每五两入沉香末半两，和匀，每米饮服二三钱。《普济方》

虚寒反胃 养食丸治脾胃俱虚，不能消化，胸膈痞闷，腹膨胀，连年累月，食减嗜卧，口中无味。神曲六两，麦芽炒，三两，干姜炮，四两，乌梅肉焙，四两，为末，蜜丸梧子大，每米饮服五十丸，日三服。《和剂局方》

反胃噎疾 萝卜，蜜煎浸，细细嚼咽良。《普济方》

又方，田螺洗净水养，待吐出涎，澄取晒半干，丸梧子大，每服三十丸，藿香汤下。烂壳研服亦可。《经验方》

反胃羸弱 《兵部手集》：用老姜二斤，捣汁，作粥食。《传信适用方》：用生姜切片，麻油煎过为末，软棉蘸末嚼咽。

反胃咳噎 生姜四两，捣烂，入兰香叶即俗名医子草，一两，椒末一钱，盐和面四两，裹作烧饼，煨熟，空心食之，不过二三度效。反胃，入甘蔗汁和之。《普济方》

反胃转食 药物不能下者，用大雪梨一个，以丁香十五粒，刺入梨内，湿纸包四五重，近火煨熟，食之。《圣济总录》

反胃关格 气噎不通，用丁香、木通各二钱，水煎。先以黄泥敷碗，炙干后，倾药汁于碗内，食前服。以泥碗者，取土气以助脾气也，屡试屡效。《经验方》

反胃止泻 饮食不下，冷热相功，久而泄泻。用厚朴姜汁炙焦黑为末，以陈米饮调服二钱，日三服。《斗门方》

反胃噎膈 用韭汁二杯，姜汁、牛乳各一杯，细细温服。盖韭汁消血，姜汁下气消痰和胃，牛乳解热润燥补虚。《震亨方》

又方，大力夺命丸：牛转草、杵头糠各半斤，糯米一升，各为末，取黄母牛涎和丸龙眼大，煮熟食之。加砂糖二两更妙。《医学正传》

按：牛转草即牛食而复出者，俗曰回噍。以水洗牛口，用盐涂其口，少项即吐涎。

血风反胃 白芷一两，切片，瓦炒黄，为末，用猪血七片，沸汤泡七次，蘸末食之，日一次。《妇人良方》

咽膈不利 疏风壅涎唾，用牛蒡子微炒、荆芥穗一两，炙甘草半两，为末，食后汤服二钱，当缓缓取效。寇氏《本草衍义》

又方，用生桑寄生捣汁一盏，饮之。《濒湖集简方》

又方，蛇含蛤蟆，泥包，煅存性，研末，每服一钱，酒下或米饮下。《寿域方》

又方，用大鲫鱼去肠、留鳞，切大蒜片填满，纸包十重，泥封，晒半干，炭火煨熟，取肉，和平胃散末一两杵，丸梧子大，密收。每服三十丸，米饮下。《经验方》

又方，阿魏五钱，五灵脂炒至烟尽，五钱，研末，以黄色雄狗胆汁和为丸黍米大，空心时，每以唾津送下三十丸。忌羊肉醋面。《扶寿精方》载之详。

老人噎食 黄雌鸡肉四两，茯苓二两，白面六两，作馄饨，入豉汁煮食，三五服效。《奉亲养老书》

噎膈反胃 诸药不效者，《集成》：用糯米研末，以牛涎拌作小丸，煮熟食之。《危氏得效方》：香牛饮，用牛涎一盏，入麝香少许，银器炖熟，先以帛紧束胃脘，令气喘，解开，乘热饮之。仍以丁香汁入粥与食。《普济方》千畦丹：用牛涎、好蜜各半斤，木鳖仁三十个，研末，入铜器熬稠，每以二匙和粥与食，日三服。

又方，幼年反胃，食物须臾吐出。服驴屎二合，未愈又服，以瘥为度，不可过服。此方用之屡效，不可以其秽而忽之。《备急方》

又方，马蹄香四两，为末，好酒三升，熬膏，每服二匙，好酒调下，日三服。《危氏集效方》

又方，甘遂面煨，五钱，南木香一钱，为末，壮者一钱，弱者五分，水酒调下。《怪证奇方》

卒然食噎 橘皮一两，汤浸去瓤，焙为末，以水一大盏，煎半盏，热服。《食医心镜》

拒食不下 凤仙花子即急性子，酒浸三宿，晒干为末，酒丸绿豆大，

每服八粒，温酒下。不可多服。《摘玄方》

又方，《后汉书》云，华佗见一人病噎，食不下，令取饼店家蒜齑大酢二升饮之，立吐一蛇。病者悬蛇于车，造佗家，见壁北悬蛇数十，乃知其奇。

又方，威灵仙一把，醋、蜜各半碗，煎至一半，服之，吐出宿痰，愈。《唐瑶经验方》

又方，用碓嘴上细糠，蜜丸弹子大，时时含咽津液。《圣惠方》

又方，乔麦秸烧灰淋汁，煎取白霜，每霜三分，入蓬砂三分，研末，酒调服。《海上方》

又方，用赤稻细稍烧灰，汤一碗，隔滤过三次，取汁，入丁香一枚，白豆蔻半枚，米一钱，煮粥食，神效。《摘玄方》

又方，白鹅尾毛烧灰，研末，米汤送下，每服一钱。《纲目》

又方，芦根细切，煮汁，当茶时时饮之。《千金方》

又方，寡妇木梳一枚，烧灰，煎锁匙汤调下二钱。《生生编》

又方，鸡嗉二枚连食，以湿纸包，黄泥固济，煅存性为末，入木香、沉香、丁香末各一钱，枣肉和丸梧子大，每下三丸。《纲目》

又方，虫隔，以靛水饮之，极妙。《广五行记》云，唐永徽中，绛州一僧，病噎不下食数年，临终命其徒曰：吾死后，可开吾胃喉，视有何物苦我至于如此？及死，其徒依命开视胃中，得一物，形似鱼而有头，遍悉似肉鳞，放钵中跳跃不已。戏投诸物，皆化为水。又投各毒物，亦皆消化。一僧方作蓝靛，因以少靛投之，即怖惧奔走，须臾虫化为水。世传靛水能治噎，盖本于此，皆取其杀虫也。

又方，石蜜少许，含口中，微微咽。《广利方》

续补方 选日蚀前三日，斋戒沐浴，至蚀时，焚香案礼拜，以白面四两，冷水和丸元元大，仍须跪在案前，口念南无日光菩萨，随念随丸，日将吐出，则所作者无用，可不必作也。用阴阳水化服，一次服三丸；或仍连吐转，二次服五丸；或吐转一半，三次服七丸；或止吐清水，或止作呕，四次服九丸。并不作吐，其病愈矣。作丸最忌鸡犬见。此丸内是空，他时所作则不能然。或云一次只服一丸，二次三丸，三次五丸，四次七

丸，五次九丸，更善。西林寺痴和尚方

6. 齁喘

齁喘大意

齁喘之证，有因外感而得者，有痰气冲塞肺管者，有内伤外感相兼者，有久咳大汗亡阳者，有因湿者，有因热者，有随天时为轻重者，方则寒热并载，用者当相病源择取之。

哮呷有声 睡卧不得。用代赭石为末，米醋调，时时进一二服，甚佳。《普济方》

痰喘哮呷 马蹄香焙研，每服二三钱，正发时淡醋调下，少顷，吐出痰涎为验。《普济方》

又方，过厚味即发者，萝卜子淘净，蒸熟，晒研，姜汁浸蒸饼丸豆大，每服三十丸，以口津咽下，日三服。名清金丸。《医学集成》

又方，白果定喘汤，见咳嗽门，痰喘急下。

又方，猫头骨烧灰，酒服三钱便止。《医学正传》

又方，猫屎烧灰，砂糖汤服一钱。《摘玄方》

又方，瓜蒌二个，明矾一枣大，同烧存性，研末，以熟萝卜蘸食，药尽病除。《普济方》

又方，生山药捣烂，半碗，入甘蔗汁半碗，和匀，顿熟饮之，立止。《简便单方》

又方，椒目炒研，二钱，白水调服，二三服后，随痰火用药。震亨方

又方，猪爪甲四十九个，洗净，每甲纳半夏、白矾各一字，罐盛固济，煅赤为末，入麝香一匙，每糯米饮下半钱，效。《经验良方》

又方，猪爪甲二枚，烧灰，入麝香一分，同研，搽服。《普济方》

又方，榆白皮阴干，焙为末，每早夜用水五合，末二钱，煎如胶服。《食疗本草》

又方，凡天雨便发，坐卧不得，饮食不进，乃肺窍久积冷痰，遇阴气触动而发也。用此一服即止，服至七八次，即出恶痰数升，药性亦随而

出，即断根矣。用太和淡豆豉一两，蒸捣如泥，入砒霜末一钱，枯白矾三钱，丸绿豆大，每用冷茶冷水送下七丸，甚者九丸，小儿五丸，即高枕仰卧。忌食热物等件，《坦仙皆效方》

又方，鸭掌散，见咳嗽门，痰嗽喘急下。

喘急欲绝 上气鸣息者，人参为末，汤服方寸匕，日五六服，效。《肘后方》

又方，有忽闷绝不能语言，涎流吐逆，牙齿动摇，气出转入，绝而复苏，名伤寒并霍乱。用大黄、人参各半两，水二盏，煎半，温服可安。《得效方》

阳虚气喘 自汗盗汗，气短头晕，用人参一钱二分，附片二钱五分，生姜十片，流水一盏，煎半，食远温服。《济生方》

定喘下气 补心肾，神秘散。用白仙茅半两，米泔浸三宿，晒炒，本草名仙茅，团参二钱半，阿胶一两半，炒，鸡肫内黄皮二两，烧一两，为末，每服二钱，精米饮空心下，日二服。《三因方》

上气喘急 杏仁去皮尖，双仁、桃仁去皮尖，俱炒研，水调生面和丸梧子大，每服十丸，姜蜜汤下，微利为度。《圣济总录》

又方，时有咳嗽者，用茶子、百合等分，为末，蜜丸梧子大，每服七丸，新汲水下。《圣惠方》

又方，心上坚硬欲得水吃者，瓜蒂二合，赤小豆一合，研，暖浆水五合，服方寸匕，一炊久当吐，不吐再服。为末吹鼻取水亦可。《伤寒论要》

又方，咳嗽烦热，食即吐逆，用沙糖、姜汁相和，慢火煎二十沸，每服半匕，取效。《摘玄方》

又方，帮锦，即旧绸缎十寸，烧灰，好茶调服，神效。《普济方》

肺虚喘急 连绵不息。石钟乳、元明粉研极细细末，五钱，蜡三两，化，和，饭上蒸熟，研，丸梧子大，每温水下一二丸。《圣济总录》

肺壅咳急 不得卧者，葶苈大枣泻肺汤主之。葶苈炒黄，捣末，蜜丸弹子大，每用大枣二十枚，水三升，煎二升，乃入药一丸，再煎至一升，顿服。亦主之饮不得息。《金匮玉函方》

肺湿痰喘 甜葶苈炒为末，枣肉丸服。《摘玄方》

肺热气喘 生茅根一握，㕮咀，水二盏，煎至一盏，食后温服，甚者三服止，名如神汤。《圣惠方》

又方，《集验》治肺热闷喘急，客热往来，欲死，不堪服药者，用桃皮、芫花各一升，以水四升煮，取一升，以旧布纳汁中，取敷胸口，温四肢，不盈数刻，其喘即止。《图经》

风痰喘急 频频欲吐，眩晕欲倒，用法半夏一两，明雄黄三钱，为末，姜汁浸，蒸饼丸梧子大，每服三十丸，姜汤下，吐者加槟榔。《活法机要》

又方，用法半夏七粒，甘草炙、皂荚炒，各一寸，姜二片，水煎温服。《和剂局方》

盐齁痰喘 乌桕树皮去粗一层，捣汁，和灰面作饼，烙熟，吃三四个，待吐下盐涎乃佳。如不吐，热茶催之。《摘玄方》

齁喘咳嗽 蓖麻子去壳炒熟，拣甜者食之，须多服见效。终身不可食炒豆。《卫生易简方》

又方，《儒门事亲》用九尖蓖麻叶三钱，入飞过枯矾二钱，以猪肉四两薄批成片，掺药在内，荷叶裹之，文武火煨熟，细嚼，以白汤送下，名九仙散。《普济方》治咳嗽涎喘，不问年深日近，用经霜蓖麻叶、经霜桑叶、御米壳蜜炒，各一两，为末，蜜丸梧子大，每服一丸，白汤化下，日一服，名无扰丸。

又方，不拘大人小儿，用糯米泔磨茶树子，滴入鼻中，令吸入口服之，口咬竹筒，少顷，涎出如线，不过二三次绝根，屡验。《经验良方》

寒痰齁喘 野团荽即鹅不食草，研汁和酒服，即住。《濒湖集简方》

又方，青橘皮一片，展开入巴豆一粒，麻扎定，火烧存性，研末，姜汁和酒一钟，呷服。天台李翰林用此治莫秀才，至口便止，真神方也。张杲《医说》

喘促浮肿 小便淋沥。用杏仁一两，去皮尖、双仁，炒，研，和米煮粥，空心吃一二合，甚妙。《食医心镜》

高年气喘 萝卜子炒，研末，蜜丸梧子大，每服五十丸，白汤下。《济生秘览》

『群方备要』卷之四

靖州唐大中极三氏辑

男启

韬 文轩

炯 日章

咏 晴田

韫 玉成

通治部

1. 水肿门

水病本于胃经，然脾肺之气不行，则胃中水之日蓄，浸灌表里，无所不到也。但其权司于肾，肾司开，开从阳，则关门大开，水直下而为消；从阴则关门常闭，闭不通而为肿。是则水病以脾、肺、肾为三纲矣。《金匮》分五水之名，及五脏表里主病，彻底言之，人可漫不加察欤！爰将五水形症，脉理分晰于后。

一曰风水，其脉自浮，外证骨节疼痛恶寒，浑是伤风本症，从表治之宜矣。

一曰皮水，其脉亦浮，外证胕肿，按之没指，不恶风，其腹如鼓，不渴，当发其汗。合上风水、皮水二证，病不同而治则同，其理安在？则以皮毛者，肺之合也。肺行营卫，水渍其间，营卫之气郁而不行，其腹如鼓，发汗以散皮毛之邪，外气通则内郁自解耳。

一曰正水，其脉沉迟，外证自喘。北方壬癸自病，阳不上通，关门闭而水日聚，上下溢于皮肤，跗肿腹大，上为喘呼，不得卧。肾本肺表，子母俱病也。

一曰石水，其脉自沉，外证腹满不喘，所主在肾，不合肺而连肝经，经谓肝肾并沉为石水，以其水积胞中，坚满如石，不上大腹，适在厥阴所部，即少腹疝瘕之类也。不知者每治他病，误动其气，上为呕逆，多主死也。《巢氏病源》谓：石水自引两胁下胀痛，或上至胃脘则死，虽不及于误治，大抵肝多肾少之证耳。

一曰黄汗，汗如黄柏汁，其脉沉迟，身发热，胸满，四肢头面肿，久不愈，必致痈脓。阴脉阳证，肾本胃标，其病皆胃之经脉所过，后世名为瘅水者是也。夫水饮入胃不行，郁而为热，热则营卫之气亦热，热之所过，末流之患，不可胜言，皆从瘅水而浸淫不已耳。然水在心之部，则郁心火炳明之化；水在肝之部，则郁肝木发生之化；水在肺之部，则孤阳竭于外，其魄独居；水在脾之部，则阴竭于内，而谷精不布；水在肾之部，不但诸阳退伏，即从阳之阴，亦且退伏，孤阴独居于下而隔结也。故胃中之水，惟恐其有火，有火仍属消渴，而传中满之不救；肾中之水，惟恐其无火，无火则真阳灭没，而生气内绝，其在心之水，遏抑君火。若得脾土健运，子必救母，即在肝在肺在肾之水，脾土一旺，水有所制，犹不敢于横发。第当怀山襄陵之日，求土不委颓足矣。欲土宜稼穑，岂不难哉？夫水土平成，以神禹为师，医门欲平水土，不师仲景而谁师乎？

《医门法律》脉论甚详，不及备载，谨录要仿备用

《金匮》防已黄芪汤本文云：风水，脉浮身重，汗出恶风者，防已黄芪汤主之。腹痛加芍药、防已一两，黄芪一两，白术三分，甘草半两。上引生姜四片，红枣一枚，水煎，温服。喻氏云：脉浮，表也。汗出恶风，表之虚也。身重，水客分肉也。防已疗风肿水肿，通腠理；黄芪温分肉，补卫虚；白术治风止汗；甘草和药益土；生姜、大枣辛甘发散。腹痛者，阴阳气塞，不得升降，再加芍药收阴。

《金匮》越婢汤　本文云：风水恶风，一身悉肿，脉浮不渴，续自汗出，无大热，越脾汤主之。

麻黄一两二钱　石膏一两六钱　生姜六钱　大枣三枚
甘草四钱

用水先煮麻黄，去上沫，再入诸药，煎好，温服。恶风者加附子，加白术。喻氏云：里水者，一身面目黄肿，其脉沉，小便不利，故令病水。假如小便自利，此亡津液，故令渴也，越婢汤加白术汤主之。前条风水续自汗出，无大热，故用之。设不汗出且大热，表法当不主此也。后条里水，惟小便自利，亡津而渴，故用之。不然，里法当不主此也。曰无大热，则有热可知；曰里水，乃躯壳之里，非藏腑之里可知；故俱得用越婢汤也。

再按：此方乃微示发表于不发表之方也。其性和缓，较女婢尤过之，故得此名。盖麻黄、石膏二物，一甘热，一甘寒，合而用之，脾偏于阴则和以甘热，胃偏于阳则和以甘寒。推之风热之阳，水寒之阴，凡不和于中土者，悉得用之何者？中土不和，则水谷不化其精悍之气以实营卫。营卫一虚，则或寒或热之气，皆得壅塞其隧道，而不通于表里。所以在表之风水用之，而在里之水兼渴，而小便自利者，咸必用之，无非欲其不害中土耳。不害中土，自足消患于方萌。亦何待于水土平成乎？

《金匮》防己茯苓汤　本文云：皮水为病，四肢肿，水气在皮肤中，四肢聂聂动者，防己茯苓汤主之。

防己三钱　黄芪一钱　桂枝三钱　茯苓六钱　甘草三钱

水煎服。

喻氏云：风水脉浮，用防己黄芪汤矣，而皮水即仿佛用之。前脉论中谓同一开鬼门，而标中之本，则微有分，此方是也。风水下郁其土气，则用白术崇土，姜、枣和中。皮水内合于肺，金郁泄之，水渍于皮，以淡渗之，故以茯苓易白术，加桂枝解肌，以散水于外，不用姜枣和之于中也。况四肢聂聂，风在营卫，触动经络，桂枝尤不可少耶。

《金匮》麻黄附子汤、杏子汤二方。本文云：水之为病，其脉沉小，属少阴；浮者为风。无水虚胀者，为气。水，发其汗即已。脉沉者宜麻黄附子汤，浮者宜杏子汤。

麻黄附子汤　麻黄一两半，甘草一两，附子半枚。上用水洗，煮麻黄，去上浮沫，方入甘草、附子，浓煎，温服。

杏子汤：原方未见，恐是麻黄杏子甘草石膏汤。

麻黄四两　杏子五十个，去皮尖　甘草二两，炙　石膏半两，碎绵裹

煎服法同上。

此论少阴正水之病，其脉自见沉小，殊无外出之意。若脉见浮者，风发于外也。无水虚胀者，手太阴肺气郁不行也。风气之病，发其汗则自已耳。即脉沉无他证者，当仿伤寒少阴例，用麻黄附子甘草汤荡动其水以救肾；若脉浮者，其外证必自喘，当仿伤寒太阳例，用麻黄杏子甘草石膏汤发散其邪以救肺，此治金水二脏之大法也。

黄芪芍药桂枝苦酒汤、桂枝加黄芪汤二方　本文云：黄汗之为病，身体肿，发热汗出而渴，状如风水，汗沾衣，色黄如柏汁，脉自沉。何从得之？师曰：以汗出入水中沐浴，水从汗孔中入得之，宜芪芍桂酒汤主之。

黄芪五两　芍药三两　桂枝三两

上以苦酒一升、水七升相和，煮取三升，温服一升，当心烦，服至六七日乃解，苦心烦不止者，以苦酒阻故也。

又云：黄汗之病，两足自冷，假令发热，此属厉节。食已汗出，又身当暮盗汗者，此劳气也。若汗出已反发热者，久久其身必甲错。发热不止者，必生恶疮。若身重，汗出已，辄轻者，久久必身瞤，瞤即胞中痛。又从腰以上必汗出，下无汗，腰髋弛痛，如有物在皮肤中状，剧者不能食，身疼重，烦躁，小便不利，此为黄汗，桂枝加黄芪汤主之。

桂枝三两　甘草二两　芍药三两　生姜三两

大枣十二枚　黄芪二两

上以水一斗，煮取三升，温服一升。服已臾须，啜热稀粥一升余以助药力，温服取微汗。若不汗，更服。

以上两证大同小异，前一证以汗出而卫气不固，外水入搏于营，郁而为热，势盛则肿而发黄，热盛则耗其津液而作渴，故以黄芪固护其卫，以桂枝本方加苦酒，引入营分，散其水寒之邪，但卫虚多汗，不在发表，故不用姜枣协助胃气，所恃者黄芪实卫之大力耳。后一方用桂枝金方，啜热稀粥助其得汗，加黄芪固卫，以其发热，且兼自汗盗汗，发热故用桂枝，多汗故加黄芪也。其发汗已，仍发热，邪去不尽，势必从表解之。汗出辄轻，身不重也；久久身瞤胸中痛，又以过汗而伤其卫外之阳，并胸中之阳也；腰以上有汗，腰以下无汗，阳通而阴不通，上下痞隔，更宜黄芪固阳，桂枝通阴矣。黄汗与厉节有分，阳火独壅于上为黄汗，阴水独积于下为两胫冷；阳火盛及肌肉则发热，阴水寒及筋骨则厉节痛。源同而流不同也。食已汗出者，食入于所长之阳，与劳气相抟，散出为汗，乃至气门不闭，津液常泄，暮为盗汗也。甲错者，皮间枯涩如鳞甲错出也。发热不已，热入肉腠，必生恶疮，留结痈脓也。腰髋弛痛，如有物在皮中状，即

《内经》痛痹逢寒则虫之类也。小便不利，津液从汗越也。不能食，脾胃气虚不化谷也。身体重，卫气不充分肉也。烦躁，胃热上熏心肺也。治黄之法，尽发于此矣。

复元丹 治脾肾俱虚，发为水肿，四肢虚浮，心腹坚胀，小便不通，两目下肿。附子制，二两，南木香煨、茴香炒、川椒炒出汗、厚朴去粗皮、姜独活、焦白术、陈皮去白、吴茱萸炒、桂心各一两、泽泻一两半、肉豆蔻煨、槟榔各两半。

上为细末，糊为丸梧子大，每服五十丸，紫苏汤送下。此方暖肾药多，故为平正。

胃苓汤 乃平胃合五苓散加陈皮也。

苍术一钱半	厚朴姜汁炒，一钱半	陈皮一钱半	白术一钱半
茯苓一钱半	泽泻一钱	猪苓一钱	甘草六分
肉桂三分			

上用水加生姜煎服。此方宜导胃水、膀胱水顺道而出，水患在所必用。然亦相其人津液不亏，肾水不竭，乃可用之，恐蹈重虚之戒也。其远行无病，但觉不服水土，允宜此方。

驱风败毒散 即人参败毒散合荆防败毒散并用。

人参	独活	柴胡	桔梗
枳壳	羌活	茯苓	川芎
前胡	甘草	荆芥	防风

上加姜三片，水煎，食远服。此治风水、皮水必用之方，元气虚者，参芪加减。

金匮肾气丸 治肺肾虚，腰疼脚肿，小便不利，或肚腹肿胀，四肢浮肿，或喘急痰盛，已成虫症，其效如神。此症多因脾胃虚弱，治失其宜，元气复伤而变症者，非此药不能救。

白茯苓三两　附子五钱　牛膝、肉桂、泽泻、车前子、枣皮、淮山、丹皮各一两　熟地四两　捣膏

上为末，炼蜜和地黄杵为丸，桐子大，每服七八十丸，空心白汤下。

此方，《济生》以附子为君，至薛新甫重订以茯苓为君，合之牛膝、车前治腰以下之水，其力最大。然肾之关门不开，必以附子回阳，蒸动肾气，其关始开，胃中积水始下，以阳主开故也。关开即不用茯苓、牛膝、车前而水亦下，关闭即茯苓、车前用至无算，亦莫如何。用者将君附子乎？抑君茯苓乎？

肿未全消 凡水肿服药未全消者，以甘遂为末，水调涂腹，绕脐令满，内服甘草水，其肿自消。盖二物之性最反也，切不可同入口中。

又方，大人小儿男女，肿因积得，既取积而肿再作，小便不利，若再用利水性寒，而小便愈不通矣。医者到此多至束手。盖中焦、下焦气不升降，因寒痞隔，故水凝而不通，惟服沉附汤，则小便自利，喘满自愈。用生附子一个，去皮、脐，切片，生姜十大片，以沉香一钱，磨水同煎，食前冷饮。附子虽三五十枚亦无害。小儿每服三钱，水煎服。《朱氏集验方》

又方，用大鲤鱼一尾，醋三升，煮干食，一日一作。《范汪方》

又方，用大鲤鱼一尾，赤小豆一升，煮食饮汁，顿服尽，当下利尽即瘥。《外台秘要》

又方，用黄颡鱼三尾，绿豆一合，大蒜三瓣，水煮烂，去鱼食豆，以汁调商陆末一钱服。其水化为清气而消。诗云：一头黄颡八须鱼，绿豆同煎一合余。白煮作羹成顿服，管教水肿自消除。《集要方》

又方，葡萄嫩心十四个，蝼蛄七个，去头尾，同研，露七日，晒干为末，每服半钱，淡酒调下。暑月尤佳。《保命集》

新久水肿 用黑大豆一斗，清水一斗，煮取八升，去豆，入薄酒八升，再煎至八升服之，再三服，水当从小便中出。《范汪方》

诸水饮病 张子和云：病水之人，如长川泛滥，非杯杓可取。必以神禹决水之法治之，故名禹功散。用黑牵牛末四两，茴香一两，炒为末，每服一二钱，以姜自然汁调下，当转下气也。《儒门事亲》

水气肿满 用白商陆根，即俗名搜山虎，去皮，切如豆大，一大盏，以水三升，煮一升，更以米一盏同煮成粥，每日空心服之。取微利，不得杂食。《外台秘要》

又方，白商陆六两，取汁半合，和酒半升，看人与服。当利下水，取效。《千金髓方》

又方，白商陆一斤，羊肉六两，水一斗，煮取六升，去渣，和葱豉作羹食。《梅师方》

又方，不问年月浅深，用大戟、当归、橘皮各一两，切，以水二升煮取七合，顿服。至重者，不过再服便瘥。禁毒食一年，永不再作。《兵部手集方》

又方，甘遂炒，二钱二分，黑牵牛一两半，为末，水煎，时时呷之。《普济方》

又方，小便不利者，用浮萍晒干为末，每服方寸匙，白汤下，日二服。《圣惠方》

又方，用赤小豆五合，大蒜一颗，生姜五钱，白商陆根一条，并破碎，以水煮烂，去药，空心食豆，旋旋啜汁令尽，肿立消也。《书法》

又方，水肿从脚起，入肠则杀人。赤小豆一斗，煮极烂，取汁温足，以淹过膝骨为妙。若已入腹，但食小豆，勿杂食，亦愈。《独行方》

又方，以东行花桑枝烧灰，一升，淋汁，煮赤小豆一升，以代饭食，良。《梅师方》

又方，大蒜、田螺、车前子等分，熬膏摊贴脐中，水从便漩而下，数日即愈。象山民人病水肿，一卜者传此得效。仇远《稗史》

又方，乌梅、大枣各三枚，水四升，煮至二升，加蜜和匀，含咽之。《圣济总录》

又方，川椒目，炒，捣如膏，酒调服方寸匙。《千金方》

又方，水不下则满溢，水下则虚竭还胀，十无一活，宜用桑椹酒治之。桑心皮切，以水二斗，煮至一斗，入桑椹煮，至五升，以糯米五升，煮成饭，如常酿酒法，酒成饮之。《普济方》

又方，赤小豆一升，白雄鸡一只，治如食法，以水三升煮熟食之，饮汁令尽。《肘后方》

又方，小便涩。用乌臼皮、槟榔、木通各一两，为末，每服二钱，米

饮下。《圣惠方》

遍身肿满 阴亦肿者。用砂仁、土狗各一个，或砂仁加至七分更好，同研末，和好酒服之。《仁斋直指方》

又方，薷米丸，治暴水风水气水，通身皆肿，服至水消小便利为效。用香薷叶一斤，水一斗，煮极烂去渣，再熬成膏，加白术末七两，和丸梧子大，每服十丸，米饮下，日五服，夜一服。《外台秘要》

又方，葶苈子炒，四两，研末，枣肉和丸桐子大，每服十五丸，桑白皮汤下。此方人不甚信，试之自验。《外台秘要》

又方，杜蒺藜，煎汤，日日洗之。《圣惠方》

又方，出子萝卜、浮麦等分，浸汤饮之。《圣济总录》

又方，楮叶煎汁如饧，空心服之，日三次。《圣惠方》

又方，小便不利者，猪苓为末，熟水调服一匙，日三次。《杨氏产乳方》

又方，浑身水肿或单腹胀者，用青蝦蟇二个，去皮，炙食之，水自消也。《证治要诀》

水肿尿少 针砂醋煮，炒干、猪苓、生地、甘遂各三钱，为末，葱涎研和，敷脐中约一寸厚，以带缚之，待小便多为度，日二易。《德生堂传方》

又方，牵牛研末，每服一匙，以小便利为度。《千金方》

又方，茯苓皮、椒目等分，煎汤，日饮之。《普济方》

又方，猪肝尖三块，绿豆四撮，陈苍米一合，以水煮粥食，毒从小便出。《纲目》

又方，肥狗肉五斤，熟蒸，空腹食之。《食医心镜》

又方，牛肉一斤，熟蒸，以姜、醋空心食之。《心镜》

又法，水牛蹄一具去毛，煮汁作羹，切食之。或以水牛尾条切，作腊食，或煮食亦佳。《食医心镜》

风热浮肿 咽喉闭塞者，用牛蒡子一合，半生半炒熟，俱研末，热酒调服方寸匙，数次。《经验方》

皮水跗肿 按之没指，不恶风。水气在皮肤中，四肢聂聂动者，防已茯苓汤主之。防己、黄芪、桂枝各三两，茯苓六两，甘草三两，以水六升，煮取二升，分温三服。《金匮要略》。

此方虽已见前，分两各书却不相同，故又录之。

风水浮肿 羌活、萝卜子同炒香，只取羌活为末，每服二钱，温酒调下，一日一服，二日二服，三日三服。《本事方》

又方，身肿欲裂者。鼠黏子二两，炒研为末，每服水调服二钱，日三服之。《圣惠方》

又方，一身尽浮，楮皮散主之。楮白皮、猪苓、木通各二钱，桑白皮三钱，陈皮、橘皮各一钱，生姜三片，水煎服，日一剂。《圣济总录》

酒黄水肿 并黄肿积痛。用皂矾半斤，醋一大盏，和匀，瓦盆内煅干为度，合平胃散、乌药顺气散各半两，为末，醋煮糊丸梧子大，每酒或姜汤下二三十丸，不忌口。加锅灰更妙。《济急方》

又方，香附子、艾米醋煮干，焙研为末，米醋糊丸。久服之，败水从小便中出，最有效。《经验良方》

阳水暴肿 面赤烦渴，喘急，小便涩，其效如神。葶苈子一两半，炒研，汉防已研末，二两，以绿头鸭血及头合捣万杵，丸如梧子大，病甚者，空心白汤下十丸，轻者五丸，日三四服，五日止。水便利为验。加猪苓末二两更妙。《外台秘要》

又方，续随子炒去油，二两，大黄一两，俱研末，酒水丸绿豆大，每白汤下五十丸，以去陈。《摘玄方》

按：续随子，即今中原圃中俗名土蠶树者是。

又方，败荷叶烧存性，研末，每服二钱，米饮调下，日三服。《证治要诀》

阴水阳水 黑牵牛头末三两，大黄三两，陈米饭锅盔一两，为末，糊丸梧子大，每服五十丸，姜汤下。欲利，服百丸。《医方捷径》

阴水肿满 乌头一升，桑白皮五升，水五升，煮至一升，去渣，铜器盛之，重汤煎至可丸，丸小豆大，每服三五丸，取小便利为佳。忌油腻酒面鱼肉。

又方，大附子，童便浸三日夜，逐日更换童便，以布擦去皮，捣如泥，酒糊为丸小豆大，每服三十丸，煎流气饮送下。《普济》

又方，藏器曰：用海蛤粉、杏仁、防已、枣肉各二两，葶苈子六两，为末，研丸梧子大，一服十丸，服至利水为妙。

水蛊腹大 动摇水声，皮肤黑色者，用射干根捣汁，服一杯，水即下。《肘后方》

又方，腹有水声，而皮色黑者，山豆根为末，酒服二钱。《圣惠方》

又方，动摇有声，皮色黑者，赤小豆三升，白茅根一握，水煮食豆，以消为度。《肘后方》

又方，小便短少者，《百一方》：用青头雄鸭煮汁食，厚盖取汗。《心镜》：治十种水病垂死，用青头鸭一只，如常切碎，和米并五味煮作粥食。又法，用白鸭一只，治净，以豉半升同姜椒入鸭腹，缝定，蒸熟食之。

又方，老丝瓜一枚，去皮剪碎，巴豆十四粒，同炒豆黄，去豆，以瓜同陈仓米再炒熟，去瓜，研米为末，糊丸梧子大，每服百丸，白汤下。盖米收胃气，巴豆逐水，丝瓜象人脉络，借其气以引之也。此乃元时名医宋会之方。

石水腹肿 胀满者。用白石英十两，捶如豆大，瓷瓶盛。好酒浸之，以泥重封，将马粪及糠火烧之，常令小沸，从卯至午住火，次日暖一中盏饮之，日三次，酒尽，可再烧一次。《圣惠方》

又方，四肢皆瘦削者，用苦瓠膜炒，一两，杏仁五钱，去皮尖、双仁，炒，共为末，糊丸小豆大，每米饮下十丸，日三服，水下止。《圣济总录》

又方，四肢皆瘦，其腹独大者，海蛤丸主之。海蛤煅研粉、防已各七钱半，葶苈子、赤茯苓、桑白皮各一两，陈橘皮、郁李仁各半两，为末，炼蜜为丸梧子大，每米饮下五十丸，日二次。《圣济总录》

又方，腹胀身肿者，取肥鼠一枚，用肉煮粥，空心服之，两三顿即愈。《食医心镜》

十种水气 生大戟一钱，荞麦面二钱，水和作饼，炙热晒干，为末，空心茶调服，以大小便利为度。《圣惠方》

又方，用绿豆二合半，大附子一枚，去皮脐，切作两片，水三碗，煮熟，空心卧时食豆，次日将现切两片附子切作四片，再以绿豆二合半，如前煮法食之，第三日别以绿豆、附子如前煮食，第四日又如第二日法煮食，水从小便下，肿自消，未消再服。忌生冷、毒物、盐、酒六十日。不效者。《集验方》

又方，浮肿喘满者，用大冬瓜一枚，切盖去瓤，以赤小豆填满，仍盖合签定，以纸筋捶泥固济，晒干，用糯糠两大箩，入瓜在内，煨至火尽，取出切片，同豆焙干为末，水糊丸梧子大，每服七十丸，煎冬瓜子汤下，日三服，以小便利为度。《杨氏家藏方》

又方，腹满喘促不得卧。《圣惠方》以蝼蛄五枚焙干为末，食前白汤服一钱，小便利为效。杨氏加甘遂末一钱，商陆汁一匙，取下水为效，忌盐一百日。小便秘者，《圣惠》用蝼蛄下截，焙研末，服半钱，立通。《乾坤秘韫》云：端午日取蝼蛄阴干，分头、腹、尾焙燥。治上身用头末七个，治中焦用腹末七个，治下焦用尾末七个，食前酒服。《纲目》

一切肿病　不拘男妇久近，暴风入腹，或妇人新产上圊，风入脏内，腹中如马鞭，短气者，用楮树皮、枝、叶一大束，切碎，煮汁酿酒，不断饮之，不过三四日即退。可常服之。《千金方》

水肿喘急　小便涩及水蛊，用大戟炒，二两，干姜炮，半两，为散，每服三钱，姜汤下。大便利为度。《圣济总录》

又方，大小便不通，用十枣丸。甘遂、大戟、芫花各等分，为末，以枣肉和丸梧子大，每服四十丸，侵晨热下，利去黄水为度。否则次午再服。《三因方》

又方，大人、小儿、男女肿因积得，既取积而肿再作，小便不利。若再用利药性寒，而小便愈不通矣。医者到此多束手。盖中焦、下焦气不升降，为寒痞隔，故水凝而不通。惟服沉附汤，则小便自通，喘促自愈。用生附子一个，去皮脐，切片，生姜十片，入沉香一钱，磨水同煎，食前冷饮。附子虽三五十枚，亦无害小儿。每服三钱，水煎服。《朱氏集验方》

又方，郁仁二两，研，以水滤汁，煮薏苡仁，研末，用水调之。《独

行方》

又方，杏仁、桃仁各半两，去皮尖、双仁，炒研末，用水调生面和丸梧子大，每服十丸，姜蜜汤下，微利为度。《圣济总录》

水病危急 冬瓜不拘多少，任意吃之，神效无比。《兵部手集》

肿胀忌盐 只以秋石拌各项吃之，待肿消后，以盐入罐内煅过，方可食之。《摘玄方》

鼻消水 面目浮肿甚者，用土狗一个，轻粉二分半，研末，每少许搐入鼻内，黄水出尽为妙。《杨氏家藏方》

麻子仁粥 治风水腹大，腰脐重痛不可转动。用冬麻子半斤，研碎，水滤取汁，入粳米二合煮稀粥，下葱、椒、盐、豉，空心服。《食医心镜》

鸭头丸 治阳水暴肿，面赤，烦躁，喘急，小便涩，其效如神。此裴河东方也。用甜葶苈炒，二两，熬膏，汉防己末二两，以绿头鸭血同头共捣三千杵，丸梧子大，每以木通汤下七十丸，日三服。一方加猪苓一钱。《外台秘要》

——摘录《医门法律》

2. 胀病

胀病论

胀病与水病，非两病也。水气积而不行，必至于极胀，胀病亦不外水裹气结血凝，而以治水诸法施之，百中无一愈者，其故何也？请一比类，为后学商之。仲景谓水病，气分心下坚大如盘，边如旋杯，水饮所作。然则胀病，岂无血分腹中坚大如盘者乎？多血少气，岂无左胁坚大如盘者乎？多气少血，岂无右胁坚大如盘者乎？故不病之人，凡有癥瘕积块痞块，即是胀病之根，日积月累，腹大如箕，腹大如瓮，是名单腹胀，不似水气散于皮肤面目四肢也，仲景所谓石水者正指此也。胸中空旷，气食尚可从旁辘转，腹中大小肠、膀胱逼处瘀浊占据，水不下趋，而充塞无不至矣。《内经》明胀病之旨，而无其治。仲景微示其端，而未立法。然而比类推之，其法不啻详也。仲景于分心下坚大如盘者，两出其方，一方治阴结于气心下，用桂枝去芍药加麻黄附子细辛汤；一方治阳结于心下，用枳术汤。夫胸中阳位，尚分阴气阳气，而异其治，况腹中至阴之处，而可不从阴独治之乎？阴气包裹阴血，阴气不散，阴血且不露，可驱其血乎？舍雄入九军单刀取胜之附子，更有何药可散其阴气，破其坚垒乎？推之两胁皆然，但气血阴结之微甚，而水亦必从其类矣。此等比类之法，最上一乘，非中材可几，和盘托出，为引伸启发之助。

附　方

《金匮》桂枝去芍药加麻黄附子细辛汤

桂枝二两　生姜二两　甘草二两　大枣十二枚

麻黄二两　细辛二两　附子一枚泡，去皮脐

上先以水七升，煮麻黄，去上沫，后内诸药，煮取二升，分温三服，当汗出如虫行皮中，即愈。

《金匮》枳术汤

枳实七枚　焦白术二两

上二味，以水五升，煮取三升，分三服，腹中软，即当散也。试之有效。

人参芎归汤　治烦躁喘急，虚汗厥逆，小便赤，大便黑，名血胀。

人参二钱五分　上桂去粗皮，二钱五分　五灵脂炒，二钱五分　乌药五钱

蓬莪术煨，五钱　木香五钱　砂仁五钱　炙甘草五钱

川芎七钱五分　当归七钱五分　法半夏七钱五分

上㕮咀，每服一两五钱，生姜五片、红枣二枚、紫苏四茎，水煎，空心服，初成者服之必效。

人参丸　治经脉不利，化为水，流走四肢，悉皆肿满，名曰血分。其候与水相类，若作水治，非也，宜用此方。

人参　当归　桂心　瞿麦　大黄湿纸包，饭上蒸热，去纸切炒　赤芍　云苓各半两　葶苈炒，另研一钱

上为末，炼蜜丸梧子大，每服十五丸，加至二三十丸，空心白汤下。

按：此方治血分之水少，用葶苈，为使不至耗气散气，殊可取用。

化滞调中汤

焦白术一钱半　人参　茯苓　陈皮

厚朴姜制　山楂肉一钱　法半夏各一钱　神曲八分

麦芽炒八分　砂仁七分

上水二钟，姜三片，煎八分，食前服。

按：此方即参术健脾汤加神曲、麦芽，胀甚者加萝卜子炒，一钱，面食伤尤宜用。乃助脾之健运，以消其气分之胀也。

见晛丸　治寒气客于下焦，血气闭塞而成瘕聚，坚大久不消者。

附子泡去皮脐，四钱　鬼箭三钱　羽紫三钱　石英三钱

泽泻二钱　上桂二钱　元胡索二钱　索木香二钱

槟榔二钱半　血竭一钱半，另研　水蛭一钱，炒烟尽　三棱五钱，锉

桃仁三十粒，汤浸，去皮尖，麸炒研　大黄二钱，锉，用酒同三棱浸一宿，焙

上十三味除血竭、桃仁外，同为末，又与另研二味和匀，用原浸药酒打糊为丸梧子大，每服二十丸，淡醋汤送下，酒亦可，食前服。

按：此方消瘀之力颇大，用之得宜，亦不为峻。

小温中丸　治胀是脾虚，不能运化，不可下之。

陈皮一两　法半夏一两　神曲一两　茯苓一两

焦白术二两　香附子不要烘晒，一两半　针砂醋炒红，一两半　苦参炒，五钱

黄连炒，五钱　甘草三钱

上为末，醋水各一盏，打糊为丸梧子大，每服七八十丸，白术六钱，陈皮一钱，生姜一片，煎汤吞下。虚甚加人参一钱，各用本方去黄连，加厚朴半两，忌口。病轻者服此丸六七两，小便必长。病甚服一斤，小便始长。

按：脾虚作胀，最不宜用大黄等药散其脾气。丹溪此方，亦可取用。

导气丸　治诸痞塞，关格不通，腹胀如鼓，大便结秘，小肠肾气等疾，功效尤速。

青皮用水蛭同炒赤，去水蛭　莪术用虻虫同炒赤，去虻虫　胡椒茴香炒，去茴香

三棱干漆炒，去干漆　槟榔班猫炒，去班猫　赤芍川椒炒，去川椒

干姜硇砂炒，去硇砂　附子青盐炒，去青盐　茱萸牵牛炒，去牵牛

石菖蒲桃仁炒，去桃仁

上青皮等正药十味，各用六钱，则同炒水蛭等副药各用二钱，各炒熟。止以正药十味为细末，酒糊为丸梧子大，每服五十丸，加至七十丸，空腹紫苏煎汤送下。

按：此方各味俱用峻药同炒，取其气不取其质，攻坚破结，亦能斩关而入。但虚弱太甚者，恐难效。必元气可耐，早用乃有大功。

温胃汤 治忧思结聚，脾肺气凝，阳不能正，大肠与胃气不平，胀满上冲，饮食不下，脉虚而紧涩。

附子泡去皮脐　厚朴去皮生　当归一钱半　白芍一钱半
人参一钱半　甘草炙　橘皮一钱半　干姜一钱
川椒去闭口，炒出汗，三分

上作一服，姜三片，水煎，食前服。

按：此方变附子理中之意，而加血分药，兼理其下，亦可取用。

强中汤 治食啖生冷，过饮寒浆，有伤脾胃，遂成胀满，有妨饮食，甚则腹痛。

人参二钱　青皮去白，二钱　陈皮去白　丁香二钱
白术炒一钱半　附子泡去皮脐　草果仁一钱　干姜泡，一钱
厚朴姜制，五分　炙甘草五分

呕加法夏，伤面加莱菔子。上加姜三片、红枣二枚，水煎服。

按：此方即附子理中汤更加香燥之品，以强其胃气，胃气虚寒者，亦可暂用一二剂。

诸积鼓胀 食积、气积、血积之类，石菖蒲八两，锉碎，以斑蝥四两，去翅足同炒黄，去斑蝥。以布袋盛菖蒲，筛去蝥末，将菖蒲研末，醋糊丸梧子大，每温白汤下三五十丸。治肿胀尤妙。或入香附子末二二钱。《奇效方》

鼓胀便闭 气促，二便不通。用八角茴香七个，大麻仁半两，生葱白三七根，同研。煎汤调五苓散末服之，日一服。《普济方》

十种蛊气 瓜蒂研末，枣肉和丸梧子大，每服三十丸，枣汤下。甚

效。《瑞竹堂方》

蛤蟆蛊病 及蝌蚪蛊心，腹胀痛，口干思水，不能食，闷乱大喘。用车辖脂半斤，渐渐服之，其蛊自出。《圣惠方》

按：车辖脂，即裹车上轴头之铁，频涂以油，则滑而不涩，此脂即所涂之油也。

蛇涎蛊瘕 江南山间人有一种蛊毒，以蛇涎合药着饮食中，使人病瘕，积年乃死。但以雄黄、蜈蚣之药治之，乃止。《纲目》

徵瘕鼓胀 三棱煎主之。用三棱根切一石，水五石，煮至三石，去渣，更煎取三斗汁入锅中，重汤熬如稠糖，瓷器收之。每旦酒服一匙，日二服。《千金翼方》

腹大如鼓 体寒者，以鸬鹚烧存性为末，米饮服之，立愈。窃谓诸腹鼓大，皆属于热，卫气并循于血脉则体寒。此乃水鸟，其气寒冷而利水，寒能胜热，利水能去湿故也。《雷公炮炙论》

又方，腹大如鼓，四肢骨立。昔魏秀才妻病此，已不能贴席，惟衣被悬卧，谷食不下者数日矣。忽思鹑肉为食，如法与之，遂运剧，少顷雨汗莫能言，但有更衣状。扶而圊，小便突出白液，如鹅脂。如此数次，下尽遂起。此盖中焦积热所致也。详本草鹑解湿热结滞，疗小儿疳病，亦理固然也。董氏所说如此。李时珍云：鹑乃蛙化，气性相同。蛙与蛤蟆皆解热治疳，利水消肿，则鹑之消鼓胀，盖亦同功云。

鸡矢醴 《普济方》云，治鼓胀能旦食不能暮食，由脾虚不能制水，水反胜土，水谷不运，气不宣流，故令中满，其脉沉实而滑。宜鸡矢醴主之。何大英云：诸腹胀大，皆属于热。精气不得渗入膀胱，别走于腑，溢于皮里膜外，故成胀满，小便短涩。鸡矢性寒，利小便，诚万金不传之宝也。用腊月干鸡矢白半斤，袋盛，以酒醅一斗，渍七日，温服三杯，日三服。或为末，服二钱亦可。《宣明》：用鸡矢、桃仁、大黄各一钱，水煎服。《正传》用鸡矢炒研，沸汤淋汁，调木香、槟榔末二钱服。一法用鸡矢、川芎各等分，为末，酒糊为丸服。

牵牛酒 治一切肚腹、四肢肿胀，不拘鼓胀、气胀、湿胀、水胀等。

有峨眉一僧，用此治人得效，其人牵牛来谢，故名。用干鸡矢一斤，炒黄，以酒醅三碗，煮至一碗，滤汁饮之。少顷腹中气大转动，利下，即自脚下皮皱消也。未尽，隔日再作。仍以田螺二枚，滚酒冲食，后用白粥调理。《积善堂经验方》

3. 黄瘅门

摘录《医门法律》黄瘅门大意

《经》言，溺黄赤，安卧者，瘅病。溺黄赤，热之征也。安静嗜卧，湿之征也。所以有开鬼门之法，从汗而泄其热于肌表也。洁净府之法，从下而泄其湿于小便也。伤寒有外感发黄之证，可于《伤寒·阳明篇》中求之。兹特集其所内伤耳。

谷疸论，此是内伤之谷疸，与伤寒外感成谷疸不同。外感其脉迟，内伤脉紧而数。

《金匮》云：趺阳脉紧而数，数则为热，热即消谷，紧则为寒，食即为满。尺脉浮为伤肾，趺阳脉紧为伤脾。风寒相搏，食谷则眩，谷气不消，胃中苦浊，浊气下流，小便不通，阴被其寒，热流膀胱，身体尽黄，名曰谷瘅。此论内伤发黄，直是开天辟地未有之奇也。是故，人身脾胃居于中土，脾之上，体阴而用则阳；胃之上，体阳而用则阴；两者和同，则不刚不柔。胃纳谷食，脾行谷气，通调水道，灌注百脉，相得益彰，其用大矣。惟七情六欲，饥饱房劳，过于内伤。胃偏于阳，无脾阴以和之，如造化之有夏无冬，独聚其热而消谷。脾偏于阴，无胃阳以和之，如造化之有冬无夏，独聚其阴而腹满也。夫人趺阳之脉紧寒数热，必有明征，诊其或紧或数，而知脾胃分主其病。诊其紧而且数，而知脾胃合受其病。西昌嘉言先生且谓，诊其两尺脉浮，又知并伤其肾也。盖肾以藏精，而精生于谷，脾不运胃中谷气于肾，则精无裨而肾伤，故肾脉本沉而反浮也。谷疸之证，其概如此。

女劳疸论

女劳证，额上黑者，谓身黄加以额黑也。黑为北方阴晦之色，乃加于南方离明之位。此必先有胃热脾寒之浊气，下流入肾，益以女劳无度，而后成之，其由来自非一日。《肘后》谓因交接入水所致，或有所验。然火炎薪烬，额色转黑，虽不入水，岂能免乎？故脾中之浊气，下趋入肾，水土互显其色，但于其中见黑滞耳。若相火从水中上炎，而合于心之君火，其势燎原，烟焰之色，先透于额，乃至微汗亦随火而出于额，心之液且外亡矣。手足心热，内伤皆然。日暮阳明用事，阳明主阖，收敛一身之湿热，疾趋而下，膀胱因而告急，其小便自利，大便黑，时溏，又是膀胱蓄血之验；腹如水状，实非水也，正指蓄血而言也，故不治。

酒疸，心中懊侬而热，不能食，时欲吐。酒为湿热之最，气归于心肺，味归于脾胃。久积之热，不下行而上触，则生懊侬；痞寒中焦，则不能食。其湿热之气，不下行而上触，则为呕，呕则势转横逆，遍渍周身也。《伤寒论》谓阳明病，无汗，小便不利，心中懊侬者，身必发黄。是知热甚于内者，皆足致此，非独酒矣。《金匮》治酒疸，用或吐或下之法。云酒黄疸，必小便不利，其候心中热，足下热，是其证也。又云或酒无热，清言了了，腹满欲吐，鼻燥，其脉浮者先吐之，沉弦者先下之。又云心中热，欲吐者，吐之愈。又云，心中懊侬或热痛，栀子大黄汤主之。又云，下之久久为黑疸。言虽错出，义实一贯。盖酒之积热入膀胱，则气化不行，而小便不利，积于上焦则心中热，积于下焦则足下热。其无心中、足下热者，则清言了了而神不昏，但见腹满、欲吐、鼻燥三证。可知其膈上腹中阴阳交病，须分先后治之。当辨脉之浮沉，以定吐下之先后。脉浮，病在膈上，与阳分居多，先吐上焦，而后治其中满；脉沉弦，病在腹中，阴分居多，先下其中满，而后治其上焦。若但心中热，欲呕，则病全在上焦，吐之即愈，何取下为哉？其酒热内结，心神昏乱而作懊侬及痛楚者，则不可不下。但下去乃劫病之法，不可久用，久久下之，必脾肺之阳气尽伤，不能统领其阴血，其血日趋于败而变黑色耳。曾谓下法可渎用乎？

酒疸之黑，与女劳疸之黑殊不相同。女劳疸之黑，乃肾气所发；酒疸之黑，则营血腐败之色。其症心胸嘈杂，如噉蒜虀状。其肌肤抓之不仁，大便正黑，脉见浮弱，皆肺金节治之气不行而血瘀也。

黄疸由于火土之湿热，若合于手阳明之燥金，则热湿燥三气相，相搏成黄，其人必渴而饮水。必于去湿热中加润燥，乃得三焦气化行，津液通，渴解而黄退。渴不解，燥未尽耳。非死候也。又云瘅而渴者难治，则更虑其下泉之竭，不独云在中之津液而已矣。

附　方

桂枝黄芪汤　治表虚者必自汗，汗虽出而邪不出，故用桂枝黄芪汤以实表，然后可得驱邪之正汗，此义不可不知。

方药见水肿门。

小柴胡汤　治在下则痛，在上则呕。即《伤寒论》邪高痛下之旨也。故取和表里之法，和其上下。

柴胡	人参	法夏	甘草
黄芩	生姜	大枣	

上分量相病用之。其方中加减亦相病斟酌。

《千金》麻黄醇酒汤　此实表发汗之剂。表有水寒，入于营血，闭而不散，热结为黄。故赖麻黄专力开结散邪，加醇酒以行之也。

麻黄三两

上一味，以美酒五升煮至一半，顿服尽。冬月用酒，余月用水煮。表虚人不可用此。

合论大黄硝石汤、栀子大黄汤、茵陈蒿汤三方。湿热交蒸而发黄，必里热者方可用之。重则大黄硝石汤，下其邪热，如大承气汤之例。然小便赤，则膀胱之气化亦热，故加黄柏、栀仁以解之。稍轻，则用栀子大黄汤清解而兼下夺，如三黄汤之例。更轻，则用茵陈蒿汤清解为君，微加大黄为使，如栀豉汤加大黄如博棋子大之例。前一方治热邪内结而成腹满之证，中一方治酒热内结，昏惑懊侬之剂最宜。又云，诸凡热甚于内者，皆致发黄，不独酒也。后一方治谷疸最宜，必有寒热不能食之证，是其候也。

大黄硝石汤

大黄四两　　黄柏四两　　硝石四两　　栀子十五枚

上以水煮，分数次服。

栀子大黄汤

栀子十四枚　　大黄一两　　枳实五枚　　豉一升

上四味水煮，分数次服。

茵陈蒿汤

茵陈六两　　栀子四十枚　　大黄二两

上先煮茵陈数沸，去渣，再入二味，又煮数沸，分温三服，黄从小便出也。

合论《金匮》小建中汤、小半夏汤

黄疸病，有湿多热少者，有湿少热多者，有湿热全无者。其用小建中汤者，则因男子发黄，而小便自利，是其里无湿热，惟以入房数扰其阳，致虚阳上泛为黄耳。故不治其黄，但和营卫，以收拾其阳，听其黄之自去，即取伤寒邪少虚多，心悸而烦，合用建中之法以治之，此其一端也。又有小便本赤黄，治之其色微减，即当识其蕴热原少；或大便欲自利，腹满，上气喘急，即当识其脾湿原盛；或兼寒药过当，宜亟用小半夏汤，温胃燥湿，倘更除其热，则无热可除，胃寒起而呃逆矣，此又一端也。凡治湿热，而不顾其人之虚寒者，睹此二意，能无悚惕耶？

小建中汤　即桂枝汤倍芍药加胶饴也。男子数扰其阳，致虚阳上泛为黄，用此固护其卫，则阳不外越，而芍药之酸，收其上泛之阳，以下归于阴，甘草、胶饴培其中土，土厚则所收之阳不能复出，此天然绝妙之方也。然必小便自利，证非湿热者，乃可用之。不然，讵不犯酒家忌桂枝、呕家忌建中之禁乎？

小半夏汤　其方即半夏、生姜二味。小便色小变而欲自利，湿虽积而热则微。若其脾湿不行而满，脾湿动肺而喘，此但当除湿，不可除热，热除则胃寒气逆而哕矣。凡遇湿多热少之证，俟其热小除，即此用以温胃燥湿。其治热多湿少，反此推之。

合论《金匮》猪膏发煎、茵陈五苓散二方

此治湿热中重加燥证之方也。燥者，秋令也，夏月火炎土燥，不俟入秋，湿热转燥之证已多。况乎郁蒸之湿热，必伤乎肺，肺燥而周身不可胜言也。仲景故于疸证中，出猪膏煎一方，借血余之力，引入血分而润其血之燥，亦藉力以开膀胱瘀血，利其小水，则湿热除矣。又制茵陈五苓散以润气分之燥，亦并其湿与热而俱除矣。

猪膏发煎 《肘后方》云：女劳疸，身目尽黄，发热，恶疮，少腹满，小便难，以大热大劳，交接入水所致，用此方。又云，五疸，身体四肢微肿，胸满，不得汗，汗出如黄柏汁，由大汗出入水所致者，猪脂煎服，热自愈。盖女劳疸，血瘀膀胱，非真入血分之药，必不能开。故立此方以治之。较之虻虫、水蛭之过峻，矾石之过燥，殊为平善。

猪脂半斤　　乱发鸡子大一团

上二味同煎，发消药成，分再服。

茵陈五苓散 湿热郁蒸于内，必然燥其肺气，以故小水不行。五苓散开腠理，致津液，通血气，且有润燥之功。加以茵陈之辛凉，清理肺燥，肺润而气自下行，膀胱通而小便利黄自去矣。

焦术一钱半　　猪苓一钱半　　茯苓一钱半　　泽泻二钱半

上桂一钱　　茵陈一钱

上水煎服。

论《金匮》硝石矾石散

此治女劳疸之要方也。原文云：黄家日晡所发热，而反恶寒，此因女劳得之。膀胱急，小腹满，身尽黄，额上黑，足下热，因作黑疸，其腹胀如水状，大便必黑，时溏，此劳之病，非水也。腹满者难治。硝石矾石散主之。盖男子血化为精，精动则一身之血俱动，以女劳而倾其精，血必继之，故因女劳而尿血者，其血尚存，犹易治也；因女劳而成疸者，血瘀不行，为难治矣。甚者血瘀之久，大腹尽满而成血蛊，尤为极重而难治矣。味仲景之文及治方之意，女劳疸非亟去其膀胱少腹之瘀血，万无生路。但效伤寒膀胱蓄血，而用抵当汤峻攻下血，则又无益，惟取石药之悍，乃得急趋而下达病所。盖硝石咸寒走血分，可消逐其瘀热之血，故以为君。矾石，《纲目》谓其能除锢热在骨髓，用以清肾及膀胱脏腑之热，并建消瘀除浊之功，此方之极妙者也。

硝石等分　　　　矾石煅等分

以水煨服。

夏月天气之热，与地气之湿交蒸，人受二气，内郁不散，发为黄疸，与陈酱无异。必从外感汗、下、吐之法，去其湿热。然夏月阳外阴内，非如冬月伤寒，人气伏藏难动之比，仲景慎用其法，故有三焉。其谷疸、酒疸、女劳疸，则人自内伤，与外感无涉。仲景补《内经》之缺，又已曲尽其微矣。至于阴疸一证，仲景之方论已亡，千古下惟罗谦甫茵陈附子干姜甘草汤一方，治用寒凉药过当，阳疸变阴之证，有合往辙，此外无有也。若酒疸变黑，女劳疸额上黑，岂以其黑，遂以为阴疸，可用附子干姜乎？夫女劳疸者，真阳为血所壅闭，尚未大损，瘀血一行，阳气即通矣。阳疸则真阳衰微不振，一任湿热与浊气败血团结不散，必复其阳，锢结始开，倘非离照当空，幽隐胡由毕达耶？学者当于方论中细思之。黄疸病得之外感者，不可误用补法，得之内伤者，不可误用攻法。

阴疸病，无热恶寒，小便自利，脉迟而微。误开鬼门则肌肤冷鞕，自汗不止。误洁净府则膀胱不约，小便如奔，死期且在旦暮，况于吐下之大谬乎？

半阴半阳之证，其始必先退阴复阳，阴退乃从阳治之，以附子、黄连并用，必且有害，奈何纯阴无阳，辄用苦寒耶？

再录诸方

茵陈附子干姜甘草汤　治阴黄，一名茵陈四逆汤。

按：此证必腰以上自汗。

茵陈二两　　干姜炮，一两半　　附子一枚，切八片，炮　　甘草炙，一两

上研粗末，分作四贴，水煎服。

小茵陈汤　治发黄，脉沉细迟，四肢及遍身冷。

茵陈二两　　　　附子一枚，切八片，炮　　　　甘草炙，一两

茵陈附子汤 治服四逆汤身冷，汗不止者。

茵陈一两半 附子二枚，各切八片，炮 干姜炮，二两半

上为粗末，水煎，分三服。

茵陈茱萸汤 治服上方证未退及脉伏者。

吴茱萸一两，切八片 当归三分，切八片 附子二枚，切八片，炮 木通一两

干姜炮，一两半 茵陈一两半

上为粗末，分作二服，水煎服。

韩氏茵陈橘皮汤 治身黄，脉沉细数，身热而手足寒，喘呕烦躁不渴者。

茵陈一两 橘皮一两 生姜一两 焦术二分

法夏半两 茯苓半两

上为末，水四升，煮至二升，待温，分作四服。

按：此乃足太阴证，少兼足阳明耳。

韩氏茵陈茯苓汤 治发黄脉沉细数，四肢冷，小便涩，烦躁而渴。

茯苓一两 桂枝一两 猪苓一两 滑石一两半

茵陈一两

上为末，每服半两，水煎服。如脉未出，加当归。

麻黄连翘赤小豆汤 治身热不去，瘀热在里，发黄，小便微利。

麻黄一两 连翘一两 赤小豆一合

上㕮咀，作一服，水煎服。

按：此乃仲景治伤寒发黄，热瘀在里之方也。

抵当汤 治太阳伤寒，头痛身热，法当汗解，反利小便，热瘀膀胱，则身黄，脉沉，少腹硬，小便自利，其人如狂者，下焦有血也，此汤主之。

水蛭十个 虻虫十个 大黄一两 桃仁十二个

上锉作一服，水煎，食前服，轻者用桃仁承气汤。此乃仲景治伤寒发黄，热瘀在里之方也。

汪讱庵曰：水蛭、虻虫皆食血之物，故用以治血也。二味人所罕用，

故又制代抵当汤，则人无所畏也。并将立方之意详注于下。

桃仁、生地、归尾三味润以通之，肉桂热以动之，大黄、芒硝以推荡之，川山甲引之以达瘀所。

半夏汤 治酒疸身黄无热，清言了了，腹满欲呕，心烦足热，或癥，心中懊侬，其脉沉弦或紧细。

法半夏三两　茯苓三两　焦白术三两　前胡三两
枳壳炒，三两　甘草三两　大戟炒，三两　黄芩一两
茵陈一两　当归一两

上㕮咀，每服四钱，水煎，加姜三片，空心服。

按：《金匮》云：酒黄疸者，或酒无热，清言了了，腹满欲吐，鼻燥，其脉浮者先吐之，沉弦者先下之。诲人察脉辨证，而用治得其先务，其指已明，不必出方也。后人模仿，为此一方，揉入他证他脉，真同说梦。

栀子大黄汤 治酒疸，心中懊侬，或热痛。

山栀十四枚　大黄一两　枳实五枚　豆豉一升

上四味，以水六升，煎取二升，分温三服。

加味四君子汤 治色疸。

人参二钱　白术炒，二钱　茯苓二钱　白芍二钱
黄芪炙　扁豆炒，二钱　甘草炙，一钱

上加生姜五片，红枣二枚，水煎服。

小菟丝子丸 治女劳疸。治肾气虚损，五劳七伤，少腹拘急，四肢酸疼，面色黧黑，唇口干燥，目暗耳鸣，心慌气短，夜梦惊恐，精神困倦，喜怒无常，悲忧不乐，饮食无味，举动无力，心腹胀满，脚膝痿缓，小便滑数，阳物不举，股内湿痒，小便涩痛，时或出血，常有遗沥，并宜服之。久服填骨髓，续绝伤，补五脏，去万病，明视听，益颜色，轻身延年。

石莲肉二两　白茯苓蒸，一两　菟丝子酒浸，研，五两　淮山药二两，打糊

上为细末，用山药糊搅和为丸，如梧子大，每服五十丸，温酒或盐汤下，空心服。如脚膝无力，木瓜汤下。晚食前再服。

茯苓渗湿汤 治黄疸寒热呕吐，渴欲饮水，身体面目皆黄，小便不利，全不食，不得卧。

茵陈七分 茯苓六分 猪苓五分 泽泻五分
白术炒，五分 陈皮五分 苍术米泔浸一宿，咀炒，五分 黄连五分
山栀炒，四两 秦艽四两 防已四两 葛根四两

水二钟，煎七分，食前服。

参术健脾汤 治发黄日久，脾胃虚弱，饮食少思。

人参一钱半 焦术一钱半 云苓一钱 陈皮一钱
白芍煨，一钱 当归一钱 甘草七分

水二钟，枣二枚，煎八分，食前服。色疸加炙黄芪、白扁豆各一钱。

按： 此方为中气虚弱而设，故不治其疸，但补其中，较前一方天渊，故两备酌用。

当归秦艽散 治五疸，口淡咽干，倦怠发热，微冷。

白术炒，一钱 茯苓一钱 秦艽一钱 当归一钱
川芎一钱 白芍一钱 熟地酒蒸，一钱 陈皮一钱
半夏五分 曲炙五分 甘草五分

水二钟，姜三片，煎八分，食前服。

按： 此方，血虚热入血分，又非前中虚可用补气之比，并录以备酌用。若虚劳证，则参养荣汤用之。

茵陈附子干姜汤 治阴黄。

附子炮，去皮，三钱 干姜炮，二钱 茵陈一钱二分 草豆蔻煨，一钱
白术炒，四分 枳实麸炒，五分 法半夏五分 泽泻五分
茯苓三分 橘皮三分

上加生姜五片，水煎，凉服。

按： 此方治腹寒凉药过多，变阴黄者。

秦艽汤 治阴黄不欲闻人言，小便不利。

秦艽一两 旋覆花五钱 赤茯五钱 甘草炙，五钱
甘草五钱

上㕮咀，每服四钱匙，以牛乳汁一盏，煎至六分，去渣，不拘时温服。

按： 此方治胃中津虚亡阳而发阴黄者。其证较前方所主之证迥别，故两录之以备用。然此证其脉必微弱伏结，亡阳者，亡津液也。

蔓菁散 治阴黄汗染衣，涕唾俱黄。

用蔓菁子捣末，平旦以井华水调服一匙，日再加至两匙，以知为度。每夜小便中浸少许帛子，各书记日，色渐退白则瘥，不过五升而愈。

按： 此方退阴黄之不涉虚者，平中之奇。

一清饮 治疸证发热。

柴胡三钱　赤茯苓二钱　桑白皮炒，一钱　川芎一钱

甘草炙，一钱

上加姜三片，枣二枚，水煎，食前服。

按： 此方治肝血肺气交蒸之证，轻剂可退热也。

青龙散 治风气传化，内腹瘀结，面目黄，风气不得泄，为热中，烦渴引饮。

地黄二钱半　仙灵脾二钱半　防风二钱半　荆芥穗一两

何首乌去黑皮，米泔浸一宿，竹刀切，二钱半

上为末，每日三服，食后沸汤调下一钱。

按： 风气发黄，病在营卫之间者，宜用此。

小柴胡加栀子汤 治邪热留在半表半里而发黄者，仍以和其表里为法，虽杂证不能外也。

柴胡半斤　黄芩三两　人参三两　甘草三两

法夏半斤　生姜三两　大枣十二枚　栀子三十枚

上八味，以水一斗二升，煮取六升，去渣，再煎取三升，每温服一升，日三升。

二矾散自制 治面目身体悉黄，手足酸软无力，或黄肿，嗜睡，脾胃虚弱，饮食不思。

皂矾二两，用米醋煮出汁听用　明矾一两，煅枯　针砂八钱，用米醋炒七次

朱砂二钱，要箭头泛出者　　上桂二钱　　广木香三钱

白蜡二钱半

上为细末，密绢筛过，以皮纸包作梧子大，颗子如吞丸药状，用甜酒或开水送下。但不可在口中破纸，致矾气逼人。或用米汤为丸，留朱砂为衣亦可，时其效稍浅耳。此方余家已经四代，百发百中，全活不可胜纪。终身必忌食藠头，犯之则病反矣。茄子、王瓜少吃为上，余无所忌。

4. 伤酒门

烧酒醉死　急以新汲水浸其发，外以旧帛浸湿，贴其胸膈，仍以水细细灌之，至苏乃已。《濒湖集简方》

又方，心头热者，热豆腐细切片，遍身贴之，冷即易，苏乃止。《濒湖集简方》

嗜酒不已　毡中苍耳子七枚，烧灰投酒中饮之，即不嗜。忌猪肉、马肉、米泔水。陈藏器《本草》

断酒不饮　以酒浸毡鞋底一宿，平旦饮之，得吐即断酒不饮。《千金方》

又方，蛴螬研末，酒服。永不饮。《千金方》

按：此虫乃粪土中所生，以背滚反行者。

又方，鸬鹚屎研水，服方寸匙，日一服。《外台秘要》

又方，水煮鹰毛汁服之，即止酒也。《外台秘要》

又方，腊月鼠头烧灰，柳花等分，每睡时酒服一杯，即止。《外台秘要》

解酒中毒　恐烂五脏也。饮茅根汁一升乃免。《外台秘要》

又方，藏器曰：凡人大醉及食瓜果过度者，以生熟汤浸身，则汤皆为酒及瓜味也。

又方，绿豆粉烫皮，多食之，即解。《卫生易简方》

饮酒不醉　凡饮酒，先食盐一匙，则后饮可加倍。《肘后方》

又方，先服硼砂二钱，妙。《相感志》

又方，取赤黍米浸狐血中，取起阴干。饮时，取一粒置舌下含之，令

人不醉。《万毕术》

又方，赤小豆花、叶阴干百日，为末，水服方寸匙。或加葛花则妙；或止白葛花如制，服亦妙。《千金方》

酒醉不醒 九月九日真菊花为末，饮服方寸匙，即醒。《外台秘要》

又方，捣生葛汁，饮二升便愈。《千金方》

又方，蚕豆苗油盐炒熟，煎汤灌之。《千金方》

又方，用水中螺蚌，葱豉煮食，饮汁即解。《肘后方》

消道酒积 鸡肫内黄皮、干葛各等分，为末，面糊丸梧子大，每服四五十丸，酒下良。《袖珍方》

饮酒齿痛 井水频含漱之。《直指方》

饮酒口糜 水中螺蚌煮汁饮。《圣惠方》

酒病小腹痛 昔有人素多酒欲，病少腹绞痛不可忍，小便如淋，诸药不效。用黄芩、木通、甘草各等分，煎服，遂止。《纲目》

饮酒咽烂 或口舌生疮。大麻仁一升，黄芩二两，研末，炼蜜为丸，含。《千金方》

饮酒头痛 竹茹二两，水五升，煮至三升，纳鸡子三枚，煮三沸，食之遂止。《千金方》

酒痰咳嗽 救肺为主。瓜蒌仁、青黛各等分，研末，姜汁蜜丸芡子大，每噙一丸。《丹溪心法》

饮酒发热 瓜蒌仁、青黛等分，姜汁研膏，日食数匙。一男子年二十，病此，服之而愈。《摘玄方》

饮酒痰澼 两胁胀满，时复呕吐，腹中如水声。瓜蒌去壳，焙，一两，神曲炒，半两，为末，每服二钱，葱白汤下。《圣惠方》

饮澼呕水 许叔微《本事方》云：微患饮澼三十年，始因少年夜坐写文，左胸伏几，是以饮食坠多左边，中夜必饮酒数杯，又向左卧。壮时不觉。三五年后，觉酒止从左下有声，胁痛，食减，嘈杂。饮酒半杯即止。十数日，必呕酸水数升，暑月止右边有汗，左边绝无。遍访名医及海上方，间或中病，止得月余复作。其补，如天雄、附子辈；利，如牵牛、甘遂、大戟辈，备尝之矣。自揣必有辟浊，如水之有窠臼，不盈窠不行，但清者可行，而浊者停滞，无路以决之，故积至五七日必呕而去。脾土恶湿，而水则流湿，莫若燥脾以去湿，崇土以填窠臼。于是悉屏诸药，只以苍术一升，去皮切片为末，油麻半两，加水研，滤汁，大枣五十枚，煮去皮核，杵为丸梧子大，每日空腹服五十丸，增至一二百丸。忌桃、李、雀肉。服三月而疾自除。自此常服，不呕不痛，胁膈宽利，饮啖如故，暑月汗亦周身，灯下能书细字，皆术之力也。初服时必觉微燥，以山栀子末，沸汤点服解之，亦自不燥矣。

饮酒成癖 酒癥丸治饮酒过度，头旋恶心，呕吐，及酒停在胃，遇饮即吐，久而成癖。雄黄用皂角子大六个，巴豆连皮油，十五个，蝎梢十五个，同研，入白面五两半，滴水丸豌豆大，将干，入面内炒香。以一丸水试之，浮则取起收之，每服二丸，温酒下。《和剂局方》

五饮酒癖 一留饮，水停心下；二澼饮，水癖在两胁下；三痰饮，水在胃中；四溢饮，水在五脏间；五流饮，水在肠间。皆因饮食寒冷，或饮茶过多致此。用倍术丸，白术炒，一斤，干姜炮，桂心各半斤，为末，蜜丸梧子大，每温水服二三十丸。《和剂局方》

又方，豆豉、葱白各半升，水二升，煎一升，顿服。《千金方》

饮酒成泄 骨立不能食，但饮酒即泄，用嫩鹿茸酥炙、肉苁蓉煨，各一两，生麝香五分，为末，陈白米饭丸梧子大，每米饮下五十丸，效。名香茸丸。《普济方》

酒多致病 柽柳晒干，为末，每温酒调下一钱。《易简方》

酒毒目盲 一人形实，好饮热酒，忽病目盲，而脉涩。此热酒所伤，胃气污浊，血死其中而然。以苏木煎汤调人参末一钱服，次日，目鼻及两掌皆紫黑。此滞血行矣。再以四物汤加苏木、桃仁、红花、陈皮，煎汤调人参末服，数日而愈。《丹溪纂要》

酒痢肠风 黑散子治风入脏，或食毒积热，大便解血，疼痛肛出，或久患酒痢。用木馒头烧存性、棕榈皮烧存性、乌梅去核、粉甘草炙，等分，为末，每服二钱，水煎服。《和局剂方》

酒积痢血 石灰五两，水和作团，黄泥包煅一日夜，去泥为末，醋糊丸梧子大，每空心姜汤下三十丸。《摘玄方》

又方，酒痔下血，用黄连酒浸，煮熟为末，酒糊丸梧子大，每服三四十丸，白汤下。一方用自然姜汁浸，焙炒。《医学集成》

又方，酒曲一枚，湿纸包煨，为末，空心米饮服二钱，神效。

又方，连旬不止。用大萝卜二十枚，留青叶一寸，余以井水在瓦器中煮十分烂极，入淡醋，空心任服。《养老方》

又方，腹痛便血，或如鱼脑五色者。干丝瓜一枚，连皮烧研，空心酒服二钱。一方煨食之。俗名鱼鰦是也。《经验良方》

又方，槐花半生半炒，一两，山栀子五钱，为末，新汲水服二钱。《经验良方》

又方，老山栀仁焙研，每新汲水服一钱。《圣惠方》

又方，酒煮鲫鱼，常食最效。《便民食疗方》

酒疸黄疾 心下懊痛，足胫满，小便黄，饮酒发赤黑黄斑，由大醉当风，或入水所致。用黄芪二两，木兰一两，为末，酒服方寸匙，日三服。《肘后方》

又方，茵陈四根，栀子七个，大田螺一个，连壳捣烂，以百沸白酒一大杯，冲汁饮之。此秘方也。

又方，发黄，心懊痛，足胫胀。用芫花、椒目等分，烧末，水服半钱，日二服。《肘后方》

又方，木鳖子磨醋，服一二盏，见利即效。《济急方》

又方，酒积面黄，腹胀不消。用猪腰子一个，劈开七刀，以葛根粉一钱，掺上合定。每边炙三遍半，手扯作六块，空心吃之。米汤送下。《圣济总录》

又方，五灵脂末一两，入麝香少许，饭研为丸小豆大，每米饮下一丸。《普济方》

又方，黄肿积痛，皂矾半斤，醋一大盏，和匀，瓦盆内煅干为度，加平胃散、乌药顺气散各半两，为末，醋煮糊丸梧子大，每用酒或姜下二三十丸。不忌口，加锅灰更妙。《普济方》

酒患脚气　宗奭曰：有人嗜酒，后患脚气甚危，或教以巴戟一两，糯米同炒，米微转色，去米不用，加大黄二两，锉炒过，同为末，热蜜为丸，温水服五七十丸，仍禁酒。遂愈。

酒痰咳嗽　用此救肺。瓜蒌仁为末，去油、青黛各等分，同研，姜汁蜜丸芡子大，每噙一丸。《丹溪心法》

又方，酒后咳嗽，白僵蚕焙，研末，每茶调服一钱。《怪症奇方》

酒毒生疽　一妇嗜酒，胸生一疽，脉紧而涩。用酒炒人参、酒炒大黄为末，姜汤服一钱，得睡汗出而愈，效。《丹溪医案》

酒癖胁胀　时或呕吐，腹有水声，川芎、三棱炮，各一两，为末，每服二钱，葱白汤下。《圣济总录》

饮酒穿肠　饮酒过度至穿肠者，用驴蹄硬处削下，煮浓汁，饮之。《经验方》

酒积酒毒　服此即解。天南星丸，用正端天南星一斤，土坑烧赤，沃酒一斗入坑，放南星于内，盆覆，以泥固济一夜取出，酒和水洗净，切片，焙干为末，入朱砂末一两，姜汁面糊丸梧子大，每服五十丸，姜汤下。《杨氏家藏方》

酒鳖气鳖　嗜酒任气，血凝于气，则为气鳖；嗜酒痼冷，败血入酒，则为血鳖。摇头掉尾，大者如鳖，小者如钱。上浸人喉，下蚀人肛，或附胁背，或隐肠腹。用生硫黄，老酒调下，常用之。《直指方》

酒肿虚肿　香附子、艾叶，用米醋煮干，焙研为末，米醋丸梧子大，每服二十丸，白汤下。久服之，败水从小便中出，神效。《经验方》

『群方备要』卷之五

靖州唐大中极三氏辑　男启

通治部

1. 丹毒门

五色丹毒 无常色，及发足踝者，捣大蒜厚敷，干即易之。《肘后方》

按： 此证俗名游肿，犯者多死，不可轻视。

火焰丹毒 银朱调鸡子清涂之。李楼《怪症方》

又方，醋和石灰涂之，或同靛青涂，良。《摘元》

又方，水调芒硝涂之。《摘元》

又方，黄芩为末，水调涂之。《梅师方》

又方，天茄子叶，入醋细研，敷之能消赤肿也。《图经本草》

又方，大黄磨水，频刷之。《急救方》

又方，从头起者，生葱汁涂之。《纲目》

又方，思邈曰：贞观七年三月，予在内江县饮多，至夜觉四体骨肉疼痛。至晓头痛，额角有丹如弹丸，肿痛。至午通肿，目不能开，经日几毙。思《本草》芸苔治风游丹肿，遂取药捣敷，随手即消，其效如神。亦可捣汁服之。《纲目》

按： 芸苔即今之油菜也。

又方，生黄栀子，捣和水涂之。《梅师方》

赤游风丹 渐渐肿大，以五味子焙研，热酒服一钱，自消，神效。《保幼大全》

又方，麻仁捣末，水和敷之。《千金方》

又，新生荷叶，捣烂，入盐涂之。《摘玄方》

白游风肿 螺丝肉入盐少许，捣如泥，贴之神效。《摘玄方》

赤白丹肿 藏器曰：以水蛭十余枚，令咂病处，取皮皱肉白为效。冬月无蛭，地中掘取，暖水养之。先将患上洗净，以竹筒盛蛭合之，须臾咬咂，血满自脱，更用饥者。

丹毒如瘤 生绵羊脑，同朴硝研，涂之。《瑞竹堂方》

火灶丹毒 从两脚起如火烧，五加根、叶烧灰，五两，取煅铁家槽中水和，涂之，良。《产乳》

天灶丹毒 赤从背起，柳木烧灰，水调涂之。《外台秘要》

野火丹毒 从两足起者，乳香末、羊油调涂之，良。《幼幼新书》

又方，从背上两肋起者，僵蚕二七枚，和慎火草捣涂之，良。《产乳集验方》

身面丹肿 如蛇状者，以雨滴阶上苔痕水花，涂蛇头上，即愈。危氏《得效方》

热毒丹肿 思邈曰：凡天下极冷，无过藻菜。有患热毒丹肿及丹毒者，取水中藻菜切捣敷之，厚三分，干即易。其效无比。

按：藻菜即水中缌草也。

丹毒如火 赤小豆为末，和鸡子白，时时涂之不已，逐手即消。《小品方》

2. 奇异门

奇异门大意

奇异之症虽不常有，然未可谓其必无也，数十年来，每见遇一奇症，未有不仓皇失措者，愈信古人之方不可不亟讲也。备录于下。

离魂异病 凡人自觉本形作两人，并行并卧，不辨真假者，离魂病也。用辰砂、人参、茯苓浓煎，日饮，真者气爽，假者化也。《夏子益奇疾方》

又方，有人卧则觉身外有身，一样无别，但不语言。盖人卧则魂归于肝，此由肝虚邪袭，魂不归舍，病名离魂。用人参、龙齿、赤茯苓各一钱，煎汤，调飞朱砂一盏，睡时服。一夜一服，三夜后，真者气爽，假者化矣。《夏子益奇疾方》

筋肉化虫 有虫如蟹走于皮下，作声如小儿啼，为筋肉之化。用雄黄、雷丸各一两，为末，掺猪肉上，炙熟，吃尽自安。《夏氏奇疾方》

啮虱成症　山野人好啮虱，在腹生长为虱症。用败梳、败篦各一枚，各破作两分，以一分烧研，以一分用水五升，煮取一升，调服即下出。《千金方》

食生米瘕　男子妇人，因食生物，留滞肠胃，遂致生虫。久则好食生米，否则终日不乐，憔悴萎黄，不思饮食，必害其生。用苍术，以米泔水浸一夜，锉焙为末，蒸饼丸梧子大，每服五十丸，食前米饮下，日三服。益昌伶人刘清啸一娼名花翠，病此，如法治之，两月而愈。盖生米留滞肠胃，受湿则谷不磨而成此疾，苍术能去湿暖胃消谷也。《杨氏家藏经验方》

又方，有人好吃生米，久则成瘕，不得米则口吐清水。得米生食，米不消化，久亦必毙。用白米五合，鸡屎一升，同炒焦为末，水一升，顿服，少时吐出瘕如研米汁，或白沫淡水，乃愈也。《千金方》

肉坏怪病　凡口鼻出腥臭水，以碗盛之，状如铁色，虾鱼走跃，捉之即化为水，此肉坏也。但多食鸡肉即愈。《夏子益奇疾方》

热毒怪病　目赤鼻胀，大喘，浑身出斑，毛发如铁，乃因中热毒气结于下焦也。用滑石、白矾各一两，研末，作一服，水三碗，煎减半，不住饮之。《夏子益奇疾方》

病笑不休　白盐，煅过，研细，入河水煎沸啜之，探吐热痰数升即愈。《素问》曰：神有余，笑不休。神，心火也，火得风则焰，笑之象也。一妇人病此，张子和以方治之，遂愈。《儒门事亲》

虱出怪病　临卧，浑身虱出约至五升，随至血肉俱坏，每宿渐多，痛痒不可名状，惟吃水卧床，昼夜号哭，舌尖出血不止，身齿俱黑，唇动鼻开而已，但饮盐醋汤十数日即安。《夏子益奇疾方》

卒死壮热　矾石半斤，水一斗半，煮汤浸脚及踝，即得苏也。《肘后方》

蛇头恶疮　浑身皆然，以白矾煎水服之。《濒湖集简方》

气奔怪病　人忽遍身皮里混混如波浪，身痒不可忍，抓之血出不能解，谓之气奔。以虎杖、人参、青盐、细辛各一两，作一服，水煎，细饮

尽便愈。《夏子益奇疾方》

鼻中毛出 昼夜可长一二尺，渐渐粗圆如绳，痛不可忍，摘去复生，此因食猪羊血过多所致。用乳香、硇砂各一两，为末，饭研为丸梧子大，每空心临卧服十丸，水下。自然退落。《夏子益奇疾方》

疳虫食土 及生物。研皂矾入猪胆汁，丸绿豆大，每米饮送下五七丸。《保幼大全》

肉瘕思肉 见癥瘕门。

闻雷即昏 一小儿七岁，闻雷即昏倒，不知人事。此气怯也。以人参、当归、麦冬各二两，五味子五钱，水一斗，煎五升，另以水五升再煎原渣，取汁二升，并前汁合煎成膏，每服三匕，白汤化下，服至一斤，闻雷自若矣。《简便方》

忽喘闷绝 见齁喘门喘急欲绝下。

脐虫怪病 腹中如铁石，脐中水出，旋变作虫，行绕身匝，痒不可忍，拨扫不尽。用苍术浓煎汤浴之，仍以苍术末入麝香少许，水调服。《夏子益奇疾方》

血余怪病 手十指节断坏，惟有筋连无节，肉虫出如灯心，长数寸，遍身绿毛卷，名曰血余。用茯苓、胡黄连煎汤饮之，愈。《夏子益奇疾方》

狐惑虫䘌 病人齿无色，舌上白，或喜睡，不知痛痒处，或下痢，宜急治下部。不晓此者，但攻其上，而下部生虫，食其肛门，烂见五脏，便死也。治法，烧艾于管中，熏其下部，令烟入肛内，或少加雄黄更妙。《肘后方》

五绝急病 一曰自缢，二曰墙压，三曰溺水，四曰魇魅，五曰产乳。并以半夏末，纳豆大一丸入鼻中，心尚温者，一日可活也。《子母秘录》

截肠怪病 大肠豆出寸余痛苦，干则自落又出，名曰截肠痛。若肠尽则不治。在初起时，用器盛脂麻油坐浸之，饮大麻子汁数升即愈也。《夏子益奇疾方》

身如虫行 黑大豆水浸绞浆，旦旦洗之，或少加面沐发亦良。《千金方》

血瘇怪病 人遍身忽然肉隆如锥，既痒且痛，不能饮食，名血瘇。不速落，必溃浓血。用赤皮葱烧灰，水淋洗，饮豉汤数盏安。《夏子益奇疾方》

眉毛动摇 目不能交睫，唤之不应，但能饮食。用蒜三两杵汁，调酒饮，即愈。《夏子益奇疾方》

产后肉线 一妇产后用力，垂出肉线长三四尺，触之痛引心腹欲绝。一道人令买老姜连皮，三斤，杵烂，入麻油二斤，拌匀炒干。先以热绢五尺，折作方结。令人轻轻盛起肉线，使之屈曲作三团，纳入产户，乃以绢袋盛姜，就近熏之，冷则更换。一日夜缩入大半，二日尽入也。此乃魏夫人秘传，但不可使线断，断则不治矣。《夏子益奇疾方》

血溢怪症 有人毛窍节次血出不止，皮胀如鼓，须臾目鼻口被气胀合，此名血溢。用生姜自然汁和水各半盏，用即安。《夏子益奇疾方》

妇人脏燥 悲伤欲哭，象若神灵，数欠者，大枣汤主之。大枣十枚，小麦一升，甘草二两，每一两，水煎服之。亦补脾气。《直指方》

蛇入人口 因热取凉卧地上，有蛇入口不得出者，用刀破蛇尾，纳川椒二三粒入破内，裹定，须臾即自退出也。《圣惠方》

寒热怪病 寒热不止数日，四肢坚如石，击之似钟磬声，日渐瘦恶。用吴茱萸、木香等分，煎汤饮之，愈。《夏子益奇疾方》

头脑鸣响 状如虫蛀，名大白蚁。用茶树子为末，吹入鼻中即可取效。杨拱《医方摘要》

吃饭直出 栀子二十个，微炒，去皮，水煎服。《怪症奇方》

女人异疾 女人月事退出，皆作禽兽之形，欲来伤人。先用绵塞阴户，另与没药末一两，白汤调下，即愈。《危氏得效方》

猫鬼野道 眼见猫鬼及耳有所闻。用相思子、蓖麻子、巴豆各一枚，朱砂末、蜡各四铢，合捣丸麻子大，服之。即以灰围患人，面前着一斗炭火，吐药入火中，沸即画十字于火上，其猫鬼者死也。《千金方》

按：半红半黑红豆名相思子。

又方，病人不肯言鬼，以鹿角屑捣末，水服方寸匕，即言实也。《古

今录验》

又方，病人歌哭不自由者，用腊月自死猫头烧灰，水服一匕。《千金方》

咽喉怪症 咽喉生疮，层层如叠，不痛。日久有窍出秽气，废饮食。用臭橘，即俗名铁篱巴，以叶煎汤，连服必愈。《夏子益奇疾方》

女嗜河泥 昔一女忽嗜河中活泥，日食数碗，玉田隐者以壁间败土调水饮之，遂愈。《纲目》

不服水土 适他方，不服水土。取鞋底下土，调水澄清，饮之即止。《藏器方》

枫菌狂笑 枫木生菌，食之狂笑不休。掘黄土地三尺深，以水沃入，搅浊，澄清，名曰土浆。饮之即解。《弘景方》

血溃怪病 凡人目中白珠浑黑，视物如常，毛发坚如铁条，能饮食而不语，势如醉人，名曰血溃。以五灵脂研末，汤服二钱，即愈。《夏子益奇疾方》

血痣溃血 一人素有一痣，偶然抓破，血出一线，七日不止，欲死。或用五灵脂末掺上即止也。《医方摘要》

内人怪病 人顶生疮五色，如樱桃状，破则自顶分裂，连皮剥脱至足，名曰肉人。常饮牛乳，自愈。《夏子益奇疾方》

口内肉毬 有根如线，五寸余，如钗股，吐出乃能食物，捻之则痛彻心者。用麝香一钱，研水服之，日数次，自消。《夏子益奇疾方》

眼中见镜 一少年眼中常见一镜，赵卿谓之曰：来晨以鱼鲙奉候。及期延至，从容久之。少年饥甚，见台上一瓶芥醋，旋旋啜之，遂觉胸中豁然，眼花不见。卿云：君吃鱼鲙太多，鱼畏芥醋，故权诳而愈其疾也。《纲目》

磷火逼人 田野磷火，人血所化，或出或没，来逼夺人精气，但以马镫相戛作声即灭。故张华云：金叶一振，游光敛色。《濒湖方》

指甲藏龙 《翰苑丛记》云：李定言：石藏用，近世良医也，有人承檐溜浣手，觉有物入甲内，初若丝发，数日如线，伸缩不能，始悟其为龙伏藏也。乃叩藏用求治。藏用曰：方书无此，以意治之耳。末蜣螂涂指，庶免震厄。其人如其言，后因雷火绕身，急针挑之，果见一物跃出，亦不为灾。《医说》亦载此事。《纲目》

脚疮夏发 有人患脚疮，冬月顿然无事，夏月臭烂，痛不可言。遇一道人云：尔因行草上，惹蛇交遗沥，疮中有蛇儿，冬伏夏出故也。以生蛤蟆捣敷之，日换三次。凡三日，一小蛇自疮中出，以铁钳取之，遂愈。张杲《医说》

股疮有蛇 琊琊有女子，右股病疮，痒而不痛，愈而复作。华佗取稻糠色犬一只系马，马走五十里，乃断犬头，向痒处合之，须臾一蛇在皮中动，以钩引出，长三尺许，七日而愈。取狗之血腥以引其虫耳。又河内太守刘勋女病左膝疮痒，华佗视之，用绳系犬后足不得行，断犬腹，取胆向疮口，须臾有虫若蛇着疮上出，长三尺，病愈也。俱华佗方。

身有瘤肉 可听人家钉棺材之声之时，便用手速擦二七遍，自得消平。产妇勿用。《藏器方》

好食茶叶 面黄者，每日食榧子七枚，以愈为度。《杨起简便方》

又方，用川椒炒，研末，糊丸梧子大，每服十丸，茶汤下。《杨起简便方》

嗜茶成癖 一人病此，一方士教以新鞋盛茶令满，任意吃尽，如此易鞋三度，自不嗜也。男用女鞋，女用男鞋，屡效。《集简方》

逃人自返 《淮南万毕术》云：慈石悬井，亡人自归。注云：以逃人衣裹慈石悬于井中，逃人自返也。

咒手治毒 《古今录验》云：五月端午前三日斋戒，看桑下有菀葵者，至午日午时，至桑下咒曰：系黎乎俱当苏婆诃。咒毕，乃以手摩桑阴一遍，口啮菀葵及五叶草嚼熟，以唾涂手指令遍，再斋七日，不得洗手。后有蛇虫蝎虿咬伤者，以此手摩之，即愈也。

按：菀葵即紫背天葵草，五叶草或疑是五爪龙。

甑鸣釜鸣 不必惊怖。但男作女拜，女作男拜，即止，亦无殃咎。《纲目》

甑止枭鸣 《感应类从志》云：瓦甑之契，投枭自止。注云：取甑书“契”字，置墙上，有枭鸣则必自止也。

令人畏服 《岣嵝神书》云：五月五日，取蠮螉阴干为末，用兵死人血为丸，置衣领中，则令人畏服。

隐形 《太平御览》云：正旦吞乌鸡子一枚，可以练形。《岣嵝神书》云：八月晦日夜半，面北吞乌鸡子一枚，有事可隐形。

又方，犬胆和通草、桂为丸服，令人隐形。孟诜方

令人相思 《淮南万毕术》云：丙寅鹊脑令人相思。高诱注云：取鹊脑雌雄各一边，中烧之。丙寅日入酒饮，令人相思。俗名喜鹊是也。

辟盗 正月以鹊巢烧灰洒门内，能辟盗。《濒湖方》

令人媚悦 《岣嵝神书》：鼠印合欢。注云：雄鼠外肾之上，有文似印，两肾相对，有符篆朱文九遍者尤佳。以十一、二月，或五月五日、七月七日，正月朔日，均于子时，面北向子位，刮取阴干，如篆取下，佩于青囊，巾系女右臂上。人见之无不欣悦，所求如心也。

知金玉妖怪宝光 以水银和牛、羊、豕三物之脂杵成膏，以通草为炷，点照于有金宝处，即知金、银、铜、铁、铅、玉、龟蛇、妖怪，故水银谓之灵液。《纲目》

天行虏疮 比岁有病天行斑疮，头面及身须臾周匝，状如火疮，皆戴白浆，随决随生，不即疗，数日必死。瘥后疮瘢黯色，一岁方灭，此恶毒之气。世人云：建武中，南阳击虏所得，乃呼为虏疮。诸医参详疗之，以好蜜通摩疮上，以蜜煎升麻，数数拭之。《肘后方》

禽兽人言 《茅亭客话》云：以灵砂饵胡孙、鹦鹉、鼠、犬等，辄会人言，其心变也，丹之通为灵者。

3. 痈疽

痈疽大意

痈疽之证，必因气血乖违，虽外科而实内发，虚实之间自宜分别。大概分初起、已成、未溃、已溃、阴毒、阳毒数条，其名目则随其所发之处

而异之。治法甚详。相其寒热虚实则善矣。

痈肿初起 一切无名肿毒。《孙氏集效方》：用野菊花连茎捣烂，酒煎热服取汗，以渣敷之。《卫生易简方》：用野菊茎叶、苍耳草各一把，共捣，入酒一碗，绞汁服。以渣敷之，取汗自愈。或六月六日取苍耳叶，九月九日采野菊花，为末，每酒服三钱，亦可。

又方，大黄、五倍子、黄柏为末，新汲水调涂，日四五次。《简便方》

又方，商陆根和盐少许捣敷，日再易之。《千金方》

又方，一切肿毒痛不可忍。以蓖麻子仁捣敷，即止也。《肘后方》

又方，芫花末，和胶涂之。《千金方》

又方，瓜蒌根，苦酒熬燥，研末，以苦酒和涂纸上，贴之。《食疗本草》

又方，瓜蒌根合赤小豆研末，醋调涂之良。《杨文蔚方》

又方，发背、乳痈、便毒、恶疮初起，并用五爪龙根、叶一把，生姜一块，捣烂，入好酒一碗，绞汁热服，取汗，以渣敷之即散。以蒜代姜亦可。《寿域神方》

又方，紫浮萍捣烂敷之，良。《肘后方》

又方，一切肿毒初起，用绿豆粉炒黄黑色，猪牙皂荚共研细末，米醋调敷之。皮破者，油调之。《秘传经验方》

又方，痛不可忍者，五月酒糟敷，良。《谈野翁试验方》

又方，葱汁渍之，日四五度。《千金方》

又方，猪胆汁调芥子末贴之，日三次，猪脂调亦可。《千金翼方》

又方，翻白草俗名鸡爪子，根五七个，煎酒服之。《保寿堂方》

又方，带泥山药、蓖麻子、糯米水浸研，敷之即散也。《普济方》

又方，赤龙散。用野葡萄根，晒研为末，水调涂之即消也。《儒门事亲》

又方，一切肿毒，不问硬软，取楸叶十重贴肿上，以帛裹之，日三易。当重重有毒气为水，流在叶上。冬用干叶，盐水浸软，或取根皮捣烂，敷之皆效。止痛消肿，食脓血，胜于众药。《范汪东阳方》

又方，大蛤蟆一个，剁碎，同炒石灰研如泥，敷之，频易。《余居士方》

又方，穿山甲插入谷芒热灰中，炮焦为末，二钱，入麝香少许，温酒调下。《仁斋直指方》

又方，已溃未溃，用鲤鱼烧灰，醋和涂之，以愈为度。《外台秘要》

又方，败龟甲一枚，烧灰，酒服四钱，良。《小品方》

又方，牡蛎粉，水调涂之。用此拔毒，干更上。《集验方论》

痈疽肿毒 伏龙肝即灶心土，以蒜和捣作泥贴之，干再易。或以鸡子黄亦可。《外台秘要》

又方，曾孚先云：凡痈疽疮疡，皆因气滞血凝而致，宜诸香药，引气通血。常器之云：凡气血闻香即行，闻臭即逆。疮疡皆由气涩而血聚，最忌臭秽不洁，触之毒必引蔓。陈正节公云：大凡疽疾，多因怒气而得，但服香附子药，进食洁气，大有效也。独胜散，用香附子去毛，以姜汁淹一宿，焙干，研末，每白汤服二钱。疽疮初作，以此代茶。至溃后，亦宜服之。或少加甘草，愈后服至半年，尤妙。《外科精要》

又方，妇人妒乳痈，小儿头疮，及浸淫黄烂热疮，疥疽阴蚀，并用天麻草煎水，洗数次，杀虫。《千金方》

又方，痈疽及打扑损伤，未破疼痛者，用生地黄杵如泥，摊在纸上，掺木香末于中，又摊地黄泥一重贴之，不过三五度即内消也。《博济方》

又方，一切痈肿，赤肿未破，或已破而脓血未散，发热，疼痛，能食者，并宜排脓托里散。用地蜈蚣、赤芍药、当归、甘草为末，每以二钱，温酒下。《和剂局方》

又方，用乌头炒、黄柏炒，各一两，为末，唾调涂之，留头，干则以米泔水润之，佳。《僧深集方》

又方，猪胆汁和芥子末贴之，日三上。猪脂亦可。《千金翼》

又方，干姜一两，炒紫，研末，醋调敷四围，留头自愈。此东昌申一斋奇方也。

又方，脓血不止，地骨皮不拘多少，洗净，刮去粗皮，取细白穰听用。以粗皮同骨煎汤洗，洗尽脓血，以细穰贴之立效。昔一朝士，腹胁间病疽，或以此法治之，出血一二升。家人惧，欲止之。病者曰：疽似少快。更依洗之，至血淡乃止，以细皮贴之，次日结痂愈。《证类本草》

又方，万表《积善堂方》云：乌龙膏，治一切痈肿发背，无名肿毒，初发，未破者，取效如神。用麦面洗筋，澄出浆粉，愈久愈佳。以锅炒之。初炒如饧，久炒则干成黄黑色，冷定研末，陈米醋调成糊，熬如黑漆，瓷罐收之。用时摊纸上，剪孔贴之，即如冰冷，疼痛即止。少顷觉痒，干亦不动。久则毒自消，药力亦尽而脱落，甚妙。此方苏州杜水庵所传，用之屡效。药易而热去，济生生者宜预备之。

又方，治一切痈疽疮疥及赤肿，不拘善恶，无不愈者。方用赤小豆为末，水调涂之，其性甚粘，干则难揭，加苎麻根末则不粘。此法更妙。

又方，米醋磨田州三七，涂之即散，已破者研末干涂之。《纲目》

又方，升麻磨醋，频涂之。《肘后方》

又方，白芷磨醋，频涂之。《卫生易简方》

又方，泽兰，捣，封之良。《濒湖集简方》

又方，一切无名肿毒，用甘遂为末，水调敷肿处，即浓煎甘草水服之，其肿即散。二物相反，而其感应，故甚捷也。《百一选方》

又方，已成未成者，用牛皮胶一片，水浸软，当头开孔贴之，未成者自消，已成者令脓自出。《外台秘要》

通治诸毒 凡痈疽发背不起发，或瘀肉不腐溃，及阴疮、瘰疬、流注、臁疮、顽痛、恶疮久不愈者，用桑木灸法，未溃则拔毒止痛，已溃则补接阳气，盖取桑通关节，去风寒，火性畅达，能出郁毒之意。其法以干桑木劈成细片，捆作小把，然火吹息，灸患处。每吹灸片时，以瘀肉腐动为度，内服补托方药。诚良方也。《灵枢经》

异疽似痈 而小有异，脓如小豆汁，今日去，明日满。用油菜捣烂，布袋盛，于热灰中煨热，更互熨之，不过三五度。无叶用干者。《千金方》

痈疽寒颤 乳香半两，熟水研服。颤发于脾，乳香能入脾故也。《仁斋直指方》

痈疽托里 治痈疽发背，肠痈，奶痈，无名肿毒，焮作疼痛，憎寒壮热，状类伤寒，不问老少虚实服之，未成者内溃，已成者即溃。忍冬叶即金银藤五两，生黄芪五两，当归一两，甘草八钱，研细末，每服二钱，酒一盏，煎至一盏，随病上下，日再服之。《纲目》

痈疽发背 醋磨浓墨涂四围，中以猪胆汁涂之，干又上，一夜即消。《赵氏经验方》

又方，厨内倒吊尘，研末，以生葱极嫩心同捣膏敷之，留顶，一日一换，干则以水润之。《濒湖集简方》

又方，一切肿毒。铅粉即水粉二两，真麻油三两，慢火熬，以柳枝急搅至滴水成珠，白胶末少许，器盛水浸两日，油纸摊贴。名神应膏。《仁斋直指方》

又方，《海上集验方》云：李北海言，此方乃神授，极奇秘。用甘草三两，生捣细筛末，麦面九两，和匀，取好酥少许入内，下沸水搜如饼状，方圆大于疮一分，热敷肿上，以绸片及故纸隔，令通风，冷则易之。已成者，脓水自出；未成者，肿自消。仍吃黄芪粥为妙。又法，甘草一两，炙，捣碎，水一大升浸之，盛水器上横一小刀子，露一宿，平明以物搅，令沫出，去沫服之。但是疮肿发背，皆甚效。苏颂《图经》

又方，远志酒治一切痈疽发背、恶喉侵大有死血。阴毒在中则不痛，敷之即痛。有忧怒等气积而内攻则痛不可忍，敷之即不痛。或蕴热在内，热逼人手不可近，敷之即清凉。或气虚冷，溃而不敛，敷之即敛。此本韩大夫宅用以救人方，极验。至七情内郁，不问虚实寒热，治之皆愈。用远志以米泔浸洗，捶去心，为末，每服三钱，温酒一盏调，澄少顷，饮其清，以渣敷患处。《三因方》

又方，已溃、未溃，用黄连、槟榔研末，鸡蛋清调敷之。《简易方》

又方，痈疽疮疖、疳瘘恶疮、下疰臁疮溃后，外伤风寒，恶汁臭败不敛，并主之。用木香、黄连、槟榔等分研末，油调，频涂之，取效。《和剂局方》

又方，初起未成，老苧麻根槌烂敷之，日数易，肿消则瘥。《图经本草》

又方，痛不可忍者，用马鞭草捣汁饮之，渣敷患处。《集简方》

又方，极恶无名肿毒，贴如神。用紫花地丁草，三伏时收，以白面和成，盐醋浸一夜贴之。昔一尼发背，梦得此方，数日而痊。《集效方》

又方，半夏末，鸡子清调涂之。乳疮亦可治。《肘后方》

又方，生菖蒲捣贴之。疮干者，研末，水调涂之。《秘宝方》

又方，一切肿毒，用甜荞面、硫黄各二两，研末，井华水和作饼晒收，每用一饼，磨水敷之。痛则令不痛，不痛则令痛，即愈。《仁斋直指方》

又方，大蒜灸法。毒小者，以独头蒜切片安肿上，用艾炷于蒜上灸之。肿大，则以蒜槌饼铺患上灸之。蒜焦，更换新者灸之，不计壮数。惟要痛者灸至不痛，不痛者灸至痛极而止。疣赘之类灸之，亦便成痂自脱。凡痈疽恶毒，无不其效如神。《纲目》所载古今效案不可备录。李时珍曰：按李迅论蒜钱灸法云，痈疽之法，着灸胜于用药。缘热毒中隔，上下不通，必得毒气发泄，然后解散。凡初发之时，便用大独蒜横切如钱，贴顶上灸之。三壮一易，大概以百壮为率。一使疮不开大，二使内肉不坏，三使疮口合，一举而三得之。但头及顶以上，切记不可用此，恐引气上，更生大祸也。又史源记蒜灸之功云：母氏背胛作痒，有赤晕半寸，白粒如黍。灸二七壮，其赤随消。信宿，有赤流下长二寸，举家归咎于灸。外医用膏护之，日增一晕，二十二日，横斜约六七寸长，痛楚不胜。或言一尼病此，得灸而愈。奔问之，尼曰：痛时昏不知人，但闻范奉议坐守灸八百余壮方苏，约艾一筛。予亟归，以炷如银杏大，灸十数，殊不觉，及灸四旁赤处，皆痛。每一壮烬则赤随缩入，三十余壮，赤晕收退。盖灸迟则初发处肉已坏矣，故不知痛，直待灸至好肉方痛也。至夜则火焮满背，疮高阜而热，得安寝矣。至晓如覆一瓯，高三四寸，上有百数小孔，色正黑，调理而安。盖高阜者，毒外出也。小孔多，毒不聚也。色正黑，皮肉内坏也。非艾火出其毒于坏肉之里，则内逼五脏而危矣。庸医凉冷消散之说，何可信哉？《纲目》

又方，一切发背痈疽。削冬瓜一大块置疮上，热则易之，分散热毒

气。甚良。宗奭方

又，阴毒，用吴茱萸捣末，以苦酒调涂帛上，贴之。《外台秘要》

又方，痈疽发背大如盘，臭腐不可近，用白桐叶醋蒸贴上，退热止痛，渐渐生肉收口。极效秘方也。《医林正宗》

又方，凡中热毒，眼花头晕，口干舌苦，心惊背热，四肢麻木，看有红晕在背后者，即取槐花子一大抄，铁杓炒褐色，浸好酒内，乘热饮酒，汗之即愈。如未退，再炒一服，极效。虽成脓者，亦无不愈。彭华庵云：此方用之三十年皆效者。《保寿堂方》

又方，一切痈疽、发背、流注、诸肿毒冷热不明者，用紫荆花树皮炒，三两，独活去节，炒，三两，赤芍药炒，二两，生白芷一两，木蜡炒，一两，研末，以葱汤调稠，热敷。血得热则行，葱则能散气。若疮不甚热者，酒调之。痛甚者，筋不伸者，加乳香。大抵一切肿毒，皆气血凝滞所成，遇温则散，遇凉则凝。此方温平，紫荆皮乃木之精，破血消肿；独活乃土之精，止风动血，引拔骨中毒，去痹湿气；芍药乃火之精，生血止痛；木蜡乃水之精，消肿散血，同独活能破石肿坚硬；白芷乃金之精，去风生肌止痛。盖血生则不死，血动则流通，肌生则不烂，痛止则不烂，风去则血自散，气破则硬可消，毒自除。五者交治，痛安有不愈乎？

又方，李时珍曰：芙蓉花并叶，气平而不寒不热，味微辛而性滑涎粘，其治痈肿之功，殊有神效。近时疡医秘其名为清凉膏、清露散、铁箍散，皆此物也。其方治一切痈疽发背，乳痈恶疮，不拘已成未成，已穿未穿，并用芙蓉叶，或根皮，或花，或生研，或干研末，以蜜调涂于肿上四围，中间留头，干则频换。初起者，即觉清凉，痛止肿消。已成者，即脓聚毒出。已穿者，即脓出易敛，妙不可言。或加生赤小豆末，尤妙。

又方，榆根白皮切，清水洗，捣极烂，和香油敷之，留孔出气。燥则以苦茶频润，不粘，更换新者。将愈，以桑叶嚼烂随大小贴之，口合乃止。神效。《救急方》

又方，未成者，用活蟾一个，系放患上，半日，蟾必昏愦，置水中救其命，再易一个如前法。其蟾必踉跄，再易一个，其蟾无恙则毒散矣。累试极效。若势重者，以活蟾一个或二三个，破开连肚乘热合疮上，不久必臭不可闻，再易一二次即愈。慎勿以微物见轻也。《医林集要》

又方，用雄鸡冠血滴疽上，血尽再换，不过五六鸡，痛止毒散，数日自愈。《保寿堂方》

痈肿不破 乌金散，治痈疖肿硬不变色且无头。用米粉四两，葱白一两，同炒黑，研末，醋调，贴一伏时又换，以消为度。《外科精义》

石痈坚硬 不作脓。用梁上尘即梁上倒挂成索者，非灰尘也，加葵花根、茎灰各等分，醋调敷之。《千金方》

又方，坚硬不作脓者，生商陆根捣敷之，干即易，取软为度。张文仲方

又方，不作脓者，用橡子一枚，以醋于青石上磨汁涂之，干则易，不过十度即平。《千金方》

又方，坚硬如石者，用蛇蜕皮贴之，经宿即愈。《圣济总录》

痈肿毒气 已溃未溃皆可用之。胡黄连、穿山甲烧存性，研末，或茶或鸡子清调涂。《易简方》

又方，恶疮痈肿，或连阴髀间疼痛急挛，牵入小腹不可忍，一宿即杀人者。茴香苗叶，捣汁一升服之，日三四次，其渣以贴患上。冬月用根皮。是外国神方，永嘉以来用之，起死回生，无不神妙。看外国二字，则是大茴，然考《本草纲目》二茴不分，则小茴叶亦自可用。《范汪方》

决脓代针 用已出蛾之蚕茧烧灰，酒服。治痈疽无头，次日即破。时珍曰：用一枚即出一头，用二枚即出二头。神效无比。

又方，用白雄鸡翅下两边第一毛，烧灰，水服即破。《外台秘要》

又方，诸毒已成，畏针者，取雄麻雀屎涂疮头，即易决。《梅师方》

按： 雄雀是竖起不眠者。

痈疽拔脓 痈疽不破，或破而肿硬无脓。以斑蝥为末，同蒜捣膏，和水少许，贴之，少顷脓出，即去药。《仁斋直指方》

又方，人乳汁和面敷之，比晓，脓尽出。但用此方者，不可近手。《千金方》

又方，不论新旧溃痈，以口嚼苦荬菜嫩叶，敷疮口，自愈。此方百发百中，但洗菜后，必晾干生水。若非口嚼，徒用槌烂敷之，则必辣痛，慎之。拔脓生肌无有过于此者。予用数十年，投之立应，勿轻视之。自制

又方，海浮散，以乳香、没药安新瓦上，用炭火烧瓦下，令二味溶化，干硬，其油方净，若去油不净，则疮口必痛。制既好，以纸包，置地去火毒，研末掺痛口，盖以万全膏，自愈。此方毒尽则收口，毒不尽则提脓外出，百发百中。《华佗外科》

又方，灰蛋散，治远年陈疱不干脓者。用鸡蛋开孔，孔空出清黄，以极陈古石灰调浓，复装入蛋壳内，用粗糠一钵，将壳藏于糠内，烧糠煅之，复研为末。遇有此患，掺之辄愈，神效。《简便方》

溃痈作痒 以盐摩其四围，即止。《外科精义》

痈疽便闭 紫草、蒌霜等分，新汲水煎服。《直指方》

一切痈疽 赤色何首乌，瓶中文武火熬煎，乘热入好无灰酒相等，再煎数沸，时时饮之，其渣焙研为末，酒煮面糊丸梧子大，空心温酒下三十丸。疾退可常服之。《外科精要》

轻粉毒痈 金银花藤一把，捣烂，入雄黄五分，水二升，瓦罐煎之，以纸封七重，穿一孔，待气出，以疮对孔熏之，三时久，大出黄水后，用生肌散取效。《余居士选奇方》

又方，薛己《外科发挥》云：服轻粉致伤脾胃气血，筋骨疼痛，久而溃烂成痈，连年累月，至于终身成废疾者。用土茯苓一两，有热，加黄连、黄芩；气虚，加四君子汤；血虚，加四物汤。水煎代茶，月余即安。

用过山龙即土茯苓四两，加四物汤一两，皂角子七枚，川椒四十九粒，灯心七根，水煎，日饮。《朱氏集验方》

服硫发痈 米醋和豆豉研敷之，燥则易。《千金方》

瘭疽恶疮 着手足肩背，累累如赤豆，出汁。剥痂者，用胡燕窠土和百日男儿屎，敷之。《千金方》

又方，用灶突墨、灶屋尘、釜下土研匀，水煮，日洗三四度。《外台秘要》

又方，以大麻子炒，研末摩之。《千金方》

又方，以酒和面敷之。《千金方》

又方，用芸苔菜即油白菜，煮汁服。并食干熟菜数顿，少加盐、酱。冬月用子研水服。《千金方》

又方，腊月饴糖，昼夜涂之，数日愈。《千金方》

又方，地骨皮、葵根、叶，煎水如饴，随意服之。《千金方》

又方，大鲫鱼长三四寸者，乱发鸡蛋大一团，猪油一升，同煎膏，涂之。《千金方》

又方，用麻雀屎、燕窠土研，敷之。《直指方》

又方，以猪胆汁涂之。《千金方》

又方，瘭疽，喜著十指，壮如代指，根深至肌，能坏筋骨，毒气入脏杀人。宜烧铁烙之，或灸百壮，日饮犀角汁取瘥。《千金方》

骨疽出骨 一名多骨疽，不时出细骨，乃母受胎时，未及一月，与六亲骨肉交合，感其精气，故有多骨之名。以密佗僧研末，桐油调匀，摊贴之，即愈。《寿域方》

又方，愈而复作者，骨从孔中出，宜疮上灸之，以乌雌鸡一只，去肉取骨，烧成炭，以三家甑蔽、三家砧木刮屑各一两，皆烧存性，和导疮中，碎骨当出尽而愈。《千金方》

又方，蜣螂七枚，同大麦捣敷。《刘子涓方》

又方，久不瘥，脓汁不已，或骨从孔中出，用大蛤蟆一个，乱发鸡蛋大一团，猪油四两，煎枯去渣，待凝如膏，先以乌头、桑根皮煎汤，洗拭干，煅龙骨末掺四边，以煎膏贴之。《冯氏锦囊秘录》

又方，一捏一汁出者，熬饴糖勃疮上，仍破生鲤鱼溻之，顷时刮视必有虫出，更洗更敷药，虫尽则愈。《肘后方》

又方，骨从孔中出者，掘地作坑，口小里大，深三尺，以干鸡屎二升，同艾及黄荆叶捣碎入坑内，烧令烟出。即以疮口就熏，上用衣盖，勿令泄气，半日当有虫出，甚效。《千金方》

又方，用狗头骨烧烟，日熏之。《圣惠方》

疔毒恶疮 凡十指及诸处疮起，发痒，身热恶寒，或麻木，此极毒之疮也。急用针刺破，挤去恶血，候血尽，口噙凉水吮之，水温频换，吮至痛痒皆住即愈。此妙法也。《保寿堂方》

又方，刺四边及中心，以雄黄末敷之，神效。《千金方》

又方，一切无名肿毒，用野菊花根。见前。

又方，以耳垢、盐泥各等分，用蒲公英汁和作小饼封之，大效。《圣惠方》

疔肿初起 土蜂窠煅、蛇皮烧，等分，酒服一钱。《直指方》

又方，疔肿拔根，用铁精一两，轻粉一钱，麝香少许，研末，针画十字口，点药入内，醋调面糊敷之，神效。《普济方》

又方，多年土内锈钉，火煅醋淬，不拘遍次，刮下锈末，用少许人乳调和，挑破敷之。仍炒研二钱，以奤水煎滚待冷，调服。《普济方》

又方，石灰、半夏为末，敷之。《普济方》

又方，磁石末，酢和封之，拔根立出。《外台秘要》

又方，二仙散，用生明矾、黄丹等分，先以三棱针刺血待尽，用此散敷之，不过三次，决愈。乃太医院李管勾方。《卫生宝鉴》

又方，白及研末，以水澄之，去水，摊于厚纸上贴之。《袖珍方》

又方，山慈菇连根同苍耳草捣烂，以好酒浸之，少顷滤汁，温或干之为末，每酒服三钱。《乾坤生意》

又方，白芷一钱，生姜一两，擂酒一盏，温服取汗，即散。此陈指挥方也。《袖珍方》

又方，荆芥一握，切碎，水煎，冷服。《药性论》

又方，菊花一握，捣汁一升服，入口死者即活。此神效方也。冬月用根。《肘后方》

又方，菊花一两，甘草三钱，浓煎，温服。一切消疔之剂，皆不及此。《华佗外科》

又方，艾蒿一握，烧灰，入紫竹筒中，淋取一二合，和石灰如饴，先以针刺疮至痛，乃点药三遍，其根自拔。玉山韩光以此治人神验。贞观

初，衢州徐使君访得此方，用治三十余人，皆效。《千金方》

又方，用益母草捣膏封之，仍绞汁五合服，即消。《圣惠方》

又方，用苍耳根、苗烧灰，和醋淀涂之，干再上，不十次，即拔根出。《养生方》

又方，苍耳根三两半，乌梅肉五个，连须葱二根，酒煎，热服，取汗。《邵真人方》

又方，端午采豨莶草，日干为末，每服半两，热酒调下，汗出即愈。极有效验。《集简方》

又方，捣生地敷之。性凉消肿，无不效。《梅师方》

又方，蒺藜一升，熬捣，以醋和，封头上，拔根。《外台秘要》

又方，醋和阴云子末涂之，干再上。《千金翼》

又方，初起者，草乌头七个，川乌头三个，杏仁九个，飞面一两，为末，无根水调搽，留口，以纸盖之，干则以水润之。《唐瑶经验方》

又方，复发者，马兜铃根捣烂，用蜘蛛网裹敷。少时根出。《肘后方》

又方，水调白蔹末，涂之，治初起者。《圣惠方》

又方，不问已溃未溃，初起发热，用金银藤，包括花及茎叶，捣自然汁半碗，煎八分服之，以渣敷患处。败毒托里，散气和血，其功独胜。《积善堂方》

又方，胡麻烧灰，针砂等分为末，醋和敷之，日三次。《普济方》

又方，灰面和腊猪油封之，良。《梅师方》

又方，用面围住，以针乱刺疮上，铜器煎醋沸，待温，顷入围中，令容一盏，冷即易，三度根即出也。大有效。《纲目》

又方，老葱、生蜜杵贴两时，疔出，以醋汤洗之，神效。《圣济总录》

又方，用门臼灰一撮，罗筛细，以独蒜或新蒜苔染灰擦疮口，候疮自然出少汁，再擦，少顷即消散也。虽发背痈疽，皆擦之。《纲目》

又方，马齿苋二分，石灰三分，为末，鸡蛋白和敷之。《纲目》

又方，用苦荬菜捣汁，敷疔疮殊效。青苗阴干，以备冬月为末，水调敷之。《纲目》

又方，用翻白草，即俗名鸡爪子，不拘已成未成，以此十根，酒煎服之，出汗即愈。《纲目》

又方，蒲公英槌烂覆之，又捣汁和酒煎服，取汗。《唐氏方》

又方，以针刺四畔，用石榴皮着患上，以灰面围四方灸之，以痛为度，仍用榴末敷上，急裹之，经宿连根自出也。《百一方》

又方，核桃一个，平破，取仁嚼烂，仍安壳内，合在患上，频换甚效。《普济方》

又方，荔枝肉、白梅各三个，捣作饼，贴患上，根自出也。《济生秘览》

又方，一切痈疽发背，不问已成未成，但痛者皆治。槐花微炒，核桃仁二两，无灰酒一钟，煎十余沸，热服。未成者二三服，已成者一二服，见效。《医方摘要》

又方，皂角子仁作末敷之，五日愈。《千金方》

又方，用苍耳草梗中虫一条，白梅肉三四分，捣如泥，贴之立愈。凡一切无名恶毒皆治。《经验方》

又方，先刺出血，以海螵蛸末敷之，其疔即出。《普济方》

又方，用田螺入冰片化水，点患上。《普济方》

又方，用柽柳即俗名水杨梅，根、皮、叶皆可，捣烂封之。重则兼冲酒饮之，立愈。自制

又方，天青地白草如黄蒿叶者，捣烂冲酒饮之，渣封疮上，至效。自制

疔疮发汗 千年石灰炒，十分，旧黑伞纸烧灰，一分，每用一小匙，先以齑水些少，次倾香油些少，入末搅匀，沸汤一盏，调下，厚被盖之，一时大汗出也。《医方捷径》

马疔肿毒 穿山甲烧存性、贝母等分，为末，酒调服三四次。乃用下药，利去恶物即愈。《鲍氏方》

赤根疔毒 白粳米研粉，熬黑，和蜜敷之。《千金方》

疔疮恶肿 九月九日采芙蓉叶阴干为末，每以井华水调贴。次日用蚰

蜒螺一个，捣涂之。《普济方》

又方，斑蝥一枚，捻破，以针划疮上，作米字形样封之，即出根也。《外台秘要》

又方，取户边蜘蛛，杵烂醋和。先刺四畔血出，根稍露，敷之，干即易，一日夜根拔出，大有神效。《千金方》

又方，黑牛耳垢敷之，效。《圣惠方》.

又方，白马齿烧灰。先以针刺破，乃封之，用湿面围肿处，醋洗去之，根出大效。《肘后备急方》

又方，鼠屎、乱发等分，烧灰，刺疮头纳入，大良。《普济方》

鱼脐疔疮 四面赤肿，中央黑。银朱，水和丸，每服一丸，温酒下。名走马丹。《普济方》

又方，枯矾末，寒食面糊，调贴。肿消无脓。《崔氏方》

又方，瞿麦烧灰，和油敷之，甚佳。《崔氏方》

又方，疔头白似肿，痛不可忍。先以刺破头及四畔，以白苣捣汁滴孔中，良。《外台秘要》

又方，丝瓜叶、连须葱白、韭菜，同入石钵内研烂取汁，以热酒和服，以渣贴腋下。病在左手贴左腋，右手贴右腋。病在左脚贴左胯，右脚贴右胯，在中贴心脐。用帛缚住，候肉下红丝处皆白，则散矣。如有潮热，亦用此法。却令人抱住，恐其颤倒则难救矣。《危氏得效方》

又方，用蛇蜕鸡子大，以水四升，煮三四沸，服汁立瘥。《外台秘要》

又方，鱼脐疔出水，四畔浮浆，用蛇蜕烧存性，以鸡子清调敷之。《直指方》

又方，四边赤，中央黑，可刺之，若不大痛，即杀人也。用腊月鱼头烧灰，头发烧灰，以鸡溏屎和涂之。《千金方》

又方，此疽一因风毒蕴结，二因气血凝滞，三因误食人汗而然。用腊月猪头烧灰，鸡子白调敷之，愈。《圣惠方》

按：此乃险证，宜熟记之。

水疔暗疔 水疔色黄，麻木不痛，暗疔凸起色红，使人昏狂。并先刺

四畔，后用银杏即白果去壳浸油中日久者，捣之。《普济方》

又方，水疔，用细叶铜钱草槌烂，和酒醋敷之，神效。自制

疔肿伤风 作肿痛者，以马屎炒，熨疮上五十遍，神效之至。《圣惠方》

雌雄疔疮 用铁粉二两，蔓菁根三两，捣如泥封之，日二遍，效。《集玄方》

线龙香、挂香皆香店内用。白芷、川芎、独活、甘松、山奈、丁香、合香、蒿本、良姜、大茴、连翘、大黄、黄芩、柏木兜、娄香等为末，以榆皮面作糊而成者。

杨梅毒疮 神灯熏法，用银珠二钱，孩儿茶、龙挂香、皂角子各一钱，为末，以纸卷作灯心大条子，长三寸。每用一条安灯盏内，香油浸点，安水桶内，以被围坐，用鼻吸烟咽之，口含冷茶，热则吐去换冷，日熏二次，三日后口中皮破，以陈酱水漱之。神灯照法，治疮久破烂坑陷者，用银朱、水粉、线香各三钱，乳香、没药各五分，片脑二分，为末，以纸卷作捻，浸油点灯照疮上，日三次，七日见效。须先服通圣数服，临时口含椒茶，以防毒气入齿也。《心法附余》

又方，用粉霜一味搽之。《濒湖集简方》

按：此是水银升炼而成者，非铅粉也。

又方，胆矾、白矾、水银各三钱半，研至不见星，入香油，唾津各少许，和匀，坐帐内，取药涂两足心，用两手心对足心摩擦良久。再涂再擦，药尽即卧。汗出，或大便去垢，口出秽涎为验。每一次，强者用四钱，弱者二钱。内服疏风散，并煎洗澡。《刘氏经验方》

又方，马鞭草又名龙牙草、凤颈草，煎汤，先熏后洗，气到便爽，痛肿随灭。陈嘉谟《本草蒙筌》

又方，遍身小点如指顶大者，俗名梅痘。先服败毒散，后用栝蒌皮为末，每服三钱，烧酒下，日三服。用此以解皮肤风热，不过十服愈。《集简方》

又方，杨梅天泡，用天花粉、川芎各四两，槐花一两，为末，米饮糊丸

梧子大，每空心淡姜汤下七八十丸。《简便单方》

又方，近有好淫之人，多病杨梅疮，药用轻粉，愈而复发，久则肢体拘挛，变为痈漏，延绵岁月，竟致废笃。惟铿土茯苓三两，或加皂角、牵牛各一钱，水六碗，煎至三碗，分三服，不数剂，多瘥。盖此疾始由毒气干于阳明而发，加以轻粉燥烈，久而水衰，肝挟相火来凌脾土。土属湿，主肌肉。经所谓湿气害人皮肉筋骨是也。土茯苓甘淡而平，能去脾湿，湿去则营卫从而筋脉柔，肌肉实而拘挛痈漏愈矣。初病服之不效者，火盛而湿未郁也。此药长于去湿，不能去热，病久则热衰气耗而湿郁为多，故必效。时珍曰：杨梅疮古方不载，亦无病者。近时起于岭表，传及四方。盖岭表风土卑炎，岚瘴熏蒸，饮啖辛热，男女淫猥。湿热之邪积蓄既深，发为毒疮，遂致互相传染，自南北，遍及海宇，然皆淫邪之人病之。其类有数种，治之则一也。其证多属厥阴、阳明二经，而兼乎他经。邪之所在，则先发出，如兼少阴、太阳则发于咽喉，兼太阳、少阳则发于头耳之类。盖相火寄于厥阴，肌肉属于阳明故也。医用轻粉、银朱劫剂，五七日即愈。盖水银性走而不守，加以盐、矾升为轻粉、银朱，其性燥烈，善逐痰涎。涎乃脾之液，此物入胃，气归阳明，故涎被劫，随火上升，从喉颊齿缝而出，故疮即干痿而愈。若服之过剂，及用不得法，则毒气窜入经络筋骨肉之间，莫之能出。痰涎既去，血液耗涸，筋失所养，营卫不从，变为筋骨挛痛，病发为痈毒疳漏，久则生虫为癣，手足皴裂，遂成废痼。惟土茯苓气平味甘而淡，为阳明本药，能健脾胃，去风湿。脾胃健则营卫从，风湿去则筋骨利，故诸证多愈，此亦得古人未言之妙也。今医家有搜风解毒汤，治杨梅疮，不犯轻粉。病深者月余，浅者半月即愈。已服轻粉药，筋骨挛痛，瘫痪不能致力履者，服之亦效。其方用土茯苓一两，薏苡仁、金银花、防风、木瓜、木通、白鲜皮各五分，皂荚子四分，气虚者加人参七分，血虚者加当归七分，水二大碗煎饮，一日三服。唯忌饮茶及牛、羊、鸡、鹅、鱼、肉、烧酒、法面、房劳。盖秘方也。

又方，土茯苓四两，皂角子七粒，水煎代茶饮，浅者二七日，深者四七日见效。邓笔峰《杂兴方》

又方，土茯苓一两，五加皮、皂角子、苦参各三钱，金银花一钱，用好酒煎，日一服。邓笔峰《杂兴方》

又方，小儿杨梅疮，起于口内，延及遍身。以土茯苓末，乳汁调服，月余自愈。《外科发挥》

又方，此证乃阳明积热所生，用槐花四两，略炒，入酒二盏，煎十余沸，热服。胃虚寒者勿用。《集简方》

又方，大风子烧存性，和麻油、轻粉研涂，仍以壳煎水洗之。《岭南卫生方》

又方，疮烂者，以古墙上螺蛳壳、辰砂等分，片脑少许，为末搽之。《纲目》

广东梅疮 明雄黄一钱半，杏仁三十粒，去皮，轻粉一钱，为末，洗净，以雄猪胆汁调搽，二三日即愈。百发百中，天下第一方也。出武定侯府内。《积德堂经验方》

阴疽不发 不红不痛者，阴疽也，最是险证。用草乌头、南星等分，少加肉桂为末，姜汁热酒调涂，未破者能内消，久溃者能去黑烂。二药性味辛烈，能破恶块，逐寒热，遇冷即消，遇热即溃。杨清叟方

又方，头重沉黯，不疼无热，内服补散不起。必用人牙煅过，穿山甲炙，各一分，为末，分作两服，用当归麻黄煎酒下，外以姜汁和面敷之。《直指方》

又方，川乌头、硫黄、人牙煅过，为末，酒服亦妙。凡阴疽，服药后不赤不痛者，转为赤热肿痛，则阴转为阳，佳兆也，不然则难愈。

发背初起 恶寒啬啬，或已生疮肿隐疹，用硝石三两，暖水一升，泡化，青布折三层，浸搨患处，热即换，频易取瘥。《外台秘要》

又方，疑似者，便用秦艽、牛乳煎服，得快利三五行，即愈。《海上方》

又方，初起未成者，以湿纸搨上，先干处便是头，以陈艾灸之。不论壮数，痛者灸至不痛，先不痛者灸至痛乃止。其毒即散，散亦免内攻，神方也。李绛《兵部手集》

按：此方即一切无名恶毒用之，神效，不独发背一门也。

又方，天名精即鹤虱之叶，杵汁一升，日再服，瘥乃止。《伤寒类要》

又方，草决明生用，捣，一升，生甘草一两，水三升，煮一升，分二服。大抵血滞则生疮，肝主藏血，决明和肝气，不损元气也。许学士《本事方》

又方，水调白敛末涂之。《肘后方》

又方，焮肿赤热，浮萍捣，和鸡子清贴之。《圣惠方》

按：萍以紫背为上，青者亦可用。

又方，生姜一块，炭火炙一层刮一层，为末，以猪胆汁调涂。《海上方》

又方，一切痈疽皆治。用紫荆皮为末，酒调箍住，自然撮小不开，内服柞木饮子，乃救贫良剂也。杨清叟《仙传方》

又方，牡蛎粉，以鸡子白和，涂四围，频上取效。《千金方》

又方，鸡嗉及肫内黄皮，焙研，湿则干掺，干则油调搽之。《医林正宗》

又方，鸡肫黄皮不落水者阴干，临时温水润开贴之，随干随润，不过三五度，即消。杨氏《经验方》

又方，羊脂、猪脂切片，冷水浸贴，热则易之，数日瘥。单用猪脂亦可。《外台秘要》

又方，《阮氏经验方》用黄明牛皮胶四两，酒一碗，重汤顿化，随意饮尽，不能饮者，滚白水服之。服此毒不内攻，不传恶症。谈野翁《试验方》以牛皮胶安新瓦上烧存性，研末，酒二碗服之。唐氏《经验方》用上法，加穿山甲四片，同烧存性，如上服法。云极妙无比。

又方，皂角刺麦麸炒黄，一两，绵黄芪焙，一两，甘草半两，为末，每服一钱，酒一盏，乳香一块，煎七分，去渣温服。《普济本事方》

发背已溃　陈芦叶为末，以葱椒汤洗净患上，将药敷之。其效至速。《乾坤秘韫》

又方，楸，乃外科要药，而近人少知。葛常之《韵语阳秋》云，有人患发背溃坏，肠胃可窥，百方不效。一医用立秋日太阳未升时，采楸树叶，熬为膏，敷其外；内以云母膏作小丸，服尽四两，不累日而愈也。东晋范汪，名医也，亦称楸树叶治疮肿之功。则有拔毒排脓之力可知。《纲目》

又方，鸡肫黄皮，同棉絮焙末搽之即愈。《纲目》

又方，黑色黄牛粪，晒干为末，入百草霜，即锅底墨，同研细，糁之。《谈野翁方》

发背欲死 伏龙肝末，即灶心土，酒调厚敷之，干即易，平乃止。《千金方》

又方，芭蕉根捣烂涂之。《肘后方》

又方，鸡肠草捣涂之。《肘后方》

又方，冬瓜截去头，合疮上，瓜烂，又切去一片合之，瓜未尽，疮已小敛矣。乃用膏贴之。《肘后方》

又方，人屎烧灰，醋和敷之。《肘后方》

背疮热肿 蒜灸法，见前痈疽发背下。

又方，黄喉蛇头烧灰，醋和敷之，日三易。《千金方》

背背散血 槐花，绿豆各一升，同炒至象牙色，研末，用细茶一两，水煎，露一夜，调末三钱敷之，留头。勿犯妇女手。《摄生妙用方》

癌瘭恶疽 其疽颗颗累垂，裂如瞽眼，其中带青，由是簇头各露一舌，毒深穿孔，男则多发于腹，女则多发于乳，或项或肩，令人昏迷。急用地胆为君，佐以白牵牛、滑石、木通利小便，以宣其毒，更服童便灌涤余邪，乃可得安也。《直指方》

按： 地胆乃地中或墙石内虫，形如大蚂蚁者，盖芫青亭长之类。如不能识，即以斑蝥代之。二物须去翅足，以糯米拌，炒至米成蓼黑色，去米乃用。但露一夜，则毒去更善。如即用，必吐泻。

又方，其疽上高下深，颗颗累垂如瞽眼，其中带青头上各露一舌，毒孔透里者是也。用生井蛙皮，烧存性，为末，蜜水调敷之。《直指方》

又方，皂角刺烧存性，研，白及少许为末，敷之。《直指方》

风疽疮疥 凡脚腨及曲脉中痒，搔则黄汁出者是也。以青竹筒三尺，着大黑豆一升在内，以马屎、糠火烧熏，以器承两头汁，搽之，先以米泔和盐洗净，不过三度，极效。《千金方》

对口疮疥 野苦荬菜捣汁，一钟，入姜汁一匙，酒少许服之，以渣敷一二次，即愈。唐瑶《经验方》

又方，韭菜地内蚯蚓，捣烂，凉水调敷，日三四换。《扶寿精方》

又方，热雄鸡血频涂之，取散。《皆验方》

又方，猫头骨，烧存性，每酒服五钱。《便民食疗》

又方，阳疽高突，红肿疼痛；阴疽色黑黯，不甚痛，身沉重，困倦欲卧，呻吟无力，疮不红不高，或现无数小疮口，不知头在何处。然初起时要内消，阴阳二症俱用三星汤。银花二两，生甘草三钱，蒲公英一两。二剂全消。阳证已破亦效。惟阴证大溃，必用七圣汤。人参、生黄芪、焦术、当归各一两，银花二两，白芥子三钱，上肉桂一钱。六剂愈。此方凡外科阴不能收口者，皆效。《辨证奇闻》

天泡湿疮 此心火妄动，脾湿随之，在上身者，风热多于湿热，宜凉血散风；下身者，湿热多于风热，宜渗湿为先。外用胡粉散、石珍散，搽之自愈。迟则变为顽风紫癜，难痊。上身用解毒泻心汤，黄连、防风、荆芥、山栀、黄芩、牛蒡、滑石、元参、知母、石膏各一钱，甘草、木通各五分，灯心二十节，水煎服。下身用清脾甘露饮，焦术、赤茯、山栀、茵陈、麦冬、生地、黄芩、枳壳、苍术、泽泻、连翘、甘草、元明粉各等分，竹叶、灯心各二十节，水煎服。胡粉散，用杭粉一两，轻粉、熟石膏、蛤粉各三钱，将泡用针桃破，掺此。石珍散用石膏、轻粉各一两，青黛、黄柏末各三钱，以甘草汤洗净，以此掺之，其痛即止。《外科正宗》

又方，无名异为末，井华水调服之，效。《济急方》

又方，酸浆草俗名老鸦酸，生捣敷之。亦可为末，油调敷。《邓才杂兴方》

又方，黄药子为末，搽之。《濒湖集简方》

又方，生百合捣涂，一二日即安。《濒湖集简方》

又方，丝瓜汁调辰粉，频搽之。《纲目》

又方，莲蓬壳烧存性，为末，井中泥调涂，极神效。《海上方》

又方，以荷花贴之，效。《简便单方》

又方，鸡子黄熬油搽之，甚效。唐瑶《经验方》

卒得恶疮 人不识者，牛膝根捣敷之。《千金方》

又方，苍耳、桃皮为末，纳疮中。单用桃皮亦可。《孙真人方》

又方，不可名识者，用柳叶或皮，煮水频洗之。《肘后方》

按：此方极为简便。

翻花恶疮 此疮头大而蒂小，小者如豆，大者如菌，无苦无疼，揩损每流鲜血，久亦虚人。以津调水蛳散遍搽正面，上用软油纸包裹，根脚细处用线连纸扎紧，十日后其患自落，换珍珠散掺之收口。又有根蒂如鳖棋子样，不便线扎，仍以煎药搽上，用面糊封二层，用心勿动，亦十日外自落，掺珍珠散收口。水蛳散，大田螺五个，去壳，线穿晒干，切片，煨熟，白砒一钱二分，面裹煨熟，为末，冰片一分，硇砂二分，同研细，磁瓶收之听用。珍珠散，青缸花五分，如无，以头刀靛花轻虚色翠者代之，终不及缸花为妙，珍珠一钱，不拘大小新白为上，入豆腐内煮数滚，研至无声方用，真轻粉一两，再合三味研千转，磁瓶收之听用。《外科正宗》

又方，胡粉、胭脂各一两，为末，盐汤洗净敷之，日五次。《圣惠方》

又方，有肉如饭粒，破之血出，随生反出。用苍耳叶捣汁，服三合，并涂，日二上。《圣济总录》

又方，肉出如饭粒，根深脓溃。柳叶三斤，水五升，煎至一升，去渣，再熬如饴，日涂三次。《圣济总录》

又方，恶肉反出如米。黎芦末，猪脂和敷，日三五上。《圣济总录》

又方，初生恶肉如米粒，破之血出，肉随生，反出于外。用鸽子屎三两，炒黄为末，温浆洗后敷之。《圣济总录》

又方，鲫鱼一尾，去肚肠，以羯羊粪填满，烧存性，先以米泔水洗过，后搽之。《纲目》

人面恶疮 此疮生病异，而受之必异，其象全似人面，眼鼻俱全，多生膝上，亦有臂上患者。方书皆云积冤所致，先须清心自悔，或诵经礼忏，改过自新，然后内服十六味流气饮。当归、甘草、紫苏、人参、白芍、官桂、黄芪、防风、枳壳、乌药、桔梗、厚朴、槟榔、木香、川芎、白芷各等分，水煎服。外用贝母敷之，疮乃闭目敛口，次用生肌敛口药，亦可得愈矣。《外科正宗》

又，唐人记其事云：江左有商人，左膊有疮如人面，亦无他苦。戏以酒滴疮口中，其面色赤。以物饲之，亦能食，多食膊必胀起。或不食，则一臂痹焉。有名医教以历试诸药，金石草木之类，悉无所苦，至贝母，疮则聚眉而闭口，商人乃喜，因以小苇筒插其口灌之，数日成痂，乃愈。《纲目》

天蛇头疮　一名蛇头疔也。乃心火妄动攻注而成。其患指大肿若蛇头，赤肿焮痛连心，甚者寒热交作，肿痛延上。宜于肿顶上小艾灸五壮，以雄黄散涂之。雄黄拣明亮者二钱，蟾酥二分，微焙，冰片一分，轻粉五分，共为细末，新汲水调涂，纸盖，日三次。内服蟾酥丸发汗解毒。蟾酥二钱，酒化，轻粉五分，枯矾、寒水石煅过，铜绿、乳香、没药、胆矾、麝香各一钱，雄黄二钱，蜗牛二十一个，朱砂三钱，各为末，于端午日在净室中，先将蜗牛研烂，再同蟾酥和研稠黏，方入各药共捣极匀，丸如绿豆大，每服三丸，用葱白五寸，患者自嚼烂，吐于男左女右手心，包药在内，以好酒送下，被盖一二时，出汗为效。甚者再进一服。合药时忌妇人、鸡犬见。此方所用至广，不特此一证也。若溃后肿仍不消，以蟾酥条插入孔内自效。腐烂者，玉红膏搽之。白芷五钱，甘草一两二钱，归身二两，上血竭、轻粉各四钱，白占二两，紫草二钱，麻油一斤。先将当归、紫草、甘草、白占、四味入油内浸三日，大杓内慢火熬煎微枯，细绢滤清，将油复入勺内，煎滚下整血竭化尽，次下白占，微火亦化。先备茶杯四个，预顿水中，将膏分作四分倾入杯内，候片时，方下研极细轻粉，每杯一钱，搅匀候一伏时，取起。不得妄为加减。此方用以生肌，至广至效，不特此一证也。若虚而不收口者，兼服补剂更妙。《外科正宗》

又方，似癞非癞，天蛇，乃草间花蜘蛛也。人被其螫，为露水所濡，

乃成此疾。以秦皮一握，煮汁一斗，饮之即瘥。宗奭方

按：此是生于身者。昔广西一吏为虫所毒，举身溃烂。一医视之云：天蛇所螫，不可为矣。仍以药敷肿处，以钳拔出如蛇者十余条而疾不起。又，钱塘一田夫，忽病癞，遍身溃烂，号呼欲绝。西溪寺僧视之曰：此天蛇毒，非癞也。以秦皮煮汁一斗，令其恣饮，初日减半，三日顿愈。《纲目》

又方，生手指头上者，用蜈蚣一条，烧烟熏一二次即愈。或为末，猪胆汁调涂之。《奇效方》

又方，生指上者，用摇摇花槌烂，敷之神效。自制

以上二方屡试有验。

此证，风热湿毒相聚而成，有新久之别，内外之殊。新者只用三香膏贴之自愈。乳香、松香、轻粉各等分，为细末，香油调稠，先用纸一层，摊起膏药，再用纸一层，以针密刺细孔盖在药上，名夹纸膏。将有孔一面对疮贴之，三日一换，自效。忌房事、煎炒等。待稍久紫黑者，以解毒紫金膏搽扎渐愈。细块矾红、明净松香各半，共研极细末，麻油调稠。先将患上用苍术一两，川椒三钱，水五碗，煎至四碗，入罐内，将患对罐口，以热气熏之，半热，倾盆内洗之，或将葱、艾、甘草煎水洗之亦可。乃将前膏贴，自愈。若年久顽臁，皮肉乌黑下陷，臭秽不堪者，用蜈蚣饯法去风毒，化瘀腐，方可得愈。用桐油二两，独活、白芷、甘草、蜈蚣各一钱，入油内煎滚。先将患上洗净，用白面以水调作圈，围住疮之四边，毋令泄气走油，将脚放平，以茶匙挑油，渐渐乘热加满，待油温取去。以后腐肉毒气自然脱下，仍用解毒紫金膏搽上，纸盖绢扎，三日一换。外臁多服四生丸。地龙去土、僵蚕炒去丝、白附子、五灵脂、草乌去皮、尖，炮，各等分，细末，米糊丸梧子大，每茶酒下三四十丸。内臁多服肾气丸，淮山四两，枣皮四两，酒拌泽泻、蒸丹皮色白者、茯苓色白紧细者，各三两，熟地黄灰锅内酒煮，八两，捣膏，前五味为末，杵为丸梧子大，每服七八十丸，滚水，温酒、盐汤任下。《外科正宗》

又方，白善土俗名白膏泥，煅研末，生调搽之。《集玄方》

又方，雄黄二钱，陈皮五钱，为末，青布卷作大拈，烧烟熏之，热水流出数次，愈。《卫生杂兴》

又方，出黄水者，水粉煅黄、松香各三钱，黄丹一钱，飞矾二钱，为末，香油二两，熬膏敷之。《邵真人食忌》

又方，成血风者，《集效方》：用水粉四两，水调入碗内粘住，以蕲艾烧烟熏干，入乳香少许同研，香油调作隔纸膏，反复敷贴。《简便方》：用水粉炒过，桐油调作隔纸膏，贴之。

又方，成血风者，《积德堂方》：用黄丹一两，黄蜡一两，香油五钱，熬膏，先以葱椒汤洗后贴之。《集效方》：密陀僧，以香油在粗碗内磨化，油纸摊膏，贴之。

又方，不拘远年近日，用黄丹飞炒，黄柏酒浸七日，焙，各一两，轻粉半两，研细。以苦茶洗净，轻粉填满，次用黄丹护之，外以黄柏末摊膏贴之，勿揭动，七日见效。《集效方》

又方，成血风者，黄蜡一两，溶化，入银朱一两，搅摊纸上，另用纸密刺孔盖药上，以有孔一面对患贴之。《简便单方》

又方，经年者，盐中黑泥晒，晒研搽之。《永类方》

又方，有虫蛀者，干马齿苋研末，蜜调敷上一宿，其虫自出，神效。《海上方》

又方，多年老杉木节烧灰，麻油调，隔箬叶敷之，绢帛包定，数次愈。《救急方》

又方，左脚草鞋，槌洗令净，曝干，烧研为末，加轻粉研细少许，先以盐汤洗疮上，后敷之，即消。《海上方》

又方，羊屎烧存性，研末，入轻粉涂之。《集要方》

又方，生虫者，用小虾三十尾，去头足壳，同糯米饭研烂，隔纱贴疮上，别以纱罩之。一夜解下挂看，皆是小赤虫，即以葱、椒汤洗净，待汁出尽，逐日煎苦楝根汤洗之，以好拔毒生肌膏盖之，忌发物。《直指方》

又方，生虾、黄丹，捣和贴之，日一换。《濒湖集简方》

臁疮不敛 以酸泔洗净拭干，用葱汁调轻粉敷之。又，或用轻粉五

分，黄蜡一两，经粉掺纸上，以蜡铺粉面，缚在疮上，黄水出，即愈。《永类钤方》

又方，疮口不收，用银朱一钱，十年地下石灰五分，松香五钱，香油一两，调药末摊纸上，贴之。《应急良方》

又方，口冷不敛，烧艾烟熏之，效。《经验方》

又方，葱盐汤洗净，拭干，以马屁勃末敷之，即愈。仇远《稗史》

又方，血竭末敷之，以干为度。《济急仙方》

又方，牛胞衣一具，烧存性，研搽。《海上方》

臁疮顽癣 铜丝七分，黄蜡一钱，化熬，以厚纸拖过表里，别以纸隔贴之出水，妙。亦治杨梅疮及虫咬。《笔峰杂兴》

漆疮痛痒 用三白散。杭粉一两，石膏三钱，轻粉五钱，为末，韭菜汁调敷，否则凉水亦可。甚者，内服化斑解毒汤。元参、知母、石膏、人中黄、黄连、升麻、连翘、甘草、牛蒡子各等分，淡竹叶二十片，水煎服。《外科正宗》

又方，芒硝汤涂之。《千金方》

又方，白矾汤拭之。《千金方》

又方，茶油调贯众末，涂之。《千金方》

又方，椬景天涂之。《外台》

按： 景天即俗名苗伤，又名鸡眼草。

又方，杵韭菜敷之。《斗门方》

又方，白菜捣涂之。《纲目》

又方，芥菜煎汤洗之。《千金方》

又方，鸡肠草捣涂之。《肘后方》

按： 叶大者名鹅儿肠，叶茎俱小者，即鸡肠草。

又方，苋菜煎汤洗之。《纲目》

又方，谭氏方：用川椒煎洗之。《相感志》云：凡至漆所，嚼川椒涂鼻上，不生漆疮。

又方，干荷叶煎汤，洗之，良。《集验方》

又方，《淮南子》云：蟹见漆而不干。《相感志》云：漆得蟹而成水，盖物相制也。心畏漆人，嚼川椒涂口鼻则可免。生漆疮者，杉木汤、紫苏汤、漆姑草汤、蟹汤浴之，皆良。

又方，猪板油频涂之。《千金方》

又方，溪间红螃蟹涂之。捣极烂，或干者捣为末，茶油调搽，今漆工多用此。自制

大风癞疮 此条当与大风疠疾及大麻风症参看，凡营风不清，久风入脉，因而成癞，鼻坏色败，用黄精去皮，洁净溪水洗之，晒干水气，纳粟米饭中，蒸至米熟，常食之。《圣济总录》

又方，苏颂用苦参五两，切片，以好酒三斗渍三十日。每饮一合，日三服，常服不绝。若觉痹，即瘥。张子和《儒门事亲》用苦参末三两，装猪肚内，以线缝口煮熟，取起去药，先饿一日，次早先饮新水一盏，将猪肚食之。如呕吐，必再食。待一二时，以肉汤调无忧散五七钱服之，取出大小虫一二万枚为效。后以不蛀皂角一斤，去皮子，煮汁，入苦参末调糊。下何首乌末二两、防风末一两半、当归末一两、芍药末五钱、人参末三钱，丸梧子大，每服三五十丸，温酒或茶下，日三服。仍以麻黄、苦参、荆芥煎水洗之。《圣济总录》苦参丸，治大风癞及热毒风疮疥癣。苦参九月末掘取，去皮暴干，取粉，一斤，枳壳麸炒，六两，为末，蜜丸，每温酒下三十丸，日二夜一服。一方去枳壳。

又方，猪鬃松叶二斤，麻黄去节，五两，锉，以生绢袋盛之，清酒二斗浸之，春夏五日，秋冬七日，每温服一小杯，常令醺醺，以效为度。《圣惠方》

又方，枫木烧存性、轻粉各等分，研末，麻油调搽，极妙。章贡有鼓角匠病此，一道士传方，遂愈。《经验良方》

又方，用黄柏末、皂角刺灰各三钱，研匀，空心酒调服。取下虫物，并不损人，食白粥二三日，服补气药数剂。如四肢肿，用针刺出水再服。忌一切鱼肉发风之物，取下虫大小长短其色不一，约一二升，其病乃愈也。补药，如神效散之类。《仁存方》

又方，用大枫子油一两，苦参末三两，入少酒，和丸梧子大，每服五十丸，空心温酒下，仍以苦参汤洗之。《普济方》

又方，用大枫子烧存性，和麻油、轻粉研涂，仍以壳煎水洗之。《岭南卫生方》

又方，白蜜一斤，生姜捣取汁，先将蜜下铜锅，即秤定锅与蜜斤两。若干次下姜汁，微火煎至姜汁尽，仍只有锅与蜜之斤两，即药已成矣，取起听用。患三十年癞者，早中晚各服枣大一丸，温酒下。忌生冷、醋、滑臭物。功用甚多，不能一一具述。《食疗方》

坐板疥疮 生脂麻敷之。《笔峰杂兴》

又方，丝瓜皮焙干为末，烧酒调搽之。《摄生众妙方》

又方，湿烂者，松香研细末，轻粉少许，以油涂疮上，即以此末掺之。一日便干，顽者二三度愈。《刘涓子鬼遗方》

又方，桐油一盏，入川椒、信土少许，另以黄刺条点燃一头，淬油盏内，如打刀烟壮。将水以疮洗去痂，搽之。神效。(自制)

又方，硫黄、川椒、大枫子、蛇床子、寒水石、生黄柏、槟榔、百部、信土、桃仁、银花、甘草各等分，共为末，香油调搽。湿烂者，加云苓、薏苡仁；痛者，加乳香、没药；痒者，加胆矾、铜绿。此方各疮俱治，极神效。自制

浑身疥疮 用石灰水洗之，数次愈。《孙真人方》

又方，硫黄末，以鸡蛋调匀，香油煎，搽，虫出愈。《救急良方》

又方，荆芥为末，以地黄自然汁熬膏，和丸梧子大，每服三十五丸，茶酒任下。《普济方》

又方，黎芦末，生油和涂。

又方，川乌头，生切，水煎洗之，甚效。《圣惠方》

又方，满身难治者，何首乌、艾叶煎浓汤洗之，甚能解痛生肌。《博济方》

又方，山豆根末，腊猪脂调涂之。《备急方》

又方，痛痒者，煮薤叶，捣烂涂之。《肘后方》

又方，瘙痒者，油核桃一个，雄黄一钱，艾叶杵熟，一钱，捣匀棉包，夜卧裹阴囊，历效，勿洗。《濒湖集简方》

又方，苦楝根皮，皂角去皮、子，为末，猪油调涂之。《奇效良方》

又方，皂角放猪肚内煮熟，去皂角，食之。《袖珍方》

又方，有脓泡者，乌桕油二两，水银二钱，樟脑五钱，同研，频入唾津，不见星乃止，以温水洗疮令净，以药填入。唐瑶《经验方》

又方，有虫者，猪油煎芫花涂之，效。《肘后方》

玉枕生疮 生枕骨上如痈，破后如筋头。用原蚕蛾（炒）、石苇等分，为末，干贴取瘥。《圣济总录》

按：石苇，弘景曰：蔓延石上，生叶如皮，故名。恭曰：此物丛生石上或石旁阴处，亦不作蔓。其生古瓦上者名瓦韦，疗淋亦好。时珍曰：多生阴岸险罅处。其叶长者近尺，阔寸余，柔韧如皮，背有黄毛。亦有起金星者，名金星草，经冬不凋。又一种如杏叶者，亦生石上，其性相同。凡用必去黄毛，射人肺，令人咳，大损莫疗。或去硬须，微炙用。

大小肠痈 大肠痈，腹痛不可按，右足屈不伸，用清肠汤。银花三两，当归二两，地榆、麦冬、元参各一两，生甘草三钱，苡仁五钱，大黄二钱，水煎，四剂愈。

又方，右足不伸，饮食不思，腹痛甚，大便脓血，肛门如刀割，此已溃也。以扶胃气为主，用开胃救亡汤。人参、焦术、元参、淮山、苡仁各一两，银花二两，甘草三钱，山羊血末一钱，水煎服。四剂愈。

又方，腹痛口渴，左足屈不伸，按痛处不可忍，此小肠痈也。用泄毒至神丹。金银花三两，生甘草、车前子、刘寄奴、泽泻各三钱，茯苓、苡仁各一两，上桂一分。四剂愈。

又方，右足屈，小腹痛，淋沥不已，精神衰少，饮食无味，面黄肢软，自汗盗汗，不能卧，非火盛，实水衰。用加味六味地黄汤：熟地二两，淮山、枣皮各八钱，丹皮六钱，茯苓三钱，泽泻一钱，人参、麦冬各一两，北黄芪五钱。数剂愈。

又方，腹痛呼号，其痛即在左腹，按之不可忍，此小肠外生痈也。凡痈生肠内，在大肠内屈右足，在小肠内屈左足。若生肠外，皆不屈足。但小肠在左腹痛，大肠在右腹痛。肠内者，虽溃，脓随下，有出路；肠外者，不可使溃，只可消散，若溃，则瘀留肠外。痈虽愈，终身多腹痛，急宜用内化丹。用金银花四两，当归二两，车前子五钱，生甘草三钱，茯苓、苡仁各一两。四剂愈。

按：若右边小腹痛甚，是大肠外痈，即以此内化丹去车前子、茯苓、苡仁，加黄芩五钱，地榆、槐角、麻仁各八钱，甚妙。又按，小腹骤痛，小便流血，虽左足屈而不伸，乃小肠火痛，非生痈也。痈生于渐，不成于骤，生痈脓尽及血出，未有不脓而骤血者，虽小肠逼迫左足不伸，不过暂屈，非若痈之常屈也，不可妄用解毒。宜于初痛足屈，察小便无积压，乃是生痈；若小便有血，定是火痛，用小柴胡加味治，柴胡、人参、甘草各一钱，法夏五分，黄芩三钱，茯苓五钱，二三剂，愈。《辨证奇闻》

又方，小腹肿痛，小便似淋，或大便难涩下脓。用甜瓜子一合，当归炒，一两，蛇蜕皮一条，㕮咀，每服四钱，水煎，食前服。利下恶物为妙。《圣惠方》

又方，大枣连核烧存性，加百药煎，即五倍子造成者，各等分，为末，每以温酒服一钱，日三次取效。《仁斋直指方》

又方，龟甲烧存性，研末，水服一钱，日三次。《传信方》

浑身燎泡 如裳梨状，每个出水有石一片，如指甲大，其泡复生，抽尽肌肤肉，即不可治。用京三棱、蓬莪术各五两，为末，分三服，酒调连进，愈。《危氏得效方》

猫眼睛疮 身面上疮似猫眼，有光彩，无脓血，痛痒不常，饮食减少，名曰寒疮。多吃鸡、鱼、葱、韭，自愈。《夏子益奇疾方》

吞肤恶疮 即天行肤疮，见《奇异门》。

蛇缠恶疮 雄黄末，醋调敷之。《普济方》

又方，马兰、甘草，擂醋搽之。《济急仙方》

又方，水缸底蚯蚓一条，连泥捣敷，愈。《纲目》

按：此疮即俗名转蛇丹、龙缠疮之类。

蠼螋尿疮 绕身汁出，以燕窠中土、猪油、苦酒和敷之。《外台秘要》

又方，土蜂窠，水调敷之。《集玄方》

又方，盐汤浸棉布搨之。《食疗本草》

又方，大黄末涂之。《医说》

又方，大麦嚼敷之。《伤寒类要》

又方，杵豉敷之。《千金方》

又方，醋和水粉敷之。《千金方》

又方，出黄水者，捣梨叶涂之，干即易。《钱氏箧中方》

又方，糯米粉和盐嚼，涂之。此方是上转蛇丹遗失，故录于此。

又方，初如糁粟，渐大如豆，更大如火烙浆泡，疼痛至甚者，速以茶茗为末，生油调敷。药至痛止。《胜金方》

又方，槐白皮，醋浸半日，洗之。《千金方》

又方，蠼螋状如小蜈蚣，色青黑，长足，能溺人影，令人生疮如热痱而大，若绕腰周匝，不可疗。山中者溺毒更猛，惟扁叶菜敷之即瘥。又云，其虫隐居墙壁及器物之下，长不及寸，二须六足，足在腹前，尾有叉歧，能夹物，俗名搜夹子。其溺射人影，令人生疮，身作寒热。古方用犀角汁、鸡肠草汁、马鞭草汁、梨叶汁、茶叶末、紫草末、羊髭灰、鹿角末、燕窠土，但得一品，涂之皆效。《纲目》

又方，乌鸡翅毛烧灰，油调敷之。虫畏鸡故也。《琐碎录》

又方，鸡蛋一个，轻敲小孔合之，立瘥。《兵部手集》

又方，状如吴茱萸，中央白脓，恶寒壮热，磨犀角汁涂之。《千金方》

又方，鹿角烧末，苦酒调服。《外台秘要》

浸淫湿疮 发于心下者，不早治杀人。用胡燕窠中土，研末，水和敷之，效。《葛氏方》

又方，出黄水者，燕窠中草，烧灰敷之，效。《千金方》

又方，凡卒得毒气攻身，或肿痛，或赤痒，上下周匝，烦毒欲死，此浸淫毒疮也。生鲫鱼切片，和盐捣贴，频易之。《圣惠方》

又方，此疮不早治，周身则杀人。以鸡冠血涂之，日四五度。《肘

后方》

赤黑丹疥 或痒或燥，不急治，遍身即死。白瓷器研末，猪油调和涂之。《圣济总录》

又方，此疮不治杀人。煎青羊脂摩之，数次愈。《集验方》

疮伤风水 凡秋露风雨着人疮口及破伤处，疮顿不痒不痛，乃中风及恶水也，身必反张似角弓状。急以盐豉和面作碗子，覆疮上灸一百壮，出恶水数升，乃知痛痒而愈。《藏器》

又方，伤水湿者，水粉、炭灰等分，脂和涂孔上，水即出也。《千金方》

又方，风入疮口，刘寄奴为末，掺之即止。《圣惠方》

又方，伤风中水痛剧者，黍穰烧烟，熏令汗出，愈。《千金方》

又方，疮伤风水肿痛者，取葱青叶和干姜、黄柏等分，煮汤浸洗，立愈。《食疗》

又方，犯恶露，甚者杀人。薤白即是藠头捣烂，以帛裹煨熟，去帛敷之，冷即易。或捣作饼，搨患上，以艾灸之，热气入疮，水出即瘥也。《梅师方》

又方，伤风邪而肿痛者，白芋头烧灰傅之，干即易。《千金方》

又方，伤水伤风，肿痛入腹则杀人，以桑柴灰淋汁渍之，冷复易。《梅师方》

又方，以青布烧烟于器中，以器口熏疮，得恶汗出即愈。陈藏器《本草》

又方，痛剧欲死者，黄牛屎烧烟熏之，令汗出即愈。《外台秘要》

按： 以黑黄牯屎为良。

又方，以马屎炒热，布包熨疮上五十遍，肿消痛止，极效。《圣惠方》

又方，手抓伤水，肿痛难忍，以耳垢封之，一夕水尽出而愈。郑师甫云：余常病此，一丐传此方而痊。

疮似蜂窠 愈而复发。胡粉、朱砂等分为末，蜜和涂之。《圣济录》

多年恶疮 用多年石灰研末，鸡蛋清和成块，煅过再研，姜汁调敷。

或干掺亦可。《救急方》

按：此方再有制法，用鸡蛋开孔，先倾蛋清以和石灰，次倾出蛋黄，仍将和成石灰装入蛋壳内，安糠内，以火焚糠煅透，取起候冷再研，放地下隔纸出火毒，如上用之，名灰蛋散。一切年久疮疽，百发百中，神效。

又方，苏颂云：多年恶疮，百方不瘥，或焮痛不已。并捣马齿苋敷之，不过二三次。此方出武元衡相国。武在西川，自苦胫疮焮痒不可堪，百医无效。及到京，厅吏上此方便瘥。李绛《兵部手集》

又方，母猪屎烧存性，敷之。《外台秘要》

燕窝生疮　韭地蚯蚓屎，米泔和块煅过，入百草霜等分，研末，香油调涂之。《摘玄方》

白秃头疮　白炭烧红，投沸汤中，温洗之取效。《百一方》

又方，土墼四两，百草霜一两，雄黄一两，胆矾六钱，榆皮三钱，轻粉一钱，为末，猪胆汁调，剃头后搽之，百发百中。神方也。《积德堂方》

又方，百草霜和猪油涂之。《简便方》

又方，雄黄末，猪胆汁和敷之。《圣济总录》

又方，白矾半生半煅，酒调涂之。《生生编》

又方，皂矾、苦楝子，烧研，搽之。《普济方》

又方，贯众、白芷为末，油调涂。贯众烧存性，油调涂，亦好。《圣惠方》

又方，葶苈末涂之。《圣惠方》

又方，黎芦末，猪脂调涂之。《肘后方》

又方，芫花末，猪脂和敷之。《集效方》

又方，菖蒲为末，油调敷之，日三、夜二次。《法天生意》

又方，桃在树上干而不落者，谓之桃枭，一两，黑豆一合为末，腊猪脂调搽。《圣惠方》

又方，川椒末，猪脂调搽，三五度便愈。《普济方》

又方，芙蓉根皮为末，香油调敷。先以松毛、柳枝煎水洗之。《医学集成》

又方，鸡蛋壳七个，炒研油和，敷之。《秘录》

又方，蜂房研末，腊猪脂和涂之。《圣惠方》

又方，蜡烛频涂，勿令日晒，久则自然生发。《集玄方》

又方，海螵蛸、白胶香各二钱，轻粉五分，研末，先以油润净乃搽末，二三次。《卫生易简方》

又方，雄鸡屎末，和陈酱，苦酒洗之。《千金方》

又方，鸽屎研末敷之，先以米泔洗净。亦可烧研掺之。《圣惠方》

又方，《普济》用新破猪肚勿洗，乘热搨之，须臾虫出，不尽再作。孙氏方：用猪肚一个，入砒一两，扎定，以黄泥固济，煅存性为末，油调敷。先以椒汤洗净。

又方，洗刮令净，以猪尿脬乘热裹之，当引虫出。

又方，羊肉如作脯法，炙香，乘热搨之，不过数次瘥。《肘后方》

又方，生羊骨髓，调轻粉搽之。先以泔水洗净，一日二次，数日愈。《经验方》

赤秃头疮 出脓昼开夜合。马蹄烧灰，生油调涂。《圣惠方》

头疮生蛆 头皮内时有蛆出。以刀割破，挤丝瓜叶汁搽之，蛆出尽绝根。小山《怪证方》

头上痈疖 石灰入饭捣烂，合之。《李楼奇方》

马汗血毒 马汗或马尾入疮，肿入腹，杀人。以冷水浸之，频易水，仍饮好酒不断，立瘥。《千金方》

又方，以石灰敷之。《摘玄方》

又方，干冬瓜烧存性，研末，先洗净，敷之。

又方，鸡毛烧灰，酒服方寸匙。《集验方》

又方，马血入人肉中，一二日便肿起，连心即死。曾有剥马伤手，血入肉，一夜致死。惟以人粪一鸡蛋大，服之，并涂之。《千金方》

又方，剥马刺伤。以妇月水涂之，神效。《集验方》

疬疮恶疾 遍身者。浓煎紫浮萍水，浴半日，多效。此方甚奇古也。震亨

诸般恶疮　拔毒散，东墙上土、大黄各等分，为末，用无根井华水调搽之，干再上。《瑞竹堂方》

又方，燕窠内外粪泥，研末，油调搽之，一加黄柏末。《瑞竹堂方》

又方，梁上倒挂尘二条，韭地蚯蚓泥少许，生蜜和捻作饼如钱大，阴干，研末，蜜水调，频敷之。《简便方》

又方，云母粉敷之。《千金方》

又方，痛不可忍者，蜀葵花根去黑皮，捣烂，入井华水调稠贴之。《普济方》

又方，紫花地丁根，晒干，以罐盛，烧烟，对疮熏之，取尽黄水，愈。《卫生易简方》

又方，二乌膏，用草乌头、川乌头，于瓦上以井华水磨汁，涂之。有口者，止涂四边。干再上。单用草乌磨醋亦可。《永类方》

又方，未破者，草乌头为末，入轻粉少许，腊猪脂调搽。《普济方》

又方，敷肿拔毒，预制第一方。用金银藤大者，烧存性，为末，叶焙研末，各三钱，大黄焙研末四钱。凡肿毒初起，以水酒调搽四围，留中心泄气，必然内消，否则毒必减轻。《经验方》

又方，不问已溃未溃，或初起发热，用金银花及茎叶自然汁半碗，煎八分服之，以渣敷患上。败毒托里，散气和血，其功效独胜。《积善堂经验方》

又方，痈疽发背，肠痈，奶痈，一切无名肿毒，焮痛实热，状类伤寒，不问老少虚实，服之。未成者内消，已成者即溃。金银花叶、生黄芪各五两，当归一两，甘草八钱，为细末，每服二钱，酒一盏半，煎一盏，随病上下服，日二次，以渣敷之。《和剂局方》

又方，熬豉为末，敷之，不过三四次。杨氏《产乳》

又方，杏仁去皮，研滤取膏，入轻粉，麻油调搽神效。不拘大人、小儿。《鲍氏方》

又方，巴豆三十粒，麻油煎黑，去豆，以油调硫黄、轻粉末，频涂，取效。《普济方》

又方，木芙蓉叶、菊花叶，同煎水，频熏洗之。《多能鄙事》

又方，臁疮、金疮、汤火等疮，用黄蜡一两，香油二两，黄丹半两，同化开，顿冷，瓶收，摊贴。《王仲勉经验方》

又方，《普济方》：用五倍子、黄柏为末，敷之。《本草》：用五倍子炒紫黑色，蜜调涂之。《简便》：治一切肿毒初起，无头者，五倍子、大黄、黄柏各等分，研末，新汲水调涂四围，日数次。

又方，蜘蛛晒干，研末，入轻粉，麻油涂之。《直指方》

又方，痈毒初起，以水蛭十余条，令咂病处，取皮皱肉白为效。

又方，鲫鱼一斤重者，去肠，柏叶填满，纸裹泥包，煅存性，入轻粉二钱，共为末，麻油调搽。《普济方》

又方，白鳝骨炙为末，任入诸色膏中贴之，外以纸护之。《经验方》

又方，不愈者，狗头骨烧灰，同黄丹末等分，敷之。《寿域神方》

软疽 葛根烧灰，水调敷之，即消。《千金方》

又方，用大芋头捣敷之，即干。《简便单方》

又方，翠玉膏，用通明松香八两，铜绿二两，麻油三钱，雄猪胆汁三个，先将松香溶化，乃下油胆，倾入水中扯拔，每用绯帛摊贴，不须再换。

又方，露蜂房二枚，烧存性，研末听用，又以巴豆二十一粒，清油内煎二三沸，去豆，以油调蜂房末，敷上甚效。《唐氏得效方》

又方，用五倍子七个，研末，香油四两，熬至一半，布绞去渣，搽之三四遍即可，勿以水洗之。《普济方》

又方，虾蟆剥皮贴之，收毒即愈。《活幼全书》

又方，用抱出鸡蛋壳，烧存性，研末，入轻粉少许，清油调敷。《危氏方》

痈疽不合 疮口冷滞。以陈艾煎汤洗后，以白胶香烧烟熏之。《直指方》

又方，乌脂麻炒黑，捣敷之。《千金方》

又方，用丝瓜捣汁，频抹之，此治疮口太深者。《直指方》

又方，经霜黄桑叶为末，敷之。《直指方》

又方，败蒲席烧灰，腊猪脂和，纳孔中。《千金方》

又方，不拘发背等毒，一切恶疮不敛，皆用鳖甲烧存性，研末，掺之甚妙。《怪症奇方》

又方，牛屎，烧研末，用鸡子清和封，干即易之。神效也。《千金月令》

又方，猫头一个，煅研，鸡子十个，煮熟去白，以黄煎出油，和白蜡少许，调猫头灰敷之，外以膏护住。神效。《医方摘要》

又方，老鼠烧灰敷之。《千金方》

恶疮加痒 或作痛，以扁蓄捣烂封之，痂落即瘥。《肘后方》

又方，痒且痛者，以白扁豆捣烂，封之，痂落即愈。《肘后方》

按：扁豆类多，必用荚小而壮，子圆色白者，方见效。

诸疮胬肉 用乌梅肉烧存性研末，敷恶肉上，一夜立尽。李时珍曰：乌梅消食恶肉，虽是酸收，却有物理之妙。说出《本经》，其法载于《刘涓子鬼遗方》中也。《圣惠》用乌梅和蜜作饼贴者，其力较缓。按杨起《简便方》云：起臂生一疽，脓溃百日方愈，中有恶肉突起，如蚕豆大，月余不消，医治不效。因阅本草得此方，试之，一日夜去其大半，再上一日而平。乃知世有奇方，其效如此。遂留心搜刻诸方，实始于此方也。

又方，恶肉如蛇出数寸。以硫黄末一两，敷恶肉上，即缩。《圣惠方》

又方，寒食面二两，巴豆五分，水和作饼，烧末掺之。《仙传外科》

又方，腊月猏猪屎烧存性，一两，雄黄、槟榔各一钱，研细为末，敷洗效。《直指方》

疮内朽骨 久疽久漏，中有朽骨。以乌骨鸡胫骨，实以砒石，盐泥固济，煅红出火毒，以骨研末，泛丸粟米大。每以白纸捻送一粒入窍内，以拔毒膏药封之，其骨自出。《医学正传》

又方，苏颂曰：雄黄治疮疡尚矣。《周礼》：疡医，疗疡以五毒攻之。郑康成注云：今医方有五毒之药，作之，合黄堥，置石胆，丹砂、雄黄、矾石、慈石其中，烧之三日三夜，其烟上着，鸡毛扫取以注疮，恶肉朽骨则尽出也。杨亿《笔记》载：杨嵎少时，有疮生于颊，连齿辅车外肿若覆瓯，肉溃出脓血，痛楚难忍，百疗经年不瘥。人令依郑法烧药注之，少顷，朽骨连牙溃出，遂愈。信古方攻病之速也。鍪音武，今之有盖合也，大概即今之土鼎罐者是。

痈疽恶肉　石灰半斤，荍麦秸灰半斤，淋汁，煎成霜，密封，每以针划破，涂之，自腐。《普济方》

又方，白炭灰、白荻灰煎膏涂之，蚀尽恶肉，以生肉膏贴之，亦去黑子。此药只可留十日，用久则不效。《肘后方》

又方，地黄三斤，水一斗，煮取三升，去渣煎稠，涂上贴之，日三。《鬼遗方》

又方，丁香末敷之，外以膏药护之。《怪证奇方》

又方，乌金膏，解一切疮毒及腐化瘀肉，最能推陈致新。巴豆仁炒焦，研膏，贴痛处则解毒，涂瘀肉则自化，加乳香少许亦可。若毒深不能收敛者，宜作捻治之，不致成漏。《外科精义》

疮中生疽　皂角末掺贴，即化为水。《摘玄方》

杨梅骨痛　因患杨梅疮服轻粉毒药成者，《纲目》用野蔷薇花根白皮三斤，水酒十斤，煮一炷香久，每日任饮，以愈为度。郑笔峰《杂典》：用刺蔷薇根三钱，五加皮、木瓜、当归、茯苓各二钱，以酒二盏，煎至一半，日服一次。

又方，患杨梅疮，服轻粉毒药，年久不愈者，威灵仙三斤，水酒十壶，封瓶口，煮一炷香久，出火毒，逐日饮之，以愈为度。《简便方》

按：威灵仙必于冬月戊巳日，向不闻流水声处采黑根者，名铁脚威灵仙，方有力。

天柱毒疮　生背脊大椎上，大如钱，赤色，出水。驴蹄二片，胡粉熬，一分，麝香少许，为末，醋和涂之，不干则掺之。《圣惠方》

胯眼骨疡　山药、沙糖同捣，涂上即消，先以面涂四围，乃上此，妙。《简便单方》

冻疮开裂　甘草煎汤洗之，次以黄连、黄柏、黄芩末，入轻粉，麻油调稠，敷之。《谈野翁方》

又方，大黄末，水调涂之。《卫生宝鉴》

又方，附子去皮为末，以水、面调涂之。《试验方》

又方，乳汁调黄柏末涂之。《儒门事亲》

又方，桐油一盏，头发一握，熬化，瓶收。每以温水洗令软，敷之即安。《救急方》

又方，牛鼻绳为末，和五倍子末，填裂内薄纸盖之。《救急方》

木蛭毒疮　南方多雨，有物曰木蛭，大类鼻涕虫，生于古木之上，闻人气则闪闪而动，人过其下，随人体间，立即成疮，久则遍身。以朱砂、麝香涂之，即愈。张杲《医说》

背肿如盘　忽肿如盘，不识名者，取水中白石一二碗，烧热投水中，洗之，立即消散。《苏颂方》

长肉生肌　老狗头脑骨瓦炒，二两，桑白皮一两，当归二钱半，为末，麻油调敷。《直指方》

豌豆毒疮　此天行毒也。未成脓者，猪胆汁和芒硝涂之。《梅师方》

又方，青黛等分，水调服之。《子母秘录》

又方，大黑豆，煮汁饮之。《子母秘录》

又方，油菜叶，煎汤洗之。《外台秘要》

又方，马齿苋，烧研敷之，须臾根出，不出更敷，其根定随药出。《肘后方》

又方，赤黑色者，煎青羊脂摩之。《千金方》

又方，马肉煮清汁，洗之。《兵部手集》

三十六风　结疮。马齿苋一硕，水一硕，煮汁，入蜜蜡三两，重煎成膏，涂患上，以愈为度。《食疗本草》

鬼舐头疮　以猫儿尾烧灰，膏和敷之，或以猫屎烧灰，腊猪脂和敷之。《千金方》

疮久成漏　金银花或藤，浸酒日饮之。戴原札《要诀》

诸疮痔漏　久不结痂。用生姜连皮切大片，白矾末涂姜，炙焦，研细，贴之勿动，良。《普济方》

痈肿无头 皂角刺烧灰，酒服三钱，嚼葵子三五粒，其外如针刺为效。《儒门事亲》

知疮所在 李时珍曰：《雷氏炮炙论》序云，知疮所在，口点阴胶。注云：取甑中气垢少许于口中，即知脏腑所起，直彻至患处，知痛所在，可医也。

下焦风热 毒疮。宗奭曰：有一妇人，脐下腹上连二阴，遍生湿疮，状如马爪疮，他处并无。痒且痛，大小便涩，出黄水，食亦减，身面微肿。用马齿苋四两，杵烂，入青黛一两，再研匀涂之，药干再上。内以八正散，日三服。分败客热，二十日而愈。然不能近酒色发物。后果结为内痔。

蜡矾丸 按李迅《痈疽方》云：凡人病痈疽发背，不问老少，皆宜服蜡矾丸。服至一两以上，无不作效，最止痛，痛不动脏腑，活人不可胜数。用明亮白矾一两，生研末，以好黄蜡七钱，熔化和丸梧子大，每服十丸，渐加至二十丸，熟水送下。如未破则内消，已破即便合。若服金石发疮者，引以白枯矾末一二匙，温酒送下，亦三五服见效。有人遍身生疮，状如蛇头，服此亦效，俱称奇异。但必一日服近百丸，方为有力。此药不惟止痛生肌，其防毒气内攻、护膜止泻、托里化脓之功甚大，服至半斤尤佳，不可欺其浅近而忽之，要知白矾大能解毒也。今名为蜡矾丸，用之委有效验。

忍冬酒 忍冬即金银藤，治痈疽发背，不问发在何处。发眉发颐，或头或项，或背或腰，或胁或乳，或手足，皆有奇效。乡落之间，僻陋之所，贫乏之中，药材难得，但虔心服之，俟其疽破，仍以神异膏贴之，其效甚妙。用忍冬藤生取，一把，以叶入砂盆研烂，入生饼子酒少许，稀稠得所，涂于四围，中留一口泻气。其藤只用五两，木棒槌损，不可犯铁，大甘草节生，用一两，同入砂瓶内，以水二碗，文武火慢煎至一碗，入无灰好酒一大碗，再煎十数沸，去渣，分为三服，一日一夜吃尽。病势重者，一日三剂，服至大小肠通利，则药力到也。沈内翰云：如无生者，只用干者，然终不及生者效速。陈自明《外科精要》

护心散 又名内托散、乳香万全散。凡有疽疾，一日至三日之内，宜连进十余服，方免变证，使毒气出外。服之稍迟，毒气内攻，渐生呕吐，或鼻生疮菌，不食即危矣。四五日后，宜间服之。用真绿豆粉一两，乳香半两，灯心同研和匀，以生甘草浓煎汤调下一钱，时时呷之。若毒气冲心，有呕逆之症，大宜服此。盖绿豆压熟下气，消肿解毒，乳香消诸痈肿毒，服至一两，则香彻疮孔中，真神药也。李嗣立《外科方》

万应膏 治一切痈疽发背，无头恶疮，肿毒疔疖，一切风痒，臁疮杖疮，牙疼喉痹。五月五日采苍耳根叶数担，洗净晒萎细锉，以大锅五口，入水煮烂，以筛滤去粗渣，布绢再滤。复入净锅，武火煎滚，文火熬稠，搅成膏，以新罐封收。每以敷贴即愈，牙疼即敷牙上，喉痹敷舌上，或噙化，二三次即效。每日用酒服一匙，极有效。《集简方》

柳枝膏 苏颂曰：柳枝皮及根亦入药。葛洪《肘后方》：治痈疽、肿毒、妒乳等多用之。韦宙《独行方》：主治疔疮及反花疮，并煎柳枝、叶作膏涂之。今人作浴汤、膏药、牙齿药，亦用其枝为最要之药。时珍曰：柳枝去风，消肿止痛，其嫩枝削为牙杖，涤齿甚妙。

雷火神针 治风寒湿毒袭于经络为患，漫肿无头，皮色未变，筋骨疼痛，起坐艰难，不得安卧者，用此针之。蕲艾三钱，丁香五分，麝香二分，将药与艾揉和令匀，先将夹纸作筒如指大，艾叶叠实收用，或将艾叶匀铺纸上，紧卷成条如指大。临用以纸七层铺患上，将药条点燃，一头对患顶心，向纸针实，待不痛方起针，病甚者再复一次。七日后火疮大发，自取功效矣。《外科正宗》

神灯照法 凡肿毒初起，七日前后，头顶以上不便用灸者，以此法照之。未成者自消，已成者速溃，不起发者即发，不腐溃者即腐。诚为良法也。雄黄、朱砂、血竭、没药各二钱，麝香四分，研为极细末，每以绵纸一条约长尺许，裹药三分为撚，以真麻油润透灼火，炬疮半寸许，自外而内，周围徐徐照之，火头向上，药气入内，疮毒随火解散，自不内侵脏腑。初用三条，渐加至四五条，候疮势渐消，又渐减之。熏后随用敷药，如已溃大脓发泄，不必用此，只宜用膏盖之。

内消散 治痈疽发背，对口，疔疮，乳痈，无名肿毒，一切歹疮，此方能令内消，化毒为黑水从小便而出。势大者虽未全愈，亦可转重就轻，移深居浅。金银花、穿山甲、天花粉、皂角刺、知母、贝母、白及、法夏、乳香各一钱，水酒各一碗，煎八分，随病上下，食前后服。留渣捣烂，加秋芙蓉叶一两，为细末，白蜜五匙，同渣调敷，一宿自消，重者再用一次，忌口味，效。

如意金黄散 治痈疽发背，诸般疔疮，跌扑损伤，湿痰流注，大头时肿，漆疮火丹，风热天泡，肌肤赤肿，干湿脚气，妇女乳痈，小儿丹毒。凡外科一切顽恶肿毒，随手用之，无不效应，诚外科良方也。天花粉上白者，一十两，黄柏色重者、大黄、姜黄、白芷各五两，厚朴、陈皮、甘草、苍术、南星各一两，共以磨为极细末，瓷器收贮，毋令泄气。凡遇肿赤肿痛，发热未成脓者，及夏月火令时，俱用茶汤同蜜调敷。如微热微肿，及大疮已成，欲作脓者，俱用葱汤同蜜调敷；如漫肿无头，皮色不变，湿痰流注，附骨痈疽，鹤膝风等症，俱用葱酒煎调；如风热恶毒所生，皮肤亢热，红色光亮，形状游走不定者，俱用蜜水调敷；如天泡火丹、赤游丹、黄水漆疮、恶血攻注等症，俱用大蓝根叶捣汁调敷，加蜜更好；汤泼火烧，皮肤破烂，麻油调敷。具此诸引，理取寒热温凉制之。又在临用之际，顺合天时，洞窥病势，使引克当也。《外科正宗》

银花甘草汤 治肿毒用之，皆可立消。内服此药，外敷远志膏，一切恶毒无不消散。但宜早服，迟则脓成必溃也。金银花二两，甘草二钱，水煎兑酒服，若病在下焦，加牛膝二钱更妙。《华佗外科》

远志膏 凡一切痈疽肿毒初起时，用远志去心，二三两，清酒煮烂，捣如泥，敷患上，油纸盖之，布包裹之，越一宿，其毒立消。屡试屡验，其效如神。《华佗外科》

回阳玉龙膏 治一切阴疽不肿高，不焮痛，不发热，不作脓，湿痰流注，顽风久损，冷痛痹风，诸湿脚气，手足顽麻，筋骨疼痛，及一切皮色不变，漫肿无头，鹤膝风等症，但无皮红肌热者，一概用之，俱有功效。草乌一两，炒过，军姜三两，煨，白芷一两，南星一两，煨，赤芍一两，炒，肉桂五钱，共为细末，热酒调敷。此方有军姜、肉桂，热血生血，既生既热，恐不能散而为害，故用草乌、南星，可以破恶气，祛风毒，活死肌，除骨痛，消结块，回阳气。又有赤芍、白芷，足以散滞血，住痛苦，加以酒行药性，攻通气血，虽十分冷证，未有不愈者。诚为寒灰之焰，枯木之春。大抵病冷则肌肉阴烂，不知痛痒，其有痛者又皆附骨之痛，设若不除，则寒根透髓，固非寻常之药所能及矣。《外科正宗》

回阳三建汤 治症同上。附片、人参、黄芪、当归、川芎、茯苓、枸杞、陈皮、萸肉各一钱，木香、甘草、紫草、厚朴、苍术、红花、独活各五分，煨姜三片，皂角根上白皮二钱，水二碗，煎八分，入酒一杯，随病上下，食前后服用。绵帛盖暖，疮顶不得疮孔大开走泄元气为要。或以上膏贴之，更妙。盖用苍术、厚朴、茯苓、陈皮陈其土，川芎、当归、紫草、红花通其脉，人参、黄芪、枸杞、山萸助其本，附子、木香、甘草、独活回其阳。苟根本未绝，俱可得生。然服药后至二三服，验其手足温暖，疮便发热，渐作焮肿，复生疼痛，色暗转活，坚硬得腐，胃气得回，药乃效也。外贴如无上膏，即神灯照法亦可，接助回阳，此通治阴疽之大法也。《外科正宗》

真君妙贴散 治痈疽诸毒，及异形异类、顽硬大恶歹疮，走散不作脓者，宜用此方。不痛者即痛，痛甚者即止。明净硫黄一斤为末，荞面、白面各半斤，共用清水微拌，干湿得宜，用单纸包裹，安当风处阴干，收贮。临用再研极细，以新汲水调敷。如皮破血流、湿烂疼苦等症，麻油调搽；天泡、火丹、肺风、酒刺等症，以染布青汁调搽。《外科正宗》

铁桶膏 治痈疽发背将溃已溃时，根脚走散不收束者用此。铜绿五钱，明矾四钱，胆矾三钱，五倍子微炒，一两，白及五钱，轻粉、郁金各二钱，麝香三分，共捣极细末，用陈米醋一碗，杓内慢火熬至一杯，候起金色黄泡为度。待温，用上药末一钱，搅入膏内，再顿温，用新笔蘸涂疮根上，以绵纸盖之，自生绉纹，渐收渐紧，再不大开为效。《外科正宗》

煮拔筒方 治痈疽已成将溃时，脓毒不得外发，必致内攻，乃生烦躁，或背发重如山，非此法拔提毒气难出也。羌活、独活、紫苏、蕲艾、鲜菖蒲、甘草、白芷各五钱，连须葱三两。用新鲜嫩竹筒一个，口宽一寸二三分，约长七寸，一头留节，削去外青，筒约一分厚，靠节钻一小孔，以杉木条塞紧，将前药放入筒内，筒口以葱塞之，横放锅压定，以水淹筒煮数滚，再用披针，于疮顶上约一寸宽地步，量筒口能含盖者，品字放开三孔，将筒连汤用钵盛至患者榻前，将筒内药水倾出，急将筒口乘热对疮合上，以手捺紧，吸住，待药筒已温，拔脱塞孔木条，其筒自脱。将器盛住筒中脓血，如是鲜明红黄之色乃是活疮，治之必愈。若纯是败血乞秽，紫黑稀水，而无脓黏者，则气血内败，肌肉不活，是死疮矣，强治何益。要之阳疮易溃易脓，不必用此以伤气血，惟阴疽用之。要在十五日前后，坚硬不溃不脓者行之，真回天之力，医家所不可缺者也。《外科正宗》

生肌玉红膏 此专治痈疽发背、诸般溃烂、棒毒，用在已溃流脓时。先用甘草汤，甚者猪蹄汤淋洗患上，软绢挹净，用抿脚挑膏于掌中捺化，遍搽新腐肉上，外以纸盖之，早晚洗换二次。内服大补脾胃药，其腐肉易脱，新肉即生，疮口自愈。此乃外科收敛药中之神药也。白芷五钱，甘草一两二钱，归身二两，上血竭四钱，轻粉四钱，白占二两，紫草二钱，麻油一斤。先将白芷、当归、甘草、紫草入油内浸三日，锅内慢火熬煎微枯色，细绢滤清，将油复入锅内，煎滚下整血竭化尽，下白占，微火亦化。先用茶钟四个，预放水盆中，将膏分作四分，倾入茶杯内，候片时，每杯下研极细轻粉一钱搅匀，候一伏时取起，收贮听用。附：猪蹄汤。羌活、甘草、赤芍、黄芩、白芷、当归、蜂房各等分，先以豮猪蹄一只煮汤去油，入上药煮十余，滤去药渣，候温洗患上，揩干贴膏。《外科正宗》

保安万灵丹 治痈疽疔毒，对口发背，发颐，风湿风温，湿痰流注，附骨阴疽，鹤膝风证，左瘫右痪，口眼㖞斜，半身不遂，气血凝滞，遍身走痛，步履艰辛，遍坠疝气，遍身疼痛，破伤风，牙关紧闭，截解风寒，无不效验。茅山苍术八两，全蝎、石斛、天麻、当归、炙甘草、川芎、羌活、荆芥、防风、麻黄、北细辛、川乌泡去皮尖、草乌泡去皮尖、何首乌，以上十四味各一两，明雄黄六钱，共为极细末，炼蜜为丸，每药一两，分作四丸，一两分作六丸，一两分作九丸，三等做下，以备年岁老壮、病势缓急取用，仍以朱砂六钱研细为衣，磁器收贮。如恶疮初起，至十朝前后，已成而未出脓者，状若伤寒，头痛烦渴，拘急恶寒，肢体疼痛，恶心呕吐，四肢沉重，恍惚闷乱，坐卧不安，皮肤壮热。又治伤寒，四时感冒，传变瘟疫，但恶寒身热，表证未尽者，俱宜服之。用连须葱白九枝煎汤一茶杯，将药一丸，乘热化开，通口服尽，被盖出汗。不汗，再服葱白汤催之，汗后，渐次取下盖覆衣物，患者自然爽快。未成者即消，已成者即溃，如无表证相兼者，不用葱汤，只用热酒化服。此方原载诸风瘫痪门，然以之发散疮毒，其功甚捷，故录于此。《外科正宗》

手足搓指 用鹅儿肠草捶烂敷之，至效。水中生者更佳。自制

又方，用枫木叶有五尖者，捶烂，以米泔水浸泡，洗患上，仍以渣敷之，至效。自制

『群方备要』卷之六

靖州唐大中极三氏辑

男启
韬 文轩
炯 锦心
咏（继出）晓峰
韫 玉成
仝校字

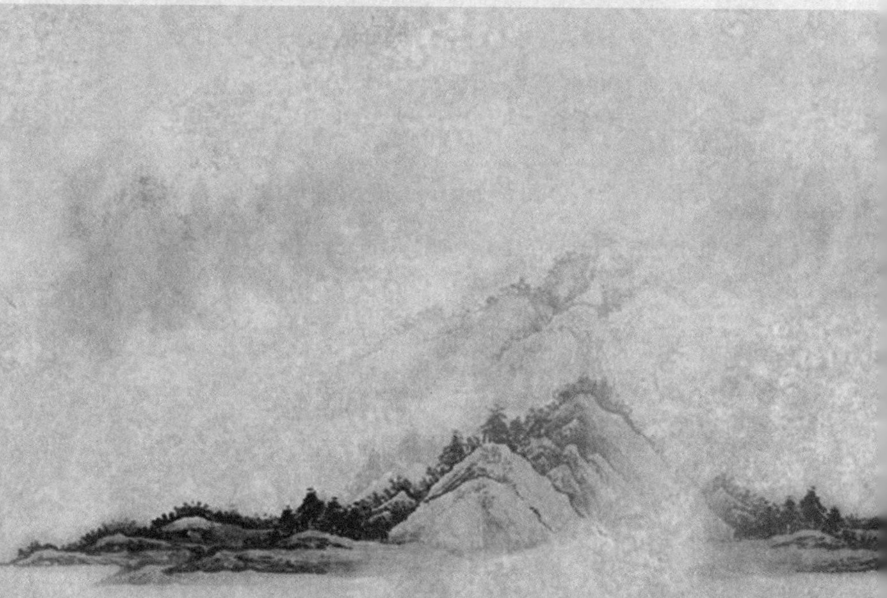

外科

1. 跌打损伤门

刘宗厚曰：打扑金刃损伤，是不因气动而病生于外，外受有形之物所伤，乃血肉筋骨受病，非如六淫七情为病，有在气在血之分也。所以损伤一证，专从血论，但须分其瘀血停滞而亡血过多二证。盖打扑堕坠，皮不破而内损者，必有瘀血。若金刃伤皮出血，或致亡血过多，二者不可同法而治。有瘀血者宜攻利之，若亡血者兼补而行之，又察其所伤有上下轻重浅深之异、经络气血多少之殊，唯先逐瘀血，通经络，和血止痛，然后调气养血，补益胃气，无不效也。尝见围城中军士被伤，不问头面、手足、胸背、轻重，医者概以大黄等药利之。后大黄缺少，甚者以巴豆代之，以为不于初时泻去毒气，后则多致危殆。至于略伤手指，亦悉以药利之。殊不知大黄等药，唯与瘀血者相宜，其有亡血过多，元气胃气虚弱之人，不可服也。至巴豆大热有毒，止能破坚逐积，用于此疾，尤非切当。所以有服下药过后，其脉愈见坚大。医者不察，又以为瘀血未尽而复下之，因而夭折人命，可不慎欤！

《脉经》云：从高颠仆，内有血，腹胀满，其脉坚强者生，小弱者死。

《金匮》云：寸口脉浮微而涩，然当亡血，若汗出。设不汗者，其身有疮，被刀斧所伤，亡血故也。

《脉经》云：金疮血出太多，其脉虚细者生，数实大者死。金疮出血，脉沉小者生，浮大者死。砍疮出血一二石，脉来大者，二十日死。砍刺出血不止者，其脉止，脉来大者七日死，滑细者生。

以上破伤之脉，若瘀血停积者，坚强实则生，虚细涩则死。若亡血过多者，涩则生，坚强实则死。皆为脉、病不相应故也。

大法固以血之瘀失，分虚实而为补泻，亦当看损伤之轻重。轻者顿挫气血，凝滞作痛，此当导气行血而已。重者伤筋折骨，此当续筋接骨，非调治三四月不得平复。更甚者，气血内停，阻塞真气不得行者，必死。急泻其血，通其气，亦或有可治者焉。《伤损论》曰：夫伤损必须求其源，看其病之轻重，审其损之浅深。凡人一身之间，自顶至足，有斫伤、打伤、跌伤及诸创伤者，皆有之。凡此数证，各有其说，有当先表里，而后服损药者，为医者当循其理治之。然医者意也，不知意者，非良医也。或者禀性愚昧，不能观其证之轻重，明其损之浅深，未经表里通利，先服损药，误人多矣。有因此痰涎上攻，有因此大小脏腑闭结，差之毫厘，谬以千里，所谓医不三世，不服其药，信哉！此论治损伤之大纲也。然药固不可差，而整顿手法，尤不可孟浪。今以人之周身，总三百六十五骨节，开列于后。

人身总有三百六十五骨节，以一百六十五字都关次之。首自铃骨之上为头，左右前后至辕骨，以四十九字共关七十二骨。颠中为都颅骨者一（有势，微有髓及，及有液）；次颅为髅骨者一（有势，微有髓）；髅前为顶威骨者一（微有髓，女人无此骨）；髅后为脑骨者一（有势，微有髓）；脑左为枕骨者一（有势无液）；枕骨之中附下为天盖骨者一（下为肺系之本）；盖骨之后，为天柱骨者一。（下属脊，有髓）；盖前为言骨者一（言上复合于髅骨，有势，无髓）；言下为舌本骨者，左右共二（有势，无髓）；髅前为囟骨者一（无势，无液）；囟下为伏委骨者一（俚人讹为伏犀骨是也，无势、髓）；伏委之下为俊骨者一（附下即眉宇之分也，无势、髓）；眉上左为天贤骨者一（无势髓，下同）；眉上右为天贵骨者一（眉上直目睛也）；左睛之上，为智宫骨者一（无势、髓）；右睛之上，为命门骨者一（两睛之下，中为鼻）；鼻之前为梁骨者一（无势、髓）；梁之左为颧骨者一（有势、无髓，下同）；梁之右为骨者一（颧之后，即耳之分）；梁之端为嵩柱骨者一（无势、髓）；左耳为司正骨者一（无势、髓）；右耳为纳邪骨者一（同上）；正邪之后为完骨者，左右共二（无势、无髓）；正邪之上附内，为嚏骨者一（无势、少液）；嚏后之上，为通骨者，左右前后共四（有势、少液）；嚏上为腭骨者一（无势、多液）；其腭后连属为颔也；左颔为乘骨者一（有势、多液）；右颔为车骨者一（上同）；乘、车之后，为辕骨者，左右共二（有势、有液）；乘、车上下，出上齿牙三十六事（无势、髓，庸下就一则不满其数）；复次，铃骨之下为膻中，在右前后至蓧，以四十字关九十七骨。辕骨之下，左右为铃骨者二（多液）；铃中为会厌骨者一（无势、髓）；铃中之下，为咽骨者，左、中及右共三（无髓）；咽下为喉骨者，左、中及右共三（同上）；喉下为咙骨者，环次共十事（同上）；咙下之内为肺系骨者，累累然共十二（无势、髓）；肺系之后为谷骨者一（无髓）；谷下为道傴骨者左右共二（同上）；咙外次下为顺骨者共八（少液）；顺骨之端为顺隐骨者共八（同上）；顺下之左为洞骨者一（女人无此）；顺下之右为棚骨者一（女人无此）；洞棚之下，中央为骨者一（无髓，俚人呼之鸠尾）；直下，为天枢骨者一（无髓）；铃下之左右为缺盆骨者二（有势、多液）；左缺盆前之下，为下厌骨者一（无髓）；右缺盆前之下为分膳骨者一（同上）；厌、膳之后附下为仓骨者一（同上）；仓之下左右为髎骨者共八（有势、无液）；髎下之左为胸骨者一（男子此骨大者，好勇）；髎下之右为荡骨者一（女子此骨大，则夫失）；胸之下，为乌骨者一（男子此骨满者，发早白）；荡之下为臆骨者一（此骨高，多讹妄）；铃中之后为脊窳骨者，共二十二（上接天柱，有髓）；脊窳次下为大动骨者一（上通天柱，共成二十四椎）；大动之端为归下骨者一（道家谓之尾闾）；归下之后为篡骨者一（此骨能限精液）；归下之前，为蓧骨者一（此骨薄者，多贫下）；复次缺盆之下，左右至衬，以二十五字关六者十骨。（此下止分两手臂，至十指之端众骨）；支其缺盆之后为伛甲骨者，左右共二（有势，多液）；伛甲之端为甲隐骨者，左右共二（此骨长，则至贤）；前支缺盆为飞动骨，左右共二（此骨，病痱缓）；次飞动之左，为龙臑骨者一（有势、无髓无液）；次飞动之右，为虎冲骨者一（同上）；龙臑之下，为龙本骨者一，虎冲之下，为虎端骨者一（俱有势，亦且有髓）；本端之下为腕也，龙本上内，为进贤骨者一（男子此骨隆，为名臣）；虎端上内为及爵骨者一（女人此骨高，为命妇）。

腕前左右，为上力骨者共八（有势，多液）；次上力，为驻骨者左右共十（同上）；次驻骨，为搦骨者左右共十（同上）；次搦，为助势骨者，左右共十（左肋外为爪，右肋外为甲）；爪甲之下，各有衬骨左右共十（无势、无液）；复次骬之下，左右前后至初步。以五十一字，关一百三十六骨，此下至两乳下，分左右自两足心，众骨所会处也。骬之下，为心蔽骨者一，无髓。骬之左，为胁骨者上下共十二（居小肠之分也）；左胁之端，各有胁隐骨者，分次亦十二（无髓）；胁骨之下，为季胁骨者共二，多液。季胁之端，为季隐骨者共二（无髓）；骬之右，为肋骨者共十二（处大阳之分也）；肋骨之下，为肋骨者共二（各无隐骨，唯兽有之）；右肋之端，为肋隐骨者共十二（无髓）；蓧骨之前，为大横骨者一（有势，少髓）；横骨之前为白环骨者共二（有势，有液）；白环之前，为内辅骨者左右共二（有势，有髓）；内辅之后，为骸关骨者左右共二（同上）；骸关之下，为揵骨者左右共二（同上）；揵骨之下，为髀枢骨者左右共二（有势，多髓）；髀枢下端，为膝盖骨者左右共二（有势，多液）；膝盖左右，各有侠升骨者共二（有势，多液）；髀枢之下，为骨者左右共二（有势，多髓）；骨之外，为外辅骨者左右共二（有势，有液）；骨之下，为立骨者左右共二（同上）；立骨左右，各有内外踝骨者共四（有势，少液）；踝骨之前，各有下力骨者左右共十（有势，多液）；踝骨之后，各有京骨者左右共二（有势，少液）；

下力之前，各有释欹骨者共十。释欹之前，各有起仆骨者共十（有势）；起仆之前，各有平肋骨者左右共十（有势）；平肋之前，各有衬甲骨者左右共十（无势，少液）；释欹两傍，各有核骨者左右共二（有势、多液）；起仆之下，各有初步骨者左右共二（有势无髓，女人则无此骨）。凡此三百六十五骨也，天地相乘，惟人至灵，其女人则无顶威、左洞、右棚及初步等五骨，止有三百六十骨。又男子、女人一百九十骨，或隐，或衬，或无髓势，余二百七十六骨，并有髓，液以藏诸筋，以会诸脉，溪谷相需，而成身形，谓之四大，此骨度之常也。

头目鼻耳伤 凡脑骨伤破，轻手撙捺平正，若皮不破者，用退肿膏敷贴。若皮破肉损者，先用封口药掞之，若肿痛者，用葛药、毛藤药、枫药尾砍烂敷之。不可见风、着水，恐成破伤风。

凡脑骨伤碎，在硬处可治，若伤太阳穴，不可治。若在发际，须剪剃去发，看皮破不破，依上用药敷。若欲洗，宜用熟油和药水洗，或和温茶洗之。

凡面目伤，青黑色，用一紫散敷，或紫金膏贴伤口，重者用补肉膏敷贴。

凡脑两角及后枕，或两眉有伤可治。眼睛伤，童神不碎，可治。或眼胞伤，紫黑色，用一紫散敷贴，或紫金膏敷贴。伤重者，用补肉膏敷贴，或头顶心有损，则难治。

凡鼻两孔伤，凹者可治，血出无妨，鼻梁打扑跌磕凹陷者，用补肉膏敷贴。若两鼻孔跌磕伤开孔窍，或刀斧伤开孔窍，用封口药掞伤处，外以散血药贴之，退肿。

凡耳斫跌打落，或上脱下粘，或下脱上粘，内用封口药，外用散血膏敷贴及耳后，看脱落所向，用鹅翎横夹定，却用竹夹子直上横缚定，缚时要两耳相对，轻缚住。

舌唇口喉齿腮伤 凡唇口刀斧斫磕跌堕等伤，破皮伤肉者，先用桑白皮线缝合，却以封口药涂敷，次以散血膏敷贴，牵住所封药，不令开落，仍少言语。

凡跌破唇耳鼻而拔缺者，即以封口药掞，外以散血药敷贴。若缺唇缺耳，先用麻药涂之，却以剪刀剪去外些皮，即发绢线缝合，缺耳作二截缝合，缺唇作三截缝合。以鸡子黄油涂，次以金毛狗脊毛薄掺些于上，次以封口药涂抹之。次日以茶轻洗就掞末。一日一换，至八日剪去线，又掞末。

凡腮、颊、颧刀斧斫磕跌堕等伤，破皮肉者，用封口药填疮口，外以散血膏敷贴，或跌磕损伤未破皮肉者，用补肉膏敷贴。

凡刀斧斫磕跌破上唇而拔缺者，用绢片一小条，从脑后缚向前来缚合缝定，次掞封口药，外以散血膏敷贴。如下唇整法，却以绢片从下颏兜缚，及如前法整顿，次掞末敷药。或无肿，不须敷药。

凡偶含刀在口内戏要，误割断舌头未全断者，用封口药敷，一日换二三次药，七八日全安。

凡两脸涎囊被刀斧斫磕跌堕伤，破涎囊者，用绢线缝合，却以封口药涂敷外，以散血膏敷贴，七八日接住肉，剪去线，掞封口药。

凡牙齿被人打脱者，只用补肌散，势如破竹，及封口药掞，服破血药、止痛药，并用水煎药服，不宜用酒煎药，须知此法乃大有功。

凡牙断，跌磕斫伤，牙齿未动者，用芙蓉膏末掺；如齿动者，用蒺藜根烧存性为末，常揩搽之，即牢。

凡割喉者，用脚骑患人头项，以丝线先缝内喉管，次缝外颈皮，用封口药涂敷，外以散血膏敷贴换药。或喉被人打歪，以手摇正，却以前膏敷贴。若结喉伤重，软喉断，不可治，以汤与之，得入肠者可治，若并出者，不可治。

颈骨肩胛胁肋伤 凡高处跌堕，颈骨摔进者，用手巾一条，绳一条，系在枋上，垂下来以手兜缚颏下，系于后脑，捆缚接绳头，却以瓦罂一个，五六寸高，看捺入浅深，斟酌高低，令患者端坐其罂上，且令伸脚坐定，医者用手制捺平正，说话令不知觉，忽以脚一踢，踢去罂子，如在左，用手左边掇出，如在右，用手右边掇出，随用接骨膏、定痛膏敷贴。

又一法，令患人卧床上，以人挤其头，双足踏两肩即出。

凡左右两肩骨跌堕落，其骨又出在前，可用手巾系手腕在胸前，若出在后，用手巾系手腕在背后，若在出折向右肱，右出折向左肱，其骨即入。接左摸右鬓，接右摸左髻，却以定痛膏、接骨膏敷之。

凡肩井骨及肋下有损，不可束缚，只捺令平正，用补肉膏、接骨膏、定痛膏敷贴，两肋骨亦然。

凡肩胛骨出，相度如何整顿，用椅一把，令患人于椅后伸两手于椅手圈住，及以软衣被盛垫肋下，使一人捉定，两人拔伸，却堕下手腕，又令曲着手腕，按捺平正，却以定痛膏、接骨膏敷贴，绢片缚之。

手伤 手有四折骨六出臼。凡手臂骨出臼者，此骨上段骨是臼，下段骨是杵，四边筋脉锁定，或出臼亦锉损筋，所以出臼。此骨须拽手直，一个拽，须用手把定此间骨搦，教归窠，看骨出何边，用竹一片，将出骨一边夹定，不可频入，只频服药，但竹片须在硬处不夹之，以便或时拽屈、拽直，盖此处多筋，吃药后若不常为屈直，则愈后恐屈直不得。

凡肩胛上出臼者，只是手骨出臼归下，身骨出臼归上，或出左、出右，须用舂杵一枚，矮櫈一根，令患者立櫈上，用杵撑用在于出臼之处，或低用物垫起，杵长则垫起櫈，令一人把手，拽去凳，一人把住舂杵，令一人助患人放身从上坐落，骨节即归窠矣，神效。若不用小櫈，则用两小梯相对，木棒穿从两梯股中过，用手把停住木棒正棱，在出臼腋下骨节蹉跌之处，放身从上坠，骨节自然归臼矣。

凡手腕骨脱，绷直拽出，医用手抬起手腕，以患人本身膝头垫定，医用手于颈项肩处按下，其骨还窠，却用定痛膏、接骨敷贴。若手腕失落，或在上、在下，用手拽伸，却使手捻住，方可用前膏，敷贴药夹缚。若手腕骨出，用圆椅横翻向上，医用足踏住椅，将病人手在椅横内，校曲入腕，内以纸数帖如小书薄厚者，夹定平稳，却用前膏敷贴，用绢布兜缚，兜缚时要掌面向上。若手盘出臼，不可牵伸，用衣服向下承住，用手撙按动摇，挪令平正，却用前膏敷贴夹缚，下用衬夹。

凡手骨出向左，则医以右手拔入，骨出向右，则医以左手拔入，一伸一缩，摇动二三次，却用接骨膏、定痛膏敷贴夹缚。

凡手足骨只断一边，则可治。若两手脚骨皆断者，不可治。

凡手足骨断者，中间一坐缚可带紧，两头入宽些，庶气血流阴。若如截竹断者，却要两头紧，中间放宽些，庶使气血能聚断处。故接手者，前截略松些，使血住于前；接足者，下截略松些，使血注于下，则易愈也。

凡骨盘出向下，将掌向上，医用手撙损动处，将掌曲向外捺，令平正，用前膏贴，再用夹，向背一片长，下在手背外，向面一片短，下在掌按处，向小指一片长，下在指曲处，向大指一片短，下在高骨处，三度缚之。

凡两手臂骨打断者，有碎骨，跌断者，无碎碎骨，此可辨之，皆可用定痛膏、接骨膏敷贴之。

凡手指跌扑，刀伤打碎，用鸡子黄油润之。次掺封品药末，外以散血膏敷贴，绢片缚定。若跌扑咬伤者，用泽兰散敷之。若有寒热者，用退热散敷之，寒热退即去之。

凡手掌根出臼，其骨交互相锁，或出臼，则是锉出锁骨之外，须是搦销骨下归窠。出或外则须搦入内，或入内则须搦出外，方可入窠臼。俱只用手拽，亦要占着不可拽断，匕则难入窠，十有八九成痼疾也。宜接骨膏、定痛膏敷贴夹缚。伤四折骨者，用杉皮、竹片夹缚。若伤六出臼者，只宜以布包缚，不可用夹。要时时转动，不然恐接成直骨，难动也。

凡胸前跌出骨不得入者，令患人靠实处，医人以两脚踏患人两脚，以手从胁下过背外，相叉抱住患人背，后以手于其肩掬起其胸脯，其骨自入。却用定痛膏、接骨膏敷贴。

凡胸脯骨被拳槌伤，外有肿、内有痛，外用定痛膏敷贴，内用破血药利去瘀血，次用消血草擂酒服。如刀伤，先宜安骨、定皮合口，挪令平正，却以封口，药掞疮口，外用补肌散以鸡子清调敷贴，内服补损药、活血丹之类。

凡胸胁骨断，先用破血药，却用定痛膏、接骨膏敷贴。皮破者，用补肉膏敷贴。

凡胸胁伤重，血不通者，用绿豆汁生姜和服。以一壮力人在后挤住，自吐其血，次用破血药。

凡肚上被伤，肚皮俱破，肠出在外，唯肠全断，难医。伤破而不断者，皆可治疗。凡肠出，可以病人手搭在医人肩，随其在左在右收起，以麻油润疮口，整入腹，却以通关散吹鼻，打喷嚏令肠自入。用桑白线向皮内缝合后，以封口药涂伤处，外以补肌散用鸡子清调匀敷贴，或散血膏更妙。但线上必以花蕊石散敷之。

凡肚皮开破者，用麻缕为线，或槌桑白皮为线，亦用花蕊石散敷线上，须用从裹重缝肚皮，不可缝外皮，盖留外皮开口掺药，以待生肌也。

凡肠上有小损孔，以灯照之，肠中有气射灯者，不可治。又一法，肠出吊起病人手，用醋煎山豆根汁，服一口至二口，却以针于病人颈上一刺，其肠自入。

凡肚皮伤破孔大，肚肠与脂膏俱出，放入内则用缝法，如孔小，只有膏出，用手臂去膏，不用缝。盖已出之膏已是无用，不可复入肚内，反成后患，放心去之无妨。若肚内被伤者，专用利大小肠，不可待秘，恐成重患。

腰臀股膝伤 凡腰骨损断，用门一扇放地下，一头斜高些，令患人覆眠，以手伸上搬住其门，用三人拽伸，以手按损处三时之久，却用定痛膏、接骨膏敷贴，病人浑身动作一宿，至来日患处无痛，却可自便左右翻身。仍用破血药。

凡臀股左右跌出骨者，右入左，左入右，用脚踏进，撙捺平正，用药。如跌入内者，令患人盘脚，按其肩头，医用膝抵入，虽大痛一时无妨，整顿平正，却用接骨膏、定痛膏敷贴，只宜仰卧，不可翻卧，大痛后恐成损患。

凡腰腿伤，全用酒佐通气血药，俱要加杜仲更妙。

凡胯骨从臀上出者，用二三人捉定腿拔伸，仍以脚捺送入，却用前各膏敷贴。如在骑裆出者，则难治。

凡脚骨伤，甚难整治，当临时度量，不可拘泥一说。

凡两腿左右打跌断骨者，以手法整其骨，又以手拽正。上拽七分于前，下拽五分于后整定，用接骨膏、定痛膏敷贴，更用夹缚，缚时先缚中间，后缚上下，外用副夹。若上下有肿痛无妨，五日方可换药。

凡辨腿胯骨出内外者，如不粘膝，便是出向内，从内捺入平正；如粘膝不能开，便是出向外，从外捺入平正，临机应变。

凡脚盘出臼，令患人坐定，医人从脚从腿上一踏一搬，双手一撙、捺、摇二三次，却用接骨膏、定痛膏，或理伤膏敷贴。

凡膝盖损断者，用手按捺进平正，随用前膏敷贴，桑白皮缚之。宜作四截缚夹，其膝盖骨跌剉开者，可用竹箍箍定，敷药夹定，要截缚之，膝盖不开也。若肿痛，须用针刀放去血，乃敷贴用夹。

凡内外踝骨、左右脚盘锉跌损伤，用脚踏直，拽正，按捺平正，乃敷贴前膏。若膝头骨跌出臼，牵合不可太直，不可太曲，太直太曲俱不见其稜，只可半直半曲，以竹箍箍住膝盖，以绳缚之。

凡骨节损，损肘臂腰，蹉跌出臼，必用法整顿归原，但必先用麻药与服，使不知痛，然后可用手法治之。

脚伤 脚有六臼四折骨。凡脚板上交接处出臼，须用一人拽住，自用手摸其骨节，或骨出在内，用手正从此骨头拽归外；或骨出向外，须用力拽归内，则骨乃归窠。若只拽不用手整，则骨不归窠，后必成痼疾也。宜接骨膏、定痛膏敷贴，夹缚四折骨，用正副夹缚。六出臼，只宜布包束，不可夹之。

凡脚膝出臼，与手臂肘出臼同。或出内、出外，只夹出臼一边，但此处筋脉最多，时时要曲直，不可死放，又恐再出臼。时时要看顾，不可疏慢。宜接骨膏、定痛膏敷贴，夹缚。

凡脚大腿根出臼，此处身上骨是臼，腿根骨是杵，或出前，或出后，须用一人把住患人身，一人拽脚尽力搦，归窠矣。或是锉开，又可用软绵绳从脚倒缚吊起，用手整骨节，从上坠下，自然归窠。却用接骨膏、定痛膏敷贴，夹缚。

背脊骨伤 凡锉脊骨，不可用手整顿，须用软绳从脚吊起，坠下身，直其骨，使自归窠，未直则未归窠。须要待其骨直归窠，却用接骨膏，或定痛膏，或补肉膏敷贴，以桑皮一片放在药上，杉皮两三片安在桑皮上，用软物缠夹定，莫令曲，用药治之。

凡脚手骨被压碎者，先用麻药与服，或用刀割开，甚者用剪刀剪去骨锋，便不冲破肌肉，或有粉碎者去之，免脓血之祸。然后用大片桑皮，以补肉膏或定痛膏糊在桑皮上，夹在骨肉上，莫令差错，三日一洗，莫令臭秽，用药治之。又不可轻易自恃有药，便割便剪便弄，须要详细审视，当行则行，尤宜仔细。或头上有伤，或打破，或刀伤，或被压骨碎，用药敷贴缚之，但敷缚必在无风处，免风入伤口，致成破伤风之患。切记，切记！

阴囊阴门伤 凡阴囊被人扯脱者，用鸡子黄油涂之，又以金毛狗脊毛薄摊于上，次掞封口药，又用散血膏敷贴，外却用中药金锁匙、紫金皮水煎服，又用紫苏叶煎水洗。

凡阴囊处有青黑紫色肿者，用补肉膏敷贴，或用定痛膏加赤芍、草乌、良姜、肉桂各少许，打和，用韭叶砍烂，同药贴。如无韭叶，葱叶亦可，仍服利小便药。

凡妇人腿骨出，进阴门边，不可踏入。用櫈一条，以棉衣覆上，令患人卧于上，医以手拿患人脚，用手一撙上，在好脚边上去，其腿骨自入，却用接骨膏、定痛膏敷贴。

凡下近腿胯阴囊等处，不用通药，但用贴药，不令血荫。

筋骨伤 凡断筋损骨者，先用手寻揣伤处，整顿其筋骨平正，用接骨等膏敷贴，用正副夹缚定正，夹用杉皮去外粗皮，约手指大，排肉上，以药敷杉皮上，药上用副夹，以竹片去里黄，亦如指大，疏排夹缚。

凡碎骨断，或未碎断但皮破肉损者，先用补肌散填满伤口，次用散血膏敷贴。如骨折，要接骨膏敷贴夹缚，或皮破骨断者，用补肉膏敷贴。

凡骨断皮破者，不用酒煎药。或损在肉破皮破者，可加童便在破血药内和服。若骨断皮不破，可全用酒煎损药服之。若止有损伤而骨未折、肉未破者，用消肿膏或定痛膏。

皮破骨出差臼，拔伸不入，撙捺于皮相近三分，用快刀割开些捺入骨，不须割肉，肉自破了，可以入骨，骨入后，用补肉膏敷贴疮四傍，肿处留伤口，用补肌散填之。皮肉不破者，用接骨膏、定痛膏敷贴。若破者，必有血出，用力整时最要快便。

凡皮里有碎骨，只用定痛膏、接骨膏敷贴夹缚。如十分伤害，自然烂开，其碎骨必自出，然后掺补肌散，外以补肉膏敷贴。

凡骨碎，看本处平正如何？大抵骨低，是不会损，若左右骨高，定是损了。如折骨，要拔伸捺正，用药敷贴，再用正副夹缚，勿令转动，使损处坚固。如在出臼，曲处又要时时曲转，使活处硬硬。

凡敷药，用板子一片，就板子上将蕉叶或油纸或绢布摊接骨膏、定痛膏在上，移贴损处。若皮内有碎骨，后来皮肉自烂，先掺补肌散，次敷补肉膏，碎骨自出。

凡破断皮肉，先以封口药填涂，用线缝合，外用补肉膏、散血膏敷贴。

凡平处骨断、骨碎、皮不破者，只用接骨膏、定痛膏敷贴，夹缚；若手足弯曲等处及转动处，只宜布帛包缚，令可时时转动，不可夹缚。如指骨碎断，只用苎麻夹缚，腿上用苎麻绳夹缚。冬月热缚，夏月冷缚，余月温缚。

凡拔伸捺正，要臚绢软物平正，仍当在近骨损处拔伸，不得远离一节，仍相度左右骨，各有正斜拔者。

凡撙捺，要手法快，便要皮肉相执平正，整理亦要相度难易，或用三四人，不可轻易。凡筋断，用枫香，以金沸草砍取汁，调涂敷，次用理伤膏敷贴。

束缚敷贴用药　凡束缚，春三日，夏三日，秋三日，冬四日。缚处用药水泡洗去旧药，不可惊动损处，洗了仍用前药敷缚。其法要杉木皮浸软，去粗皮，用内软皮，竹片去内黄，用外青，共削约如手指大片，以杉皮为正夹，竹片为副夹，疏排周匝，以小绳三度缚之，缚时相度高下、远近，使损处气血相续，有紧有宽，说见前文。二三日一次换药，直要缚至一月。次以补损好膏贴之，亦要以杉皮夹住，令损处坚固，骨老方不夹之。其杉皮贴肉上，药敷杉皮上，纸被贴药上，竹片夹纸被上，缚之。

凡肿是血作，用热药水泡洗，次敷各草药，如无草药，即理伤膏贴最便。

凡用夹，须摊药于纸上平，两头要带薄，搭头搭得不厚，不碍肉平坦者，无高低不均之患。若四方高低不均，此上便有空缺不着处，必致生疱，切记之。

凡敷贴接骨等药疼痛不止者，可加乳香、没药、枫香、白芷、肉桂、南星、独活等味，各量加些于药中敷贴，其肉温暖，疼痛即住。刀斧伤者，去肉桂、南星、独活。

凡换药不可干换，须用手巾打湿搭润，逐片取脱，随手荡洗换药，不可迟停一时，恐生肉疱。仍须预先将新药摊成，随即应手换之，此大节病累累受害，切记之。

伤重者，其初麻而不痛，当乘机拔伸捺正，或用刀取开皮，二三日后方知痛。且先匀气血。

凡被杖打痛肿而未破者，先用棱针出血；若已破者，不须出血，只用撒地金钱、山薄荷、生地黄、地薄荷、猪聍叶、泽兰叶、血见愁捣烂敷贴。若成杖疮，用黑膏药、白膏药、红膏药、太乙膏、牛脂膏贴之。

凡刀斧伤者，看轻重用药。如轻者，只用补肌散掞之，重者仍宜掞封口药，紧缚住。如更重者，外用散血膏敷贴。

用药诀 凡打树木压，或自高处下者，此等伤皆惊动四肢五脏，必有恶血在内，专怕恶心。先用清心药、打血药及通大小肠药，次第先服，临服加童子小便为引，立效。专用大小肠泄利，恐作隘塞，愈加险逆。唯以清心药加通利大小肠药服之，自然俱通，无烦闷，无恶血污心，以次用止痛药，服之即止。

凡跌扑、刀伤、石伤，及诸般伤损至重者，皆先服清心药，次服清小便三服去血药，恐血结也。若血未结，打从伤口出，或结在内，用药打从大便出；或被打、被跌、被木压，恶血未积者，用药打散四肢；或归脏腑者，或归上膈者，打从口中吐出；或归中膈者，打从大便出。先用此法急救，次服止痛药，即二十五味方中加减用。

凡损伤有瘀血者，先用清心药加童便服，其止痛方则用姜汤、灯心汤调二十五味药服之，薄荷汤亦可。

凡打扑损伤、折骨出臼者，便宜用何首乌散。若发热体实之人，用疏风败毒散。若恶寒体弱之人，用五积交加散，后用黄白红黑四味末子、补损丹、活血丹等方调治之。

凡折骨出臼者，不宜用下瘀血及通利大便之药，只宜疏风、顺气、匀血、定痛、补损而已。

凡打扑砍磕，从高跌坠，瘀血攻心，不能言语者，用独圣散及破血药下去瘀血，及能言语，次宜临证详治。

凡打扑跌坠，伤于胁下，瘀痛不可忍者，先用破血药及独圣散，次以复元活汤调理，自效。

凡打扑跌坠，损破皮肉紫黑色者，先用破血药，次用独圣散，又次用清上瘀血汤、消下破血汤。

凡打扑损伤，呕恶血汁者，先用独圣散，次用百合散，又次用生料四物汤，加硬骨牛乳根，加减调理。

凡打扑刀斧斫磕等伤，破皮损肉，出血过多，头目眩晕者，先用当归、大川芎煎水服，次加白芍、熟地、续断、防风、荆芥、羌活、独活、南星煎水，加童便和服则可，不可用酒。如血出少，内有瘀血者，以生料四物汤一半，加独圣散一半，煎水服，未破皮者，碗中兑酒少许服。

凡打扑刀斧斫磕等伤，失于遮护，变成破伤风证，痛不可忍，牙关紧急，角弓反张者，用生南星、防风为末，米泔水调涂患处。又用热酒、童便各半调，连三服即苏。次用疏风败毒散调治之。

凡刀斧跌磕，伤破阴囊皮者，先服独圣散，次服止痛药。若内有宿血者，用破血药。

凡刀斧伤破肚皮肠出者，先用缝法（见前），药用清心药加童便和服，次用独圣散，又次用止痛药。如出血过多，先用当归、川芎水煎服，次加白芍、熟地、羌活、独活、防风、荆芥、白芷、续断，水煎，碗中加乳香、没药服之。

凡损伤药中，不可少乳香、没药，此二味极能散血住痛。

凡刀斧跌磕，闪肭脱臼者，初然不可便用自然铜，久后方可用之，唯折骨者便用之。若骨不折不碎者，则不可用。凡修合诸药，皆要去之。且凡用自然铜者，须火煅、醋淬方服之。然新出火者，其火毒与金毒相扇，挟香热药毒，虽有接骨之功，其燥散之祸，甚于刀剑。戒之。

凡坠伤，内有瘀血者，必腹胀满而痛，或胸胁满也，宜用破血药、清心药通利之，自然而愈。痛不止者，用独圣散服之必效。如再不止，用止痛药服之，大效如神。

凡打扑跌坠，瘀血停积疼痛者，用酒煎苏木和童便服。

凡治皮破肉损伤重者，中间破口，掞封口药或补肌散，四围用截血膏箍住，使新血不来潮作。此秘传妙诀也。

凡损伤，妙在补气血。俗工不知，惟要速效，重用自然铜，多成痼疾也。初伤只宜苏木活血，黄连降火，白术和中，童便煎服。在下者可下瘀血，但须先补托。在上者宜饮韭汁，或和粥吃，切不可饮冷水，血见寒则凝，但一丝入心即死。

凡老人跌坠，腰痛不可转侧，先用苏木、人参、黄芪、川芎、当归、陈皮、甘草煎服，次以此调下红黑黄白四末子、补损丹、活血丹。

凡杖打闪肭疼痛，皆滞血证，宜破血药下之，痛不可忍，则伤血故也，宜清心药。再不止，用独圣散，大效。

凡伤口血出如涌泉者，伤经也。用封口药掞，以手按实，少时即止。或止血药亦可。如肿痛，捣葱炒热缚之。

凡伤损，大小便不通，未可便服伤药。盖损药热亦用酒，涩秘愈甚。看病人虚实如何，实者用破血药加木通，再未通加芒硝，虚者以四物汤加枳壳、麻仁、桃仁滑肠之类。虚人不可下者，四物汤加穿山甲。

凡服损药，不可食一切冷物。鱼、牛肉极冷，尤不可食。若吃牛肉，痛不可治。又瘟猪肉、猪母肉，尤不可吃，切记之。

凡损，不可单服草药。若单服则所生骨必大，不得入臼，相兼君臣药服之则可，要加温补气血药同煎。

凡损药必热，能生气血以接骨也。损处忌用火灸，以致敷药不效，服药亦不效。切记之。

凡损药内用酒者，不问红白，只忌灰酒，且重伤时不可便用酒，反承起气，作腹胀胸满。切记，切记。如稍定，却用酒水煎药或汤浸酒。

凡打伤胸胁肚肋，却用通气、通血、清心药。又看病人虚实如何，虚者，通药须兼补药放缓，且要贴药在前，通药在后。

凡用通药反不通者，后用顺气药，肚腹全无膨胀而得安。此为不干血作，乃是气闭不通。如肚腹果有血作，一通便下，亦须以顺气药兼之。庶胸膈肚腹不致紧闷，气顺后，却用损药。

凡整作之法，除头脑上不可用药水洗，恐成破伤风，余可加熟油同药水避风洗之，且与住痛。

十不治症 扑损伤，或被打伤入于肺者，纵未即死，二七难过。左胁下伤，透内者，肠断一半可治，全断不可治。小腹下伤内者，证候繁多者，脉不实重者。老人左股压碎者，伤破阴子者。血出尽者。肩内耳后伤，透于内者。皆不必用药。

整骨麻药 按：此或即华佗麻木汤之遗。草乌三钱，当归二钱半，白芷二钱半，三味研末，每服五分，热酒调下，麻倒不知痛，然后用手如法整理。

草乌散 治伤骨节不归窠者，用此麻之，则不畏痛，然后下手整顿。白芷、川芎、木鳖子、皂皂、乌药、半夏、紫金皮、杜当归、川乌各二钱，舶上茴香、草乌各一钱，木香五分，上为细末。诸骨断碎，或骨折出臼者，每服一钱，好酒调下。麻倒不知痛，或用刀割开，或用剪去骨锋者，以手整顿骨筋，归元端正，用夹板夹缚定，然后医治。或箭镞入骨不出，亦可用此药麻之，或铁钳拽出，或凿开取出。服此药者，人若昏沉，整理后用盐汤或盐水与服，立醒。

止痛方 用酒磨茉莉花根一寸服之，可昏迷一日，二寸二日，三寸三日。凡跌打接骨先须服此，则不知痛也。

外治方 初氏云：凡伤皮破血出处，疼不可忍，乃风寒所着。用葱杵碎，入盐少许，炒热罨上，其痛即住，冷再温之。

《本事方》云：崔给事顷在泽潞，与李抱真作判官，李相方以毬杖按球子，其将军以杖相格，乘势不能止，因伤李相拇指，并爪甲劈裂，遽索金刀药裹之，强坐，频索酒饮至数杯，已过量，而面色愈青，忍痛不止。有军使言：取葱新折者，入溏灰煨热，剥皮擘开，其间有涕，以罨损伤处。仍多取葱煨热，凡三易之，面色却赤。斯须，云已不痛。凡易十余度，遂毕席笑语。

治脑骨破及骨折，用葱白烂研，和蜜浮封损处，立瘥。

治杀伤，血气未绝，用葱白炒热，遍敷伤处，顷即再易，其痛自止。如白少，其青叶亦可用。

定痛膏 治打扑损伤，动筋折骨，跌磕，木石压伤，赤肿疼痛。芙蓉叶二两，紫金皮、独活、南星生用、白芷各五钱，为末，加生采马蓝丹、墨斗菜各一两，杵捣极烂，和末一处，用生葱汁、老酒和炒暖缚之。

若打扑跌磕，压伤骨肉，酸疼有紫黑色，未破皮肉者，加草乌、肉桂、良姜各三钱，研末，姜汁温调贴之。若紫黑色已退，除良姜、肉桂、草乌，却以姜汁、茶清温调贴之。

若折骨出臼者，加赤葛根皮、宝塔草各二两，捣烂和前药一处，又用肥皂十枚，童便煮，去皮弦子膜，杵捣极烂，入生姜汁少许，白面一两，砍烂和匀，再入前药，杵匀。用芭蕉叶托，用前后正副夹，须仔细整顿其骨，紧缚，看前后上下肿痛消，方可换药，肿痛未退，不可换药。

治腕打，伤筋损骨，痛不可忍。生地一斤，竹刀切，藏瓜姜糟一斤，生姜四两，切，上三味捣烂，同炒匀热，以布裹伤处，冷则易之。昔一人伤折，医命用生龟治，寻捕一龟将杀，患者忽梦龟告曰：请勿相害，吾有奇方可疗。于梦中授此方，果神效。

治跌扑瘀血作痛，或筋骨疼痛。黄柏一两，半夏五钱，上为末，用姜汁调涂患处，以纸贴之。如干捣姜汁水之，一日只换一次。

消毒定痛散 治跌肿痛。无名异炒、木耳炒、大黄炒，各五分，上研末，蜜水调涂。如内有瘀血，砭去敷之；若腐处，更用当归膏敷之，尤好。

截血膏 治刀斧砍磕等处，能化血破瘀，退肿止痛。天花粉三两，姜黄、赤芍药、白芷各一两，为末，好茶调匀，敷伤口四边。若伤口在于头面，血不止者，急用茶调此药，涂颈上周围。伤足，涂腿上周围，伤各处，则涂疮口周围，使截住其血，不来潮作也。

金疮着水，肉翻花者，用韭汁调此末，敷疮口四边，以火微炙之。又用旱稻烟熏之，疮口出水即愈。如无水出即是风袭，倍加南星和敷。

若疮口肉硬不消者，此被风所袭也，可加独活，用热酒调敷。如再不消，则风毒已深，肌肉结实，加紫金皮和敷，必然消散也。

散血膏 治打扑伤损，跌磕刀斧等伤，及虎伤，獐猪、牛咬伤。耳草叶（藤上有棘，叶如木绵叶，又名猪聍，又名虎聍草，又名狮子聍）、泽兰少许，又各生采杵捣极烂，令敷缚。刀斧斫磕等伤，破皮损肉者，先用羊毛饼贴，次贴此膏。伤口四围用截血膏敷贴，令血不来潮作。曾有一人跌破阴囊，又一人跌拔鼻孔，二者俱先整理皮肉端正，随用此膏效验。一法，不用羊毛饼，只用金毛狗脊毛薄薄铺些于患口上，次掞封口药，再以此膏贴之，其效更速。

羊毛饼法　鸡子清、桐油各半，打匀，以羊毛薄捻作饼如纸样，微浸油，贴患处上，以散血膏或补肉膏敷贴。

接骨消肿膏　治症同前。耳草药、雪里开、水圹叶、乌苞叶、紫金皮，共研细末。以鸡子清入桐油少许，调匀，敷贴。

活血散　治打扑伤折手足。用绿豆粉，新铁铫内炒令紫色，用热酒同热醋调令成膏，敷贴损处，用纸花盖贴，将杉木一片或二片缚定，其效如神。

一赤散　治伤损敷药后起泡者，以棱针挑破掺之。大黄、赤石脂、石膏煅。各等分，为细末，掺患上。

一黄散　治打扑伤痕紫黑，有瘀血流注，有热者。大黄为末，姜汁调，温敷。

一白散　治打扑伤痕紫黑，有瘀血流注，无热者。半夏为末，姜汁调敷。

万金膏　治痈疽发背，诸般疮疖，从高坠下，打扑伤损，脚膝生疮，远年臁疮，五般痔漏，一切恶疮，并皆治之。龙骨、鳖甲、苦参、海螵蛸、黄柏、黄芩、黄连、牙皂、白及、白敛、厚朴、木鳖子、草乌、川芎、当归洗，焙、白芷，以上各一两，没药另研、乳香另研。各一两半，槐枝、柳枝各四寸长，各二十一条，黄丹一斤半，炒过，清油四斤，除乳、没、丹外，将诸药于油内慢火煎紫赤色，去渣，秤净油三斤放锅内，下丹不住手搅，令黑色滴入水不散及不粘手，下乳、没末，再搅匀，如硬，加油些少，以不粘为度。

荆叶散（洗药）　治从高坠下，及一切伤口折筋骨，瘀血结聚疼痛。顽荆叶一两，白芷、细辛去苗、蔓荆子、桂心、川芎、丁皮、防风去芦、羌活各半两，上作一服，入盐半匙，连根葱五茎，浆水五升，煎取三升，去渣，避风处洗患上，冷再易。

2. 外治方

[接骨] 用好无名异三两，为末，丁、乳、檀、沉、木五香各半钱，为末。先烧红铁铫，以五香三分之一弹入铫内，候烟起则全下无名异，待滚，退火定后，再上火炒热，又将五香三分之一弹入铫内，候滚，又退火，如此凡三次，出火毒，即用骨碎补去毛约一斤，与生姜等分，捣烂，以碗盖之，候发热，先约取五之一，入小葱九茎，连根去蒂，同入沙盆擂细，取其汁调前无名异末二钱，冲好酒服之。其渣罨患上即愈。如年老气衰者，再作一剂，多饮酒力助之为妙。

接骨丹敷贴方 天南星、木鳖子各四两，没药、乳香各半两，官桂一两，为细末。姜一斤，去皮烂研，取自然汁入末，醋少许，白面为糊，同调摊纸上贴伤处，以帛缚之，杉皮夹定，麻索缚之。

接骨丹 治折骨出臼，无草药处，用此方效。

南星	木鳖子三两	紫金皮一两	芙蓉叶一两
独活一两	白芷一两	官桂一两	松香一两
枫香一两	小麦面二两	乳香五钱	没药五钱

上为末，米醋、生姜汁各少许、入酒少许调匀，摊油纸上夹缚，冬月热用，夏月温用。

又方，扑筋断骨折，用粟米半升，木鳖肉二十个，半夏五钱，妇发一团，葱白须一小束，同炒烟尽存性为末，热醋调敷神效。

又方，糯米一升，皂角切碎，半升，铜钱百文，同炒至半焦黑，去铜钱为末，好酒调膏，厚纸摊贴患上，神效。

走马散 治折接骨，柏叶、荷叶、皂角俱生用、骨碎补去毛，各等分。

上为末。先将折伤处揣定，令入原位。以姜汁调药如糊，摊纸贴骨断处，用杉木片夹定，以绳缚之，莫令转动。三五日后开看，以温葱汤洗后，再贴此药，复夹七日，如痛再加没药。

乳香膏 治打扑损伤。乳香、松香、枫香、五倍子、狗骨煅各一两、锅底墨、小麦面各五两。

上为末，用好酒调为糊，热敷痛处，不可敷破处。若破损者，只用凤尾草为末掺之。骨碎补罨闪折筋骨折伤，取根捣碎，煮黄米粥和之，裹伤处极良。屡经效验。

又方，柑橘叶、白酒糟捶烂，缚痛处。若痛不可忍者，用火烧地令红，用醋并米泔泼地上，急铺席，令患人卧荐上，蒸出汗。内则服药，外则贴罨，易安。

[续筋]白胶香散　治皮破筋断。为末敷之。又方，金沸草根擂汁，涂筋封口，便可相续止痛。

治断伤筋骨续筋方，用旋覆花根（即金沸草根）捣汁滴疮中，仍用渣敷口，二七日即筋骨相续，更不用易。

[消肿]紫金皮散　治打扑伤损、金刀箭镞，伤处浮肿。

紫金皮醋炒	南星	半夏	川当归
黄柏盐炒	草乌炮	川乌	杜当归
川芎	乌药	故纸	白芷盐水炒
刘寄奴	川牛膝	桑皮各等分	

上为细末。生姜、薄荷汁兼水，调敷肿处。或伤处皮热甚，加黄柏、生地半两。有疮口者，勿封口，四边敷之甚效。

《本事》治跌扑伤损，及一切痈肿，未破令内消方。

生地黄研如泥　　木香研细末

上以生地黄膏，量肿大小摊于纸上，掺木香末一层，又再摊地黄膏贴肿上，不过三五度即愈。昔许元公入京赴试，遇桥坠马，右臂臼脱。路人语其仆曰：急与按入臼中，若血渍臼，则难治矣。仆用其说，许以昏迷不觉痛，遂轿抬邸舍。或曰：非录事巷田马骑不能了此疾。急召之，至已日暮，秉烛视其面，曰：尚可治。乃施药封此处，至中夜方苏，达旦痛止，去其药，损处已白，其青瘀乃移在臼上。自是日日易换敷药，后肿至肩背，以药下之，泻黑血三升，五日复常，遂安然赴试，盖用此法云。

消肿膏　治胸胁跌坠，打扑损伤肿痛，或动筋折骨。

芙蓉叶五两　紫金皮五两　白芷三两　当归三两
骨碎补三两　独活三两　何首乌三两　南星三两
橙橘叶二两　赤芍二两　石菖五钱　上肉桂五钱

上为末。以热酒姜汁调，乘热缚。肿用葱汁、茶清调和，温缚。动筋折骨加山樟子叶、毛银藤皮及叶各五两，同前为末，酒调，暖敷缚。

芙蓉膏　治打扑伤损肿痛，紫黑色久不退者。

紫金皮一两　南星一两　芙蓉叶二两　独活五钱
白芷五钱　赤芍药五钱

上研末。生姜汁、茶清调，温贴缚。紫黑色久不退者，加肉桂五钱。

紫金膏　治赤肿焮热者。

芙蓉花叶二两，白花者佳　紫金皮一两

上生采，入生地黄同捣敷贴，或为末，以鸡蛋清入蜜少许和匀，调入生地黄捶烂，和匀敷之。

拯损膏　治诸伤损。

天花粉一两　芙蓉叶一两　紫金皮一两　赤芍药一两
南星一两　独活一两　当归一两　白芷一两
丹皮三钱

上为末。姜汁调热敷贴。疼痛甚者，加乳香、没药各少许。

松葱膏　治伤损。

松香　葱连根叶，炒热

上杵成膏，炙热缚伤处。先以生姜捶烂炒热，罨少时，次以此膏贴之，肿退痛自住。

退肿膏　治头脑破伤，或跌破，或刀斧砍伤，或被杖棒打破及别处。

芙蓉叶　地薄荷　耳草叶　泽兰叶
金桐叶　赤牛藤　大黄另研末。各等分

上打烂，敷患处，中留一孔出气，用泽兰叶烫软贴住，冬用芭蕉叶，一日一换，用茶洗患处。若浮肿，用小青叶捶敷，后用尻池叶、地薄荷捣敷；若后痛不住，用葛叶、毛藤叶、枫叶尾，砍敷贴住痛。昔人用之有效。

治擦落耳鼻，用头发入罐子内，盐泥固济，煅过为末，乘急以所落耳鼻，蘸发灰缀定，以软绢缚之定效。江怀禅师为驴咬落鼻，一僧用此缀之效。

一紫散 治伤损眼胞，青黑紫色肿痛。

紫金皮童便浸七日，晒干 生地黄各等分

上捶烂，茶清调匀，敷贴。余处伤不用制。

一绿散 治打扑眼胞，赤肿疼痛。

芙蓉叶 生地黄各等分

上捶烂敷贴，或为末，鸡蛋清调匀，敷之。

退热散 治跌磕打伤，惟大指、中指伤命，余指无妨。

山布瓜根多 景天草 泽兰叶 地薄荷

鱼桐根皮

上捶烂，冷缚伤处，大通身上寒热。

泽兰散 治跌扑咬伤，及咬伤手指，并刀斧伤。

芙蓉叶 泽兰叶 白佛桑叶 地薄荷

耳草叶

上打烂冷缚伤处，留口通气，以七叶杨香叶，或池黄叶，热汤烫软，贴住。昔人用之效。

负重担肩破者，剪猫儿头上毛，不语，唾粘之。

远行脚打泡，用调生面糊贴，过一夜即干，不可擦破。又法，用饭粘贴过夜，以纸盖之，次日平复，神效。

3. 内服方药

脉浮紧，证发热、恶寒、体痛，此挟有外邪，宜发散。四季伤损发散，当依仲景六经法，大概春宜五积散、香苏散，夏香茹饮、五苓散，秋正气散，冬和解散之类。随证变方，不可拘泥，总以伤寒门中正法治之。三百九十七法，一百一十三方，另有专门，不及备载。

疏风败毒散 体实者用。

当归	川芎	白芍	熟地
羌活	独活	桔梗	枳壳
柴胡	茯苓	白芷	甘草
紫苏	陈皮	香附	

加生地、生姜同煎，临服兑酒少许。

加味交加散 体弱者用。

当归	川芎	白芍	生地
苍术	厚朴	陈皮	茯苓
法夏	羌活	独活	桔梗
枳壳	前胡	柴胡	干姜
上桂	甘草		

上加生姜煎服。有热，除干姜、肉桂。

当归导滞散 治打扑损伤，落马坠车，瘀血大便不通，红肿青黯，疼痛昏闷，蓄血内壅欲死。

大黄一两　　当归二钱半　　麝香少许

将大黄、当归为极细末，后入麝香令匀，每服三钱，热酒调下。如瘀血去而痛不可忍，以定痛接骨紫金丹治之。此但去瘀而已。

导滞散 治重物压伤，或从高坠下，或吐血不能禁止，或瘀血在内，胸腹胀满，喘促气短。

当归二两　　大黄二两

上为细末，每服三钱，不拘时，温酒调服。

夺命散 治刀刃所伤，及从高坠下，木石压损，瘀血凝积心腹疼痛，大小便不通。

水蛭（俗名蚂蟥）用石灰拌过，慢火炒令干黄色，半两　　黑牵牛二两

上为末，每服二钱，热酒调下。约行四五里之久，再用热酒调黑牵牛末二钱催之，须下恶血成块，以尽为度。

鸡鸣散 治从高坠下，及木石所压，凡是伤损，血瘀凝积，气绝欲

死，烦躁头痛，叫呼不得，并以此药利去瘀血。

大黄一两，酒蒸　　桃仁十四粒，去皮尖

上研末，酒一碗煎至六分，去渣，鸡鸣时服。次日取下瘀血即愈。若便觉气绝不能言语，取药不及，急擘口开，用热小便灌之即愈。

清上瘀血汤　治上膈被伤者。

羌活	独活	连翘	桔梗
枳壳	赤芍	当归	栀子
黄芩	甘草	川芎	桃仁
红花	苏木	大黄	

上用生地黄煎，和好酒、童便服。

消下破血汤　治下膈被伤者。

柴胡	川芎	大黄	赤芍
当归	黄芩	五灵脂	桃仁
枳实	栀子	赤牛膝	木通
泽兰	红花	苏木	

上水煎，入酒及童便服。皮破血流者不用酒。

罗氏花蕊石散　治一切金刃箭镞伤，及打扑伤损，猫狗咬伤，或至死血瘀伤处，以药掺之，其血化为黄水，再掺药便活，更不疼痛。如内损血入脏腑，煎童子小便入酒少许，调一大盏服之，立效。若牛抵肠出不损者，急送入，用细丝，或桑白皮，或生麻缕，俱可缝合。但不得尽封疮口，恐作脓血。如疮干，以唾津润之，然后掺药。妇人产后败血不尽，血迷血晕，恶血奔心，胎死腹中，胎衣不下至死者，但心头尚暖，急以童子便调一盏服之，取下恶物如肝片，终身不患血风、血气诸证。若膈上有血化为黄水，即时吐出，或随大便出。

石硫黄四两　　花蕊石二两

上二味研末，相拌和匀。先用纸筋和盐泥固济瓦罐子一个，内可容药，候泥干，入药在内，再用盐泥封口，又候干，安在四方砖上，上书八卦五行字，用炭一秤，笼堆周匝，自巳午时从下着火，渐渐上彻，直至经宿，火冷灰尽，又放经宿，罐冷取出细研，以绢罗子筛极细，瓷盆盒盛之，依法使用。

破血消痛汤 治乘马损伤，跌破脊骨，恶血流下，胁下甚痛，苦楚不能转侧，妨于饮食。

羌活一两　防风一两　官桂一两　苏木一钱半
柴胡二钱　连翘二钱　归尾二钱　麝香少许
水蛭三钱，炒去烟尽，另研

上为粗末，只一服，酒二大盏，水一盏，水蛭、麝香另研如泥，余药煎至一盏，去火稍热，调二味服之，两服立愈。

治坠落车马，筋骨疼痛不止，用元胡索一两捣细，罗筛为散，不拘时服，以豆淋酒，调二钱。豆淋酒造法，以黑豆入锅内，慢火炒至微烟起，即以布袋盛之投酒中，听用。

童便 治卒血及心被打，内有瘀血者，煎服之，一服一升。

扑伤损松节煎酒饮 用生姜自然汁四两，香油四两，打匀，无灰酒热调下。

塞上方 治坠伤损扑，瘀血在内，烦闷者。用蒲黄末三钱，热酒调，空心服之愈。

[表里]二十五味药 治扑损伤，骨碎骨折，筋断刺痛，不问轻重，并皆治之。

香白芷醋炒，一两　紫金皮醋炒，一两　故纸醋炒，一两　刘寄奴，一两
川当归盐炒，一两　赤芍米泔浸，一两　黑牵牛一两　川牛膝一两
茶水浸，一两　生地盐水浸炒，一两　川芎一两　乳香一两
没药一两　木香一两　藿香一两　骨碎补一两
木贼一两　官桂一两　羌活一两　独活一两
熟地盐水炒，半两　杜牛膝半两　茶水炒，半两　木通一两
川乌火煨，孕妇不用，一两　草乌醋炒，孕妇不用，一两
自然铜骨不碎不必用，骨碎亦必待将好时方用，一两

金刃伤挫臼者，去自然铜，惟骨碎骨折者用之，然须待将好时方用，

此味若服早，恐成他疾。其余同研为末，炼蜜为丸弹子大，黄丹为衣，或被损伤，不问轻重，每服一丸，温酒磨服，或细嚼酒送好。刀伤全断，内损重者，以薄荷汤或木瓜汤、姜汤、灯心汤皆可服。病在上食后，病在下食前，病在中不拘时服。老人骨脉冷，宜加川芎、当归、川乌、木香、丁香、人参半两，宜去芍药、生地黄二味。

没药降圣丹 治打扑损伤，筋断骨折，挛急痛痛，不能屈伸，及营卫虚弱，外受风邪，内伤经络，筋骨缓纵，皮肉刺痛，肩背拘急，身体倦怠，四肢少力。

没药另研，一两　当归酒，洗焙，一两　白芍一两　骨碎补去毛，一两

川乌头生，去皮脐，一两　生地半两　川芎半两

自然铜火煅醋淬十二次，研末，水飞，焙干，一两

上研细末，以生姜自然汁与炼蜜和丸，每一两作四丸，每服一丸，捶碎，用水、酒各半盅，入苏木少许，煎至八分，去苏木，空心服。

[清心]清心药 治打扑伤损，折骨出臼，刀斧砍磕等伤，及肚皮伤破肠出者。

丹皮　当归　川芎　赤芍

生地　黄芩　黄连　连翘

栀子　桃仁　甘草

上灯心草、薄荷煎好，入童便和服。

水仙散 治跌打损伤，恶血攻心，闷乱疼痛。用未展荷叶阴干一味为末，食前，以童子热小便一小盏调下三钱，以利下恶血为度。

水仙散治跌打损伤，恶血攻心，闷乱疼痛，用大干荷五片，烧令烟尽，细研，食前以童子热小便一小盏，调三钱，七日三服。

天下第一金疮药 凡刀斧损伤，跌扑打碎，敷上，即时止痛止血，更不作脓，胜于他药多矣。其伤处不可见水，百发百中之方。

雄猪油一斤四两　松香六两　面粉四两　黄蜡六两

樟脑三两，研极细　冰片六分　儿茶一两　血竭一两

麝香六分　乳香一两，箬叶上炙去油　没药一两，箬叶上炙去油

箬皮即俗名粽粑叶。以上研极细末，先将猪油、松香、黄蜡三味熬化，滤去渣，待将冷，再入药末，搅匀，瓷器收贮，不可泄气。

韭叶散 止血如神。石灰同韭菜叶捣成饼，粘贴壁上，候干，细研筛下，听用。

泽兰汤 通二便，除肠中瘀血，乃活命之灵丹也。

泽兰 当归各五钱 红花一钱 丹皮三钱
赤芍一钱五分 青木香一钱五分 桃仁去皮尖，研，十粒

上水煎，热酒冲服。不大便，加酒炒过大黄三钱，妙。

生肌散 刀刃跌磕，损破皮肉，及痈疽不能收口者。用此百发百中，屡经效验。

石膏一钱 轻粉一钱 赤石脂一钱 黄丹飞，二钱
龙骨三钱 血竭三钱 乳香三钱 樟脑三钱

上研细末。先用甘草、当归、白芷各一钱，煎汤洗净，用此掺之，软油纸盖之，二日一洗一换，如无脓血，则不用洗。

[止痛]止痛药 治打扑损伤，折骨出臼，金疮破伤疼痛。

当归一两 牛膝一两 南木香二钱半 生地一两
赤芍一两 血竭二钱半 羌活一两 独活一两
川芎一两 续断一两 肉桂五钱 白芷
乳香五钱 没药五钱 杜仲一两 丁香皮二钱半
沉香二钱半 八角茴香五钱

上为末，老酒调服。

圣灵丹 治一切打扑损伤，疼痛不可忍者，并宜服之。

乳香五钱 乌梅去核，五个 白米一撮
莴苣子一大盏，炒取二两八钱

上研细末，炼蜜和丸弹子大，每服一丸，细嚼热酒吞下。食后一伏时痛不止，再服，效。

[活血顺气]何首乌散 治打折筋骨，初然便宜服此，顺气疏风活血定痛。

何首乌	当归	赤芍	白芷
乌药	枳壳	防风	甘草
川芎	陈皮	香附	紫苏
羌活	独活	肉桂	

上加薄荷、生地煎，入酒和服。疼痛甚者加乳香、没药二味服。

宣和中，有一国医，忽承快行宣押，就一佛刹医内人。医诊视之，已昏死矣。问其从人，皆不知其病由，惶恐无地。良久，有二三老内人至，下轿还而泣之，方得其实，云：因蹴秋千，自空坠下而死。医再视之，微觉有气，急取苏合香丸半两，于火上焙去脑麝，用酒半升研化灌之，至三更方呻吟，五更下恶血数升，调理数日方瘥。又一妇，登高取物坠下，昏冒不省人事，亦用苏合汤调苏合丸灌之，次日遂平复矣。

[活血]活血丹　治打扑损伤，动筋折骨，跌坠斫磕，刀斧等伤，诸般风疾，左摊右痪，手足顽麻，妇人血风，浑身疼痛，冷痹，一切伤损，悉皆治之。

青桑碳一斤	牛膝	川芎	当归
赤芍	熟地	何首乌	黑豆酒煮
南星制	白芷	老松节	杜仲
故纸	羌活	独活	苍术制
防风	荆芥	骨碎补	桔梗
栗间	续断各四两	草乌醋煮炒	川乌炮
肉桂	木鳖子炒	角茴	地龙去土
白蔹	白及煨	细辛	降真香
檀香	松香	枫香	五灵脂
京墨煅	血竭	乳香	没药各二两

上研，醋煮秫米粉糊为丸弹子大，晒干。以生漆抹手上，挪漆为衣，阴干，却以布袋盛挂当风处，虽久不坏，亦不失药性，每服用当归酒磨下。伤筋折骨，加自然铜火焙醋淬，入酒中同磨，若金刃出臼则勿用。

当归补血汤　治金刃所伤及跌打损破皮肉，亡血过多，宜止痛兼补为先。若皮肉不破者，宜作瘀血停积治之。

当归　川芎　白芍　熟地
防风　连翘　羌活　独活
乳香　没药　白芷　续断
杜仲

上生地煎汤，入童便和服，不可用酒。气虚加人参、白术、黄芪。

按： 补血须用参、术、黄芪为君，此只用四物亦活血，非补血者也。况又有羌、独、防、芷之耗散乎，故加参、芪等味。

[顺气]复原通气散　治打扑损伤作痛，及乳痈便毒初起，或滞作痛。

木香等分　茴香炒，等分　青皮等分　穿山甲酥炙，等分
陈皮等分　白芷等分　甘草等分　漏芦等分
贝母等分

上为末，每服一二钱，温酒调下。

按： 此方治打扑闪挫，或恼怒，气滞血凝作痛之良剂。经云：形伤作痛，气伤作肿。又云：先肿而后痛者，形伤气也。先痛而后肿者，气伤形也。若人元气素弱，或因叫号，气血损伤，或过服克伐之剂，或外敷寒凉太过，气血凝结者，当审前条大法，用温补气血为善。

[接骨]接骨神效无比方　用当三钱一百零八文，钱厚字连草者。以铁线穿定，用活桑木一根作柴，将钱烧红，先备米醋一大碗，将所烧钱淬入醋中，再烧再淬，以醋干为度。取醋中淬落铜钱末，就用醋洗去灰，晒干为极细末。又用黑雄鸡一只，清汤煮熟，去肉用骨一副，以醋炙酥研末，入乳香、没药各一两，与铜钱末一处和匀。每服一字（十分为钱，一钱四字，一字者二分半也）。临服时用患人顶心发，洗干净烧灰入药中，以无灰酒调服（即白酒不经石灰者）。不吐，只一服，若吐出，再服，痛止即勿服。但必先夹缚所折骨端正，用杨树皮刮去肉糊及外粗皮敷之，下咽便不痛，五七日便能运动，必终身忌荸荠一名地栗。

接骨散　治同前。

没药五钱　乳香五钱　自然铜一两，醋淬七次　滑石二两

龙骨三钱　赤石脂二钱　白石脂二钱　麝香后入，少许

上为细末，以好醋浸透，煮多为上。候干，炒燥为度，临服方入麝香少许，以小茶匙挑药一匙于舌上，温酒送下。病在上食后服，病在下食前服。若骨已接，痛未止，去龙骨、石脂，而多服亦好。

紫金丹　定痛接骨。

麝香钱半　没药钱半　红娘子即樗鸡，钱半　乌药二钱半
地龙去土，二钱半　角茴二钱半　陈皮二钱半　青皮二钱半
木鳖子去壳，一两　草乌炮，一两　五灵脂去皮，一两　川乌一两
黑牵牛五分，生用　骨碎补五钱　威灵仙五钱　金毛狗脊五钱
防风去芦，五钱　自然铜醋淬七次，五钱　禹余粮四钱，研

上研细末，醋糊丸桐子大，每服十丸至二十丸，温酒送下。病上食后，病下食前服。

麦兜散　接骨至速。

半两钱（秦时钱名，如无，即各古钱亦可）火煅醋淬七次　自然铜火煅醋淬七次　地鳖虫焙干

上三味各等分研末，每服，酒调一分。不可任意多服，多则伤处骨高起矣。

太乙膏　治金疮箭镞，不问轻重，并痈疽疖毒，用此贴之。

白芷五钱　乳香五钱　石膏醋炒，五钱　白胶香五钱
苍术五钱　没药五钱　黄丹五钱

上为末，用真麻油四两，桐油亦可。以黄蜡一两煎油，柳枝频搅，次入白芷、苍术、乳香，又煎少顷，却入白胶香、石膏同煎，试至滴水成珠，方入黄蜡、黄丹再煎片时，用新布滤过，瓦器收藏。用单油纸摊之，损伤贴疮口，自然不痛速愈。

神效散　治金疮。

五倍子　降真香各等分

上各炒焦，出火毒后研末，干掺。若体虚人，少加人参末，更效速。

封口药　治刀斧砍伤，割喉，断耳，缺唇，伤破肚皮，跌破阴囊皮等

证，大效。

乳香	没药	儿茶	当归
杉皮炭各一钱	麝香五厘	片脑一分	

猪母眝叶一钱，如无，用葛叶、毛藤子叶皆可

上各另研细末，秤合和匀，入麝香研细，次入片脑研细和匀，瓷器收贮。如缺唇，先以小针作三截针之，用丝线一根，两头搓接猪毛，以唾津蘸湿，抹封口药于线上，将药线三截穿定，却以麻药抹缺处，以剪刀口抹封口药，薄剪去些皮，以药线缝合就，以鸡子黄油擦患处，以金毛狗脊毛薄铺于上，又以封口药末掞于上，每日用药水轻洗去，搽油换药，每日只换一次，待八日，剪去线搽药。

洗药	桑白皮	荆芥	黄连
黄柏	当归	白芷	赤芍
连翘	生地		

上煎，去渣，洗净。

麻药 此是外搽，与前所服麻药各异。

川乌	草乌	南星	半夏生
川椒			

上研末，唾调搽之。

疗金疮，刀斧伤，破血。以石灰一升，石榴花半斤，捣取末，少许搽之，少时血断便瘥。

灰弹散 治刀斧伤血出不止，及多年恶疮。用多年石灰细研，鸡子清调成团，煅过，候冷再研细。刀斧伤掺患处，多年疮以姜汁调敷，效。

杀伤，气偶未绝 取葱白捣烂，热锅炒热，遍敷伤处，顷即再易，其痛自止。后用别方，连葱叶亦可。

刘寄奴散 治金疮止疼痛，兼治汤火伤。寄奴一味研末，掺伤口内。昔高祖刘裕，微时伐狄，见大蛇长数丈，射之。明日复至，闻有杵臼声，往观之，见青衣童子数人于臼中捣药，问其故。答曰：我主为刘寄奴所射，合药医之。帝曰：尔主何不杀之。答曰：寄奴，王者，不可杀

也。帝叱之皆散，收药而去。每遇金疮，敷之效。寄奴，高祖小字也。此方治汤泼火烧大妙。《经验方》云：刘寄奴为末，先以糯米浆鸡毛扫患处，后掺药末在上，并不痛，亦无痕。大凡汤火伤，急用盐水洗之，护肉不坏。

金疮，血不止，兼痛，以血竭末敷之，立止。

神仙刀箭药 取桑叶阴干为末，干敷。如无，以生叶熨干为末亦可。一方，用新桑叶，研取白汁涂之，良。

金疮又方 用海船缝内久年油石灰，研掺之。

刀伤，及竹木刺出血。急以自己小便淋二三次，立止，不妨入水。

军中一捻金散　　金樱叶二两　　嫩苧叶二两　　桑叶一两

上捣烂敷之。若欲致远，阴干作末，用绵缚上，血止口合，名草蝎经进方，以五月五日，或闭日收药良。

诸伤，瘀血不散。五六月收野苧叶，捶烂，涂金疮良。如瘀血在腹，用顺流水同此擂烂服，即通，血皆化水。以死猪血试之可验。秋月恐无，可早收之。

龙骨散 治金刃箭伤，生肌长肉，定痛止血，诸伤敛口。

龙骨半钱　　滑石半钱　　枯矾半钱　　寒水石半钱

乳香半钱　　没药半钱　　黄丹炒，半钱　　轻粉少许

上研细末，干掺，外用膏药贴之。

神奇散 治刀箭伤血出不止。

血竭研　　没药研　　丹炒黑，一分　　干姜烧存性，一分

腻粉一分　　瓦藓一分　　麝香少许　　自然铜煅，此味宜去南星炮，一分

上研细末和匀。先以盐汤洗之，又以烧葱捣汁涂之，然干掺二三次。

按： 此方性较温，肌肉不热者宜之，再加白及、白附更妙。

止血收口方 用鸡内金，即肫内皮，焙为末，敷之立愈。

药蛆方 治金疮内烂生蛆者。以皂矾水飞过，干贴，其蛆即死。

艾药方 治金疮中风掣痛，并手足不仁。用艾叶揉团，安瓦甑中，紧塞诸孔，独留一孔以通气，燃艾熏蒸患处，良久身体自知，立愈。

地榆绢煎 治刀刃所伤，内损大肠，及两胁肋并腹肚伤破，大便从口中出。并中大箭透射，伤损肠胃，及治产后伤损小肠，并损破尿脬，小便出无时度。此方神妙，饵至一服，其药直至损处，补定伤痕，隔日开伤口看之，只有宿旧物出，即无新恶物出，疮口内用长肉散子作烬子，引散药入疮里面，候长肉出外，其痕即自合。

地榆八两，洗净，为细末　　绢一疋，小薄者

上用清水洗净绢糊。以炭灰淋清汁二斗煮绢，至灰汁尽为度。绢以烂熟，擘得成片段，五寸至三寸即取出，压尽灰汁。清水洗三五度，令灰味尽去。再入锅内，以水二斗，入地榆末煎煮熟烂，以手捻看，不作绢片。取入砂盆，内研台面糊，分为二服。用白粳米粥饮调和，空心服之，服后即卧，不得惊动转侧言语。忌一切毒物，只可食熟烂黄雌鸡、白米软饭。其余所存一服，至次日用粥饮调服，其将养一月内，切须保护谨慎。若系生产所伤，服绢一匹，分作四服，每用粥饮一中盏调服，一日一服，至效。

当归散（一名内补散，一名苁蓉散） 治金疮去血太多，必致虚竭，此药内补。

当归微炒　　川芎　　干姜炮　　川椒去目及闭口者，炒出汗
黄芩　　桑白皮　　白芍　　吴茱萸汤浸，焙干
炙甘草　　桂心各半两　　人参　　黄芪
厚朴去粗皮，姜汁炙令香熟。各一两　　肉苁蓉酒浸一宿，去皮，炒干

上为细末，每服二钱，食前温酒调下，日三四服。一方有白及，无黄芩、桑白皮。

磁石散 治金疮肠出宜用之。

磁石煅研，三两　　滑石研，三两　　铁精三两

上为细末，研匀。每服一钱，温酒调下，空心，早午晚各一服，仍以针砂涂肠上，其肠自收入。一方，用白米饮调服。一方无铁精。

治伤破肠出不断，肠出欲燥，而草土着肠者，作大麦粥，取汁洗肠，推内之。常研米粥饮之，二十日稍稍作强糜，百日后可瘥，草土当在

皮外。

金疮肠出不能入者 用小麦三升，以水九升，煮至五升，绵滤过，候冷，噙含喷患上，渐入，以冷水喷其背。不宜多令人见，亦不欲旁人语，又不可令病人知。或尚未入，取病人卧席四角，令病人举身摇，须臾，肠自入。十日内食不可饱，可频食而少，勿使病人惊，惊则杀人。

治金疮肠出者 以桑白皮作线缝之，更以热鸡血涂上，立愈。唐安藏剖腹，盖用此法。

败弩筋散 治金刃弓弩所中，筋急不得屈伸。

败弩筋烧作灰，五钱　秦艽去苗，五钱　杜仲去皮炙，五钱　熟地焙，五钱

附子炮去皮脐，一两　当归切，焙，一两　大枣二枚，取肉焙

上为细末，每服二钱，温酒调下，空心，日午夜卧各一服。一方，有续断，无枣。

4. 破伤风症

以下皆破伤风症

豆淋酒 治因金疮中风，反强者。

大黑豆六合　鸡矢白一合

上大豆炒焦，次入鸡矢白，同炒至微烟起，乘热浸于三升酒中，密盖，良久滤去渣，每服五合。如人行五里又服，汗出佳。未瘥，更作服之，汗出为度。服后宜热粥热生姜投之。

必效酒 治金疮中风，角弓反张者。用蒜四破，去心、顶，一升，以无灰酒四升煮蒜，令极烂并渣。每服五合，顿服之，须臾得汗则瘥。

治金疮中风痉欲死者，及诸大脉皆血出，多不可止，血冷则杀人。用生葛根一斤，锉碎，以水五升，煮至三升，去渣，每热饮一小盏，日三四服。若用干葛，则捣为末，每服二钱，温酒调下。若口噤不开，但多服竹沥，即止。

涂封方 治金疮中风，角弓反张。

生鸡子一枚　乌麻子三两

先将鸡子打破，与麻油相和，煎之稍稠，待冷，涂封疮上。

[破伤风] 河间云：风证，善行数变，入脏甚速，死生在反掌之间，宜急分表里虚实而治之。邪在表者，则筋脉拘急，时或寒热，筋惕搐搦，脉浮弦，用羌活防风汤散之（见后）；在半表半里者，则头微汗，身无汗，用羌活汤和之（见后。按：半表半里，方中更宜加柴胡和解）；邪入里者，舌强口噤，项背反张，筋惕搐搦，痰涎壅盛，胸腹满闷，便溺闭赤，时或汗出，脉洪数而弦，以大芎防汤导之（见后）；既下而汗仍出，表虚也，以白术汤补之（见后）。不时灌以粥饮为善。若脓血太泄，阳随阴散，气血俱虚，悉宜大补脾胃，不可概用祛风之味。

羌活防风汤 治破伤风，邪初在表，急服此以解之。稍迟则邪入于里矣。

羌活五分	防风五分	甘草五分	川芎五分
藁本五分	当归五分	白芍五分	地榆二分半
细辛二分半			

上水煎服。

防风汤 治证同前。

防风一钱三分	羌活一钱三分	独活一钱三分	川芎一钱三分

上水煎，调蜈蚣散服，大效。

蜈蚣散 同上用。金头蜈蚣一对 江鳔三钱

上为细末，防风汤调下。

羌活汤 治破伤风邪在半表半里，急服此。稍迟则入里矣。

按：方内宜加柴胡。

羌活四分	菊花四分	麻黄四分	川芎四分
石膏四分	防风四分	前胡四分	黄芩四分
细辛四分	甘草四分	枳壳四分	茯苓四分
蔓荆子四分	薄荷二分	白芷二分	

上煎水服。

地榆防风散 治破伤风在半表半里，头微汗，身无汗。不可发汗，兼

治表里。地榆、防风、地丁草、马齿苋各等分。

上为细末，每服三钱，米汤调服。

大芎黄汤 治破伤风入里，急服此以疏导之。

川芎二钱 羌活二钱 黄芩二钱 大黄二钱

上水煎温服，脏腑通和为度。

白术防风汤 治服表药过多，自汗者。

焦白术二钱 炙黄芪二钱 防风四钱

上水煎服。脏腑和而自汗者可服。若脏腑秘，小便赤者，仍宜大芎黄汤下之。

白术汤 治破伤风，汗不止，筋挛搐搦。

焦白术一钱 葛根一钱 升麻一钱 黄芩一钱

白芍一钱 甘草三分

上水煎，不拘时服。

谦甫朱砂丸 治破伤风，目瞪口噤不语，手足搐搦，项筋强直，不能转侧，目不识人。

朱砂研，一两 半夏洗，一两 川乌各一两 明雄黄五钱

凤凰衣三钱 麝香一字

上为末，枣肉丸桐子大，每服一丸或二丸，冷水下。以吐为度，如不吐，加一丸。或吐不住，煎葱白汤止之，汗出为效。

一字散 治破伤风。

草乌半两 天麻半两 全蝎一钱 香白芷三钱

金头蜈蚣一条，去头足，炙过

上为细末，每服半钱。如发热，茶清调下；发寒，温酒调下。不拘时服。

[发痉] 仲景云：诸痉项强，皆属于温。又云：太阳病发汗，大多致痉。风病下之则痉，复发汗则拘急。疮家发汗则痉，是汗下重亡津液所致。有汗而不恶寒者，曰柔痉，以风能散气也，宜白术汤（见前）加桂心、黄芪；有无汗而恶寒者，曰刚痉，以寒能涩血也，宜葛根汤（葛根、

麻黄、桂枝、甘草、白芍、生姜、大枣）。凡此皆气血内伤，筋无所营而变，非风也。杖疮及劳伤气血而变者，当补气血，不应，则独用参汤，手足冷，加桂、附，缓则不救。

有一患者，内溃针出脓三五碗，遂用大补之剂。薛曰：此气血虚极而变痉也，若认作风治则误矣。用十全大补等药而愈。此证多因伤寒，汗下过度，与产妇溃疡气血亏损所致，但当补气血为善，过为克伐，多致不救。又一患者，两月余伤口未完，因怒发痉，疮口出血，此怒动肝火而为患耳，用柴胡、芩、连、山栀、防风、桔梗、天麻、钩藤、甘草治之顿愈。刘宗厚先生云：痉有属风火之热内作者，有因七情怒气而作者，亦有湿热内盛，痰涎壅遏经络而作者，惟宜补虚降火，敦土平木，清痰去湿。

［重伤］《元史》：布智儿从太祖征回回，身中数矢，血流满体。太祖命取一牛，剖其腹，纳之牛腹中，浸热血内，移时遂更生。

李挺从伯颜征郢州，炮伤左胁，矢贯于胸，几绝。伯颜命剖水牛腹，纳其中，良久更生。

[箭头入肉] 雄黄散　治药毒箭头在身未出。

雄黄一分，细研　粉霜半两，细研　蜣螂四枚，研，生用

巴豆三粒，去皮壳，另研如泥，生用

上同研匀，以铜箸头蘸乳汁粘药点疮上，频频用之，七日疮熟，箭头自出。

红散子　出箭头。

草乌尖半两　血竭半两　茄子花半两　曼陀罗子半两

蓖麻子去壳，细研，半两

上为末，好酒调如膏，涂摩疮口上，箭头自出。

牡丹散　治箭头在骨，远年不出。

牡丹皮去心，一两　白蔹一两　桑皮二两　藿香叶一分

丁香一分　麝香研，一分

上为细末，每服二钱，温酒调下，日三服。浅者十日，深者至二十日，箭头自出。

蛴螬丸 治同上。

蛴螬五枚，干者 蝼蛄三枚，干者 赤小豆一分 赤鲤鱼鲊一两
硇砂一钱 红花末三钱

上为细末，以鲊研和丸绿豆大。如有疮口，只于疮口内纳一丸，若无疮口，以针拨破，纳药不过三丸至五丸，箭头自动，轻摇即出。

治箭镞入骨，取之不出疼痛，宜用此方。

巴豆三枚 蜣螂三枚

上研，涂伤处。候痛定，微痒忍之，痒极不可忍，即撼动拨出。次用生肌膏药敷之，以黄连贯众汤洗毕，以牛胆制风化石灰敷之，兼治恶疮。

治箭头在咽喉中，或胸膈中，及诸处不出者，用鼠肝五具，细切，研敷之。兼以鼠脑髓或鼠头血涂之，并良。亦治针折在肉不出，并刀刃伤。

又方，捣牛膝不拘多少为末，以热水调涂，箭头即出。若火疮、灸疮不瘥者，涂之亦效。

出箭头方 用白项蚯蚓十四条，纳铜器中，次入盐一两，于日中曝之，并化作汁涂患处，须臾，必痒则箭出。

又方，治箭头在咽喉胸膈不出者，嚼杏仁，不拘多少涂之，研敷亦可。

又方，治同上。用蝼蛄，俗名土狗姐，干者浓煎汁，滴上三五度，箭头自出。或蝼蛄脑十枚，细研，涂之亦出。

鼠油膏 出箭头。

鼠一枚，熬油 蜣螂一钱 皂角烧灰，一钱 定粉一钱
龙骨一钱 乳香少许，另研

上为细末，以鼠油和成膏，点药在疮口内，其上更用磁石末盖之，箭头自出。

胡椒饼 治箭头及竹木刺入肉不得出者。胡椒一味研末，上以饭捣烂，入胡椒末和成饼，贴患处，不过一二次即出。

毒箭有二种：交广夷俚用燋铜作箭，才伤皮便闷，脓沸烂而死。若中之，急饮屎汁并以敷之良。队此最妙。又一种用射菵涂箭镞者，人中之亦

困，若着宽处，不死。近腹，亦宜速治，合葛氏方用蓝汁、大豆、猪羊血鲜之。

蓝汁饮 治毒箭所中。 上捣蓝汁一升饮之，渣敷患上。若无蓝，取青布绞汁服之。并淋疮中镞不出，捣鼠肝涂之，或鼠脑亦得。用之亦出。

贝子散 治毒箭。以贝子捣为末，每服一钱，温酒调下，日三四服。此方治中毒并金疮止痛。

[竹木刺针入肉]手足卒刺中毒水 韭菜 蓝青 上捣贴患上，外以火炙，热彻即愈。

又方，嚼豆豉涂之良。若治狐尿刺人者，当看豉中有毛为度。如无，再敷之。

又方，烂研蓖麻子，以绢帛先盖伤处，然后敷药。

治绢帛上时时看之，若觉刺出，即拨刺不敷药，不然恐药力太紧，并好肉努出也。一方不用绢衬。

治刺伤，中风，水疼痛 用鲤鱼目烧灰，研敷患处，汗出即愈。诸鱼目皆可用，�鱼目尤佳。

治刺入肉内，百理不瘥 用松脂敷上，以帛裹，三五日当有根出，不痛，不痒，不觉自落。甚良。

又方，刮指甲末，同醋、枣仁、捣，唾调涂上，次日定出。一方用酸枣仁核，烧研为末服之。

又方，用白茅根捣敷之，立出。

又方，象牙骨刮屑，细研，和水敷上，刺立出。如刺在咽中，用水调饮之。旧象梳屑尤佳。

[杖疮]鬼代丹 主打着不痛。无名异 没药 乳香各研 地龙去土 自然铜火煅醋淬七次 木鳖子去壳，各等分

上为细末，炼蜜丸，弹子大，温酒下一丸，遇打不痛。

铁布衫丸 治情不由已，事出不虞，受害一身，当预服之。受打不痛，亦且保命。

当归酒洗捣膏 无名异洗去浮土 乳香 自然铜火煅醋淬七次

没药　地龙　苏木　木鳖子香油搽壳上，热灰焙，用肉

上八味，各等分为细末，炼丸，如鸡头实大，每服三丸，预用白汤送下，纵重器拷打，可保无虞。

乳香散　治杖疮，神效。

乳香三钱　没药三钱　茴香四钱　当归半两

自然铜半两，醋淬七次

上为细末，每服五钱，温酒调下。

五黄散　治被杖定痛。

黄丹　黄连　黄芩　大黄　黄柏　乳香各等分

上为细末，新水调成膏，用绯红绢摊贴之。

丹溪云杖疮痛　用黄柏、生地、紫金皮，此皆所敷要药也。只是血热作痛，用凉药去瘀血为先，下用鸡鸣散（见前）之类。

又方，用木耳盛于木勺内，用汤浸烂，取起，于砂盆内擂烂，敷上。

又方，用野苧麻根嫩者，不拘多少，洗净同盐并捶，敷疮上，神妙。伤重多用盐。

围药　治杖肿未破，用此消肿定痛。

无名异去土，炒，等分　木耳炒，等分　大黄炒，等分

上为极细末，用蜜水调围四边肿处。

又方，治杖伤。

猪㹠盯　泽兰叶　生地黄根叶俱可。

上同。上捣取汁，泡酒服，渣敷患上。

又方，治杖疮。大黄三两　槟榔三钱　石膏煅，六两

上为末，用猪胆汁，鸡子清桐油打匀，入药末和匀，时时鸭毛扫涂之。

灵异膏　治杖疮、金疮、打扑皮破、汤火伤、久年恶疮、冻疮，尤妙。

川郁金三两，生地黄二两，粉甘草一两，腊猪板油一斤，上剉细，入猪油内煎焦黑色，滤去渣，入明净黄蜡四两，熬化搅匀，瓷器贮之，水浸久去

水，收住。用时先以冷水洗疮，拭干方敷此药，外以白纸贴之，止血定痛且无瘢痕。汤火伤则不用洗。

红膏药 治杖疮及臁疮。

黄丹飞炒，二两	乳香一两	没药一两	儿茶一两
血竭一两	朱砂一两	樟脑一两	水银一两
麝香一两	冰片一两	黄蜡一两	水牛油一两
猪油一两			

上为末，先以蜡溶化，次入油和匀，候冷，入药末搅匀，油纸摊贴。臁疮作隔纸膏贴之，其法将纸一层摊匀膏药在上，又将纸一层以针密刺孔盖在药上，将此有孔一面封疮贴之。

5. 薛氏分证主治大法

[**胁肋胀痛**] 若大便通和，喘咳吐痰者，肝火侮肺也，用小柴胡汤加青皮、栀子清之。若胸腹胀痛，大便不通，喘咳吐血者，瘀血停滞也，用当归导滞散通之。《内经》云肝藏血，脾统血，盖肝属木，生火侮土，肝火既炽，肝血必伤，脾气必虚，宜先清肝养血，则瘀血不致凝滞，肌肉不致遍溃。次壮脾健胃，则瘀肉易溃，新肉易生。若行克伐，则虚者益虚，滞者益滞，祸不旋踵矣。有一患者，患处胀痛，发热欲呕，两胁热胀，肝脉洪大。薛曰：肝火之症也。但令饮童便并小柴胡汤加黄连、山栀、归尾、红花，诸症果退。此若在关脉浮而无力，以手按其腹，腹反不胀者，此血虚而肝胀也。当以四物、参、苓、青皮、甘草之类治之。若左关脉洪而有力，胸胁胀痛，按之亦痛者，此怒气伤肝之症也，以小柴胡、芎、归、青皮、芍药、桔梗、枳壳主之。盖此症勿论其受责之轻重，只问其患处去血之曾否。若被人扭按甚重，努力恚怒，以伤其气血，瘀血归肝，多致前症，甚则胸胁胀满，气逆不通，或血溢口鼻，卒至不救。 有一患者，愈后口苦，腰胁胀痛，服补药行气等药不愈。薛按：其肝脉浮而无力，此乃肝胆气血之皆虚耳，用参、芪、芎、归、地黄、白术、麦冬、五味，治之而愈。 李进士季夏伤手，出血不止，发热作渴，两胁作胀，按之即止。

此血虚也。薛用八珍汤加软柴胡、天花粉，治之顿愈。更用养气血之药调理而痊。

小柴胡汤治一切打扑伤等证。因肝胆经火盛作痛，出血，自汗，寒热往来，日晡发热，或潮热，身热。

咳嗽发热，胁下作痛，两胠痞满。

柴胡二钱　法半夏一钱　人参一钱　甘草五分

黄芩一钱五分，口苦用猪胆汁炒，不苦，此味不用

上姜三片，水煎服。

破血散　治跌扑损伤脊骨，恶血流于胁下，疼痛苦楚，不可转侧。

羌活一钱　防风一钱　肉桂一钱　柴胡二钱

当归二钱　连翘二钱　麝香另研，少许　水蛭炒至烟尽，钱半

此物必炮制尽善，方可服之。一法用猪油炒，一法用石灰拌过，再看《本草纲目》制法，乃可用之。上作一服，水酒各一钟，煎至一半，入水蛭、麝香末调匀，不拘时，温热服。不愈再作。

[腰脊痛]地龙散　治跌打颠坠，瘀积太阳经中，令人腰脊或胫腨臂腰中痛不可忍。

地龙九分　官桂九分　苏木九分　麻黄七分

黄柏一钱半　归尾一钱半　甘草一钱半　桃仁九粒

上作一服，水二钟，煎至一半，食前服。

戴复菴云：跌扑伤疼，酒调琥珀散极佳，再有乌药顺气散，用以治之。风腰痛尤宜用。跌扑人，服药并熏洗搽贴药，皆不效，或教以用白芍、赤芍、威灵仙、乳香、没药，等分为末，和匀酒调温服，当下痛减其半。

[腹痛]或大便不通，按之痛甚，瘀血在内也，用加味承气汤下之。既下而痛不止，按之仍痛，瘀血未尽也，用加味四物汤补而行之。若腹痛按之不痛，血气伤也，用四物汤加参、芪、白术，补而和之。若下而胸胁反痛，肝血伤也，用四君、芎、归补之。既下而发热，阴血伤也，用四物、参、术补之。既下而恶寒，阳气伤也，用十全大补汤补之。既下而恶

寒发热，气血俱伤也，用八珍汤补之。既下而欲呕，胃气伤也，用六君、肉蔻、破故纸补之。若下后手足俱冷，昏愦出汗，阳气虚寒也，急用参附汤。吐泻手足俱冷，指甲青黑，脾肾虚寒之甚也，急用大剂参附汤。口噤、手撒、遗尿、痰盛、唇青、体冷者，极虚之坏症也。急投大剂参附汤，多有得生者。一患者杖后服四物、红花、桃仁、大黄等以逐瘀，腹反痛，更服更痛。薛曰：此血虚也，故喜按尚不痛，宜温补之。用归身、白术、参、芪、炙草，二剂痛即止。一患者跌伤，腹痛作渴，食梨子二枚，痛益甚，大便不通，血欲上逆。用当归承气汤加桃仁，瘀下而瘥。此元气不足，瘀血得寒而凝聚也，故产妇、金疮者不宜食此。男子孟秋坠梯，腹停瘀血，用大黄等药，其血不下，反加胸隔胀痛，喘促短气，薛用肉桂、木香末各二钱，热酒调服，即下黑血及前所服之药而舒。此因寒药凝滞而不行，故用辛温以散之。一侍御坠马，腿痛作呕，服下药反胸腹胀痛，按之即止，惟倦怠少气，诊其脉微细而涩。薛曰：非瘀血也，乃痛伤气血，又因药损脾气故耳。急投养脾胃生气血之药而愈。

加味承气汤 治瘀血内停，胸腹胀痛，或大便不通等症。

大黄二钱	朴硝二钱	枳实一钱	厚朴一钱
当归一钱	红花一钱	甘草五分	

上用水酒各一钟，煎至一半服，仍量虚实加减。病急不用甘草。

定痛乳香神应散 治从高坠下，疼痛不可忍，腹中疼痛。

乳香一两	没药一两	雄黑豆一两	桑白皮一两
独科栗子一两	当归一两	破故纸炒，二两	水蛭半两，制法见前

上为末，每服五钱，醋一盏，砂石器内煎至六分，入麝香少许温服。

［小腹引阴茎作痛］一患者瘀血失砭，胀痛烦渴。纵饮凉童便，渴胀顿止。以萝卜细捣涂之，瘀血渐散。已而患处作痒，仍涂之。痒止后，口作渴，小腹引阴茎作痛，小便如淋，时出白津。此肝经郁火也。以小柴胡汤加大黄、黄连、山栀饮之，诸症悉退。再用养血等药而安。夫小腹引阴茎作痛等症，往往认为寒症，投以热剂，则诸窍出血，或二便不通，以至危殆，轻亦恐损其目矣。

［肌肉间作痛］营卫之气滞也，用复元通气散。筋骨作痛，肝肾之气伤也，用六味地黄丸。内伤下血作痛，脾胃气虚也，用补中益气汤。外伤出血作痛，脾肺之气虚也，用八珍汤。大凡下血不止，脾胃之气脱也，吐而泻不食，脾胃之气败也，苟预为调补脾胃，则无此患矣。

［疮口痛］若痛至四五日不减，或至一二日方痛，欲作脓也，用托里散。若以指按下复起，脓已成也，刺去其脓，痛自止。若头痛时作时止，气血虚也，痛而兼眩，属痰也，当生肝血、补脾气。一患者患处胀痛，悲哀忿怒，此厥阳之火为七情激之而然耳，遂砭去瘀血，以小柴胡汤加山栀、黄连、桔梗而安。后用生肝血、养脾气之药，疮溃而敛。一给事坠马，腿肿痛而色黯，食少倦怠，此元气虚弱，不能运散瘀血而然耳，薛用补中益气汤去升麻、柴胡，加木瓜、茯苓、白芍、白术治之而痊。一患者跌腰作痛，用定痛等药不愈，气血日衰，面色黧色。薛曰：腰为肾之府，虽曰闪伤，实肾经虚弱所致。用杜仲、故纸、五味、枣皮、苁蓉、淮山空心服之，又以六君子加当归、神曲各二钱，食远服之，乃不月而瘥。

［血虚作痛］一妇人磕臂，出血骨痛，热渴，烦闷，头晕，日晡益甚。此阴虚内热之症。用八珍加丹皮、麦冬、五味、骨碎补、肉桂及地黄丸治之，悉愈。却去桂，加牛膝、续断，二十余剂而全愈。

［骨伤作痛］一小儿足伤作痛，肉色不变，伤在骨也。频用炒葱熨之，五更用和血定痛丸，日间用健脾胃、生气血之剂，数日后服地黄丸。三月余而瘥。一小儿臂骨出臼接入，肿痛发热，服流气等药益甚，饮食少思。薛以葱熨之，其痛即止。以六君、黄芪、柴胡、桔梗、续断、骨碎补治之，饮食进而肿痛消，又用补中益气汤、麦冬、五味治之，气血和而热退，愈矣。

没药丸 治打扑内损，筋骨疼痛。

没药　乳香　川芎　川椒去目及闭口者

白芍　当归各半两　自然铜二钱半，火烧醋淬七次

上为细末，用黄蜡二两熔开，入药末，不住手搅匀，丸如弹子大，每服一丸，用好酒一杯化开，煎至五分，乘热服之，随痛处卧之，连服二三

丸，立效。

[温痰作痛]大宗伯沈立斋，孟冬闪腰作痛，胸间痰气不利，以枳壳、青皮、柴胡、升麻、木香、茴香、当归、川芎、赤芍、神曲、红花，四剂而瘥。但饮食不甘，微有潮热，以参、芪、白术、陈皮、白芍各一钱，归身二钱，川芎八分，软柴胡、地骨、炙草各五分，十余剂而康。一患者体肥，臂闪作痛，服透骨丹，反致肢节俱痛，下体益甚，以二陈、南星、羌活、防风、牛膝、木瓜、苍术、黄芩、黄柏治之，身痛遂安。以前药再加归尾、赤芍、桔梗，治之而痊。一患者素有湿痰，孟冬坠马，服辛热破血之剂，遍身作痛，发热口渴，脉大而滑。此热剂激动痰火为患耳。薛以清燥汤去人参、当归、黄芪，加黄芩、山栀、半夏、黄柏，热痛顿去，患亦少愈。更用二陈、羌活、桔梗、苍术、黄柏、姜制生地、当归，遂痊。

[肝火作痛]一患者骨已入臼，患处仍痛，他药不应，肝脉洪大而急。薛曰：此肝火盛而作痛也。用小柴胡汤、山栀、黄连，二剂痛止，用四物、山栀、黄柏、知母调理而康。一患者瘀血内胀，焮痛发热，口干作渴，饮食不甘，四肢倦怠。薛曰：此肝甚炽，脾土受制，故患此症。喜其禀实年壮，但用降火清肝活血之剂而愈。

[青肿不消]此症用中益气以补气，如再不消，用加味逍遥散以散血。若焮肿胀痛，瘀血作脓也，以八珍汤加白芷托之。若脓溃而反痛，气血虚也，以十全大补汤补之。若骨骱接而复脱，肝肾虚也，用地黄丸。肿不消，青不退，气血虚也，八珍汤，外用葱熨法，则瘀血自散，肿痛自消。倘行血、破血，则脾胃愈虚，动气愈滞，若敷贴凉药，则瘀血益凝，内腐益深，致难收拾。一妇人闪臂，腕肿大已三月，手臂日细，肌瘦，恶寒，食少，短气，脉息微细。此形病俱虚也。薛投补中益气加肉桂，引药至臂，再加贝母、香附，以解久病之郁，间服和血定痛丸，加葱熨之法，肿消二三。因怒仍胀，胸膈两胁微痛，以前汤更加木香、山栀、半夏、桔梗服之，少可。复因惊不寐，少食，盗汗，以归脾汤加五味、麦冬，二十余剂而安。肿消三四，手臂渐肥，但经水过期而少。此心脾之血尚未充足而然也。仍用八珍加五味、麦冬、丹皮、志肉、香附、贝母、桔梗四十余

剂，诸症悉愈。后因怒，发热谵语，经水如涌。此怒动肝火也。以小柴胡汤加生地二钱，一剂遂止。以四物加柴胡调理而康。一患者闪右臂，肿痛，肉色不变，久服流气等药，加寒热少食，舌干作渴。薛曰：伤损等症，肿不消，色不变，此运气虚而不能愈，当助脾胃、壮气血为主。依此治之，不二月，形气渐充，肿热渐消，半载，诸症悉退，体臂如常。

[腐肉不溃]或恶寒而不溃，用补中益气汤；发热而不溃，用八珍汤，若因克伐而不溃者，用六君子汤加当归；其外皮黑坚硬不溃者，内火蒸炙也，内服八珍汤，外涂当归膏，其死肉不能溃，或新肉不能生而致死者，皆失于不预补脾胃也。

[新肉不生]若患处太白，脾气虚也，用六君、芎、归；患处绯红，阴血虚也，用四物、参、术；若恶寒发热，气血虚也，用十全大补汤；脓稀白而不生者，脾肺气虚也，用补中益气汤；脓稀赤而不生者，心脾血虚也，用东垣圣愈汤；寒热往来而不生者，肝火动也，用加味逍遥散；晡热而不生，肝血虚也，用八珍加丹皮；食少体倦而不生，脾胃气虚也，用六君子汤；脓秽而不生者，阴虚邪火也，用六味地黄丸；四肢困倦，精神短少而不生者，元气内伤也，用补中益气汤。如夏月，用调中益气汤；作泻，用清暑益气汤；秋令作泻，用清燥汤。

[出血]若患处或诸窍出者，肝火炽盛，血热错经而妄行也，用加味逍遥散清热养血。若中气虚弱，血无所附而妄行，用加味四君子汤补中益气。或元气内脱不能摄血，用独参汤加炮姜以回阳；如不应，急加附子；或血蕴于内而呕血，用四物加柴胡、黄芩。凡损伤，劳碌，怒气，肚腹胀闷，误服大黄等药，伤阳络，则为吐血、衄血、便血、尿血；伤阴络，则为血积、血块、肌肉青黯。此脏腑亏损，经隧失职，急补脾肺，亦有生者。若患者不司此理，不用此法，岂不惜哉。

[瘀血泛注]一患者瘀血流注腰膂，两足俱黑，随饮童便酒，砭出瘀血、糜肉，投以小柴胡汤去半夏，加山栀、芩、连、骨碎补以清肝火，用八珍以壮脾胃，死肉溃而新肉生。后疮复溃，得静调治，年余而痊。

[昏愦]伤重昏愦者，急灌以独参汤。虽内瘀血，切不可下，急用花

蕊石散内化之，恐因泻而亡阴也。若元气虚甚者，尤不可下。亦以前散化之。凡瘀血在内，大小便不通，用大黄、朴硝血凝而不下者，急用木香肉桂末，人参二钱，以热酒调灌，血下乃生。如怯弱之人，用大黄、朴硝，加肉桂、木香同煎，假热以行其寒也。

[**发热**] 若出血过多，或溃脓之后，脉洪大而虚，重按全无，此阴虚发热也，用当归补血汤；脉沉微，按之软弱，此阴盛发躁也，用四君、姜、附；若发热烦躁，肉筋惕，亡血也，用圣愈汤；如汗不止，血脱也，用独参汤；其血脱，脉实，汗后脉躁者难治，细小者易治。《外台秘要》云：阴盛发躁，欲坐井中，用附子四逆汤加葱白。王太仆先生云：凡热来复去，尽见夜伏，夜见尽伏，不时而动者，名曰无火，此无根之虚火也。

[**胸腹痛闷**] 跳跃、捶胸、闪挫、举重、劳役、恚怒，而胸腹痛闷，喜手摸者，肝火伤脾也，用四君、柴胡、山栀；畏手摸者，肝经血滞也，用四物、柴胡、山栀、桃仁、红花；若胸胁作痛，发热，晡热，肝经血伤也，用加味逍遥散；若胸肭作痛，饮食少思，肝脾气伤也，用四君、芎、归、柴胡、丹皮；若胸腹胀满，饮食少思，肝脾气滞也，用六君加柴胡、芎、归；若胸腹不利，食少不寐，脾气郁结也，用加味归脾汤；若痰气不利，脾肺气滞也，用二陈、白术、芎、归、栀子、青皮；若咬牙发搐，肝旺脾虚也，用小柴胡加川芎、山栀、天麻、钩藤；若用风药，则肝血益伤，肝火益甚，或饮糖酒，则肾水益虚，肝火愈炽；若用大黄等药，内伤阴络，反致下血，少壮者必为痼疾，老弱者多致不起。

[**作呕**] 若因痛甚，或因克伐而伤胃者，用四君、当归、半夏、生姜；或因忿怒而伤肝者，用小柴胡汤加山栀、茯苓；若因痰火盛，用二陈、姜炒黄连、山栀；若因胃气虚，用补中益气汤、生姜、半夏；若出血过多，或在溃后，用六君子汤加当归。

[**呕吐黑血**] 加味芎䓖汤，治打扑损伤，或血流入胃脘，呕吐黑血如汁。

川芎二钱　当归二钱　白芍二钱　荆芥二钱

百合二钱，水浸一日

上作一服，水一钟半，酒半钟，煎至八分，不拘时服。

百合散　治打扑损伤，败血流入胃脘，呕黑血汁者。

川芎	赤芍	栀子	百合
生地	当归	荆芥	犀角
侧柏叶	黄芩	黄连	丹皮
郁金	大黄		

上水煎，加童便服，大便利者，去大黄。

[**喘咳**]若出血过多，面黑胸胀，或胸膈痛而发喘者，乃气虚血乘于肺也，急用二味参苏饮。若咳血衄血者，乃气逆血蕴于肺也，急用十味参苏饮加山栀、芩、连、苏木。

二味参苏饮　治出血过多，瘀血入肺，面黑喘促。

人参	紫苏	法半夏	茯苓
陈皮	桔梗	前胡	葛根
枳壳各一钱	炙甘草五分		

上姜三片，水煎服。

[**作渴**]若因出血过多，用四物参术。如不应，用人参、黄芪以补气，当归、熟地以养血。若因溃后，用八珍汤。若胃热伤津液，用竹叶黄芪汤。胃虚津液不足，用补中益气汤。胃火炽盛，竹叶石膏汤。若烦热作渴，小便淋涩，乃肾经虚热，非地黄丸不能救。

[**手足伤损**]若元气虚弱，或不戒房劳，或妄行攻伐，致死肉上延；或腐而不痛，黑而不脱者，当大补元气，庶可保生。若手足节骱断去者无妨，骨断筋连，不急剪去，若侵及好肉则不治。若预为调补脾气，则无此患。大凡脓瘀内焮者，即针之而投托里散；或口噤、遗尿而似破伤风者，急用十全大补汤加附子，多有生者。

应痛丸　治折伤后为四气所侵，手足疼者。

故纸半斤	骨碎补去毛，半斤	苍术生用，半斤	草乌半斤

穿山甲去膜，桑柴灰炒，泡起为度。他柴亦可　他柴亦可。舶上茴香炒，六两

上除草乌半斤，用生姜一斤，捶烂，同草乌一处淹两宿，焙干为末，

酒煮，同众药末面糊为丸，梧子大，每服五十丸，用酒或米汤送下。忌热物片时。

乳香散 治跌打损伤，手足疼痛不可忍者。

乳香另研，三钱 没药另研，三钱 白芷二钱 肉桂五钱
白术 当归 炒粉草各五钱

上研细末和匀，每服二钱，不拘时，温酒调下。